나는 병 고치러 산에 간다

사람이 고칠 수 없는 병은 山에 맡겨라!

나는 병 고치러 산에 간다

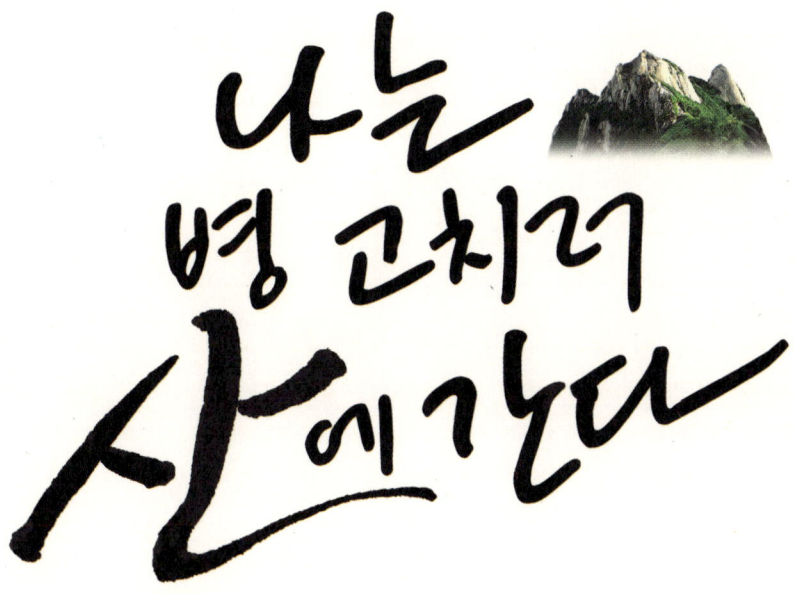

윤한흥 지음

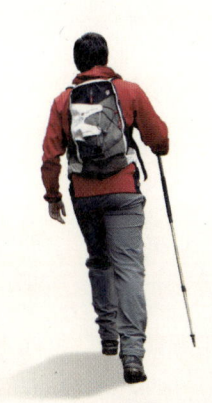

전나무숲

"이 산은 사람을 살리는 산이다!"

천문지리학자 남사고는 소백산을 보더니
산을 향해 큰 절을 하고 외쳤다.

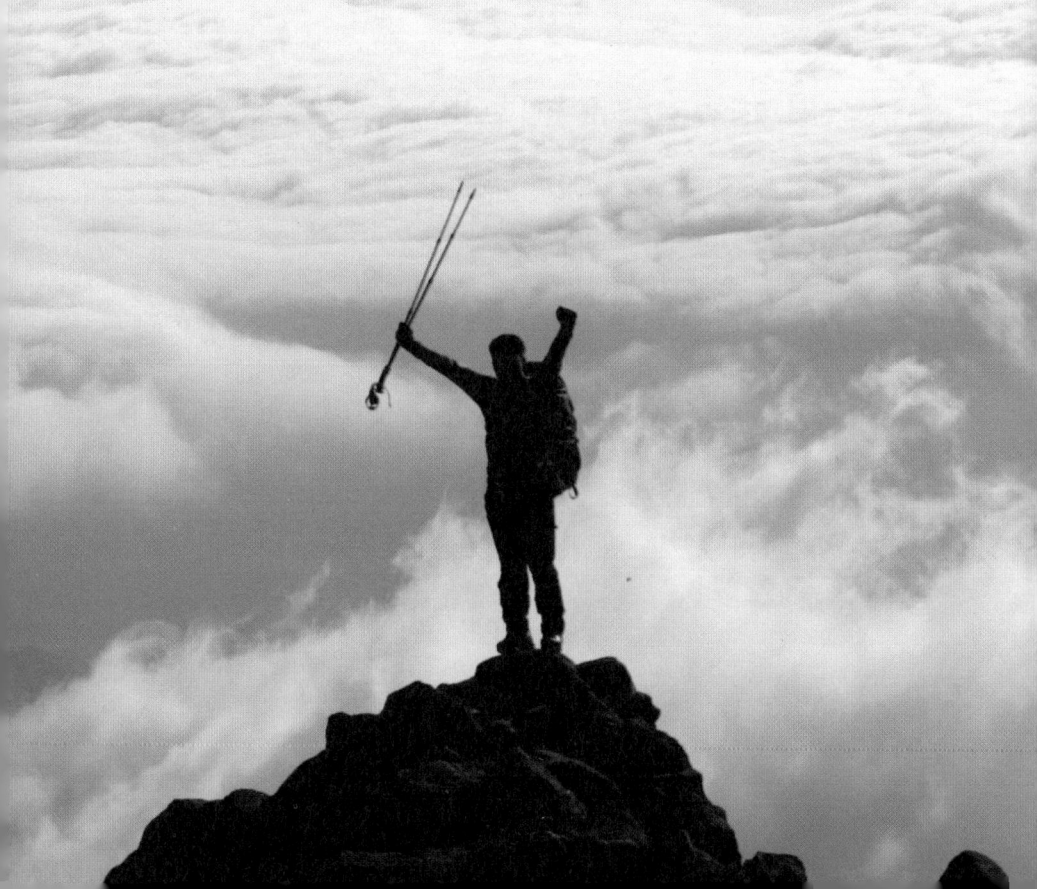

프롤로그

산이 사람을 살린다!

　산에는 울창한 숲과 맑은 공기 등 자연이 사람에게 주는 일반적인 혜택 외에 아주 특별한 기운이 나오는 장소들이 있다. 책에서 밝히고 있는 힐링 포인트는 우리 몸의 병에 직접적인 치유 효과를 주는 강력한 기운이 나오는 장소들이다.

전국의 산을 현장답사해 찾아낸 힐링 포인트

　벌써 20여 년 전의 일이다. 팔공산 갓바위와 약사전에서 심신의 병을 고치는 강력한 치유 기운을 체험하고서 이 책을 쓰겠다는 결심을 했었다. 이후 시간이 날 때마다 전국의 산과 사찰을 돌아다니며 치유 작용을 일으키는 좋은 기운이 있는 곳을 찾아다니게 되었다. 그렇게 구석구석 현장답사를 통해 치유 에너지가 강하게 작용하는 곳을 찾아냈다.
　동양철학과 보완대체의학의 정수인 기 치유 분야를 현대인의 과학적 사고에 맞게 연구하면서 산이 가지고 있는 놀라운 치유 에너지를 일반인들도 알기 쉽게 이해하도록 애썼다. 또 내 몸에 맞는 산은 어떤 산인지,

내가 가진 병증을 고칠 때 어떤 장소가 도움이 되는지를 표(50~51쪽)로 만들어 본문에 실었다.

책에 소개한 힐링 포인트 중에서도 가장 강력한 치유 기운이 나오는 곳은 다음과 같다.

- 만성 위장병 환자를 고친 **팔공산 약사암**
- 일주일 만에 신장병을 호전시킨 **관룡산 용선대**
- 간경화, 급성 간염에 효과가 있는 **수락산 학림사 약사전**
- 심장을 치유하는 **조계산 송광사 약사전, 북한산 전망 바위**
- 서울 근교 최고의 힐링 포인트 **불암산 불암사 석천암**
- 생식기 질환과 성 기능에 좋은 **두타산 신선 바위**
- 마음의 병을 치유하는 **속리산 법주사 팔상전**
- 하늘과 땅의 기운이 만나는 최고의 명상 포인트 **팔공산 갓바위, 관룡산 용선대, 쉰움산 오십정**

산에는 병을 고치는 특별한 에너지가 있다

　이 책은 팔공산, 소백산, 쉼움산, 태백산, 수락산, 두타산 등 국내 16개 명산, 71곳의 힐링 포인트를 소개하고 있다. 우리나라의 산은 모두가 강한 치유력을 갖고 있지만 무엇보다 남녀노소 모두가 무리하지 않고 산행할 수 있는 16개의 산을 엄선했다.
　산속에는 땅의 정기가 샘처럼 솟는 곳이 있고, 산봉우리에서 분출되어 내려오는 정기가 머무는 곳이 있다. 하늘과 땅의 기운이 서로 만나는 신성한 곳이 있고, 신통한 기운을 가지고 있는 특별한 바위나 나무들이 있으며, 치유가 절로 되는 강력한 에너지가 있는 곳이 있다.
　또 연인과 부부 관계를 좋게 하는 곳, 남성과 여성의 아름다움과 강인함을 북돋는 에너지가 나오는 곳, 소원을 이루어주는 특별한 힘이 작용하는 곳 등 흥미로운 장소들도 소개한다. 이런 곳에서 기운을 받으며 산행을 하면 지금껏 해왔던 등산과는 비교할 수 없는 차원 높은 치유 효과까지 얻을 수 있다.
　특히 강하게 치유 에너지가 형성되어 있는 곳에서는 오래된 지병이나 중병을 회복하게 해주는 놀라운 효과를 보기도 한다. 그래서 이왕이면 다홍치마라는 말처럼 산의 좋은 기운을 받으면서 산행을 한다면 심신의 병까지 고치게 되는 일석이조의 효과를 얻을 수 있다.
　지피지기면 백전백승이라고 했다. 적을 알면 여러 번 싸워도 항상 이길 수 있다. 특히 우리 몸의 건강은 아는 만큼 도움이 되고 힘이 된다. 산이 마음을 즐겁게 해주고 공기가 좋아서 가는 것이 당연하지만 기운이 좋고 나쁨을 정확히 알아서 좋은 곳에서 더 많은 기운을 받고 나쁜 곳이 있다면 빨리 벗어나는 등 기운을 적극적으로 활용하는 것이 건강에 더욱 도움이 된다.

내 몸을 낫게 하는 맞춤 힐링 포인트를 찾아라!

힐링 포인트 중에는 모든 병증에 효과가 있는 곳도 있다. 그러나 장소에 따라 기운의 성향이 다르므로 각각의 장기에 맞는 힐링 포인트가 따로 있다. 간이면 간, 심장이면 심장 등 특정 장기의 병을 낫게 하는 데 더 효과적인 기운이 있는 것이다.

건강한 사람이라면 힐링 장소를 구분하면서 기운을 받을 필요는 없지만 자신의 특정한 병을 치유할 목적이라면 가능한 자기 몸에 필요한 기운이 나오는 곳을 찾아가서 정기를 받는 것이 좋다.

예를 들어 간이 안 좋다면 목木의 기운이 많은 장소를 찾으면 될 것이고, 신장이나 비뇨기 계통이 안 좋다면 수水의 기운이 많은 곳을 찾아 기운을 받으면 좋다. 심장이나 혈관계통이 안 좋다면 화火의 기운이 많은 곳, 비위나 소화기 계통이 안 좋다면 토土의 기운이 많은 곳, 폐나 호흡기 계통이 안 좋으면 금金의 기운이 많은 곳을 찾아 그에 맞는 기운을 받으면 치유의 효과가 더욱 빨라질 수 있다.

마음의 병도 마찬가지다. 우리의 몸과 마음은 연결되어 있다. 평소 자신의 마음 상태를 살펴보고 증상에 맞는 힐링 포인트를 찾아가서 기운을 받으면 우울증을 비롯한 마음의 병을 치유하는 활력을 얻게 된다.

치유의 기로 건강해지는 특별한 산행 길잡이

우리는 이 책을 통해 산에 엄청난 대자연의 힐링 에너지가 숨어 있다는 것을 알게 된다. 자연의 치유력은 서양 과학과 의학의 한계를 번번이 넘어서는 놀라움이 있다. 우리나라의 산 곳곳에 숨어 있는 아주 특별한 치유력을 발산하는 장소들을 하나하나 찾아내어 밝혀놓은 이 책이 100세 시대를 살아갈 모든 이들에게 건강과 장수의 첫걸음이 되기를 바란다.

『나는 병 고치러 산에 간다』는 현대인의 몸과 마음을 괴롭히는 고질적인 병증을 치유 산행으로 고치게 하는 독특한 건강서이다. 또 지금껏 허투루 산행을 해왔던 등산 마니아에게는 몰라서 지나쳤던 아까운 숨은 치유 장소를 알려주는 특별한 산행의 길잡이가 되어줄 것이다. 이 책의 독자들은 산에 왜 가느냐고 묻는다면 이렇게 답할 것이다.

"나는 병 고치러 산에 간다!"

그동안 이 책이 있기까지 도움을 주신 전나무숲 출판사 강효림 대표를 비롯한 직원들께 감사드린다. 글을 꼼꼼히 봐준 아내, 같이 산행하며 사진 작업을 도와준 김주훈, 이승연님 그리고 내용 정리에 힘써준 이혜정님, 한국기치유연구회 임상반 회원들께도 감사드린다.

2014년 3월 윤한흥

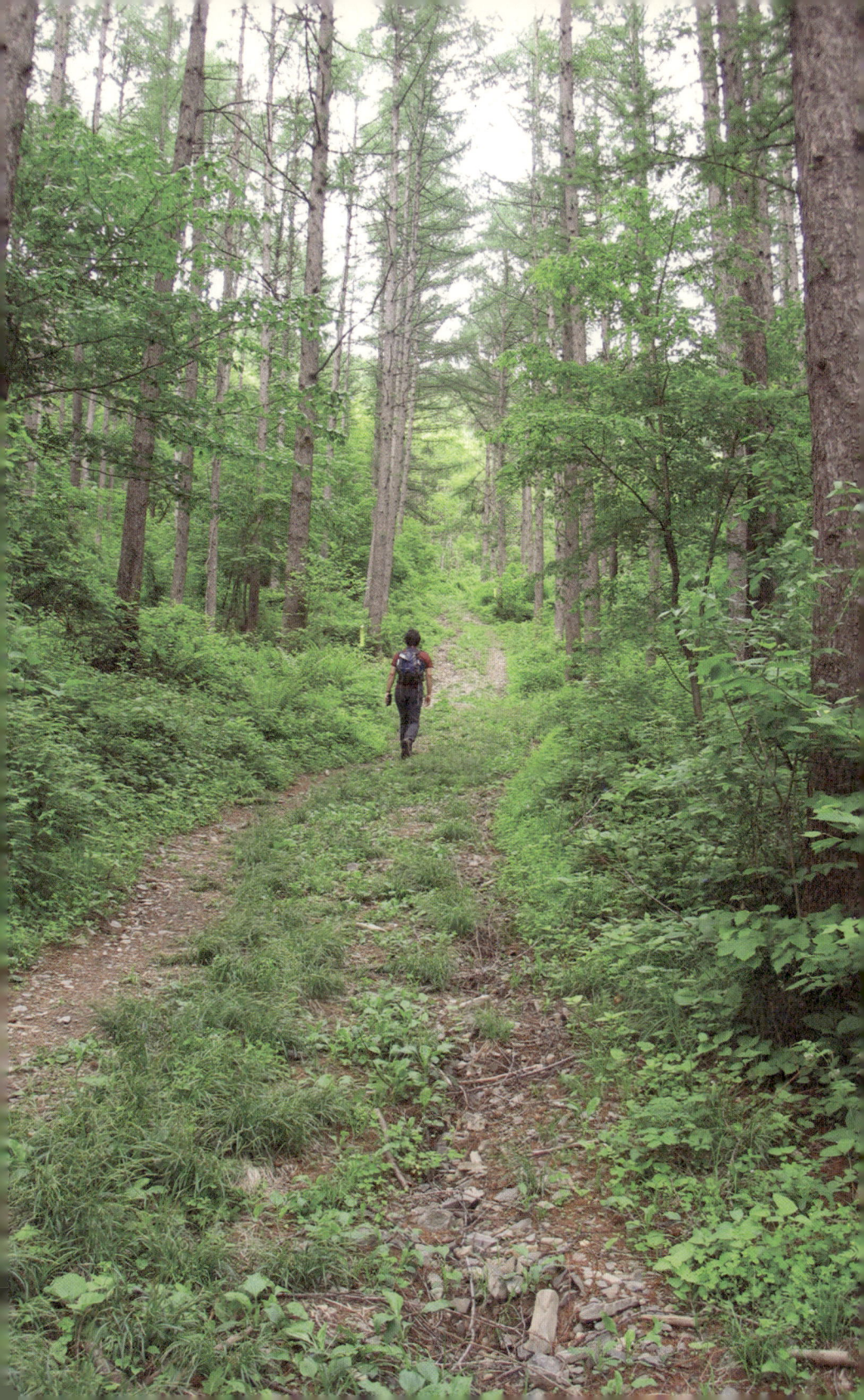

차 례

프롤로그 _ 산이 사람을 살린다! 06

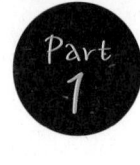

Part 1 사람이 고칠 수 없는 병은 산에 맡겨라

氣를 찾던 남자, 산에서 답을 찾다 20
    산에 숨은 기를 느끼고 충격에 빠지다 20 / 힐링 포인트에서의 놀라운 치유 사례 22

특정 장소에 숨어 있는 특별한 기운 28
    좋은 기를 찾아 세계를 누비는 시대 28 / 널리 사람을 이롭게 하는 우리나라 산 30
    특정 장소에 있는 특별한 기운 31 / 산의 좋은 기운을 활용하는 힐링 산행 32

자연치유력을 높여주는 에너지 '氣' 34
    사람을 구성하는 몸, 마음, 기 35 / 기는 크게 음과 양으로 나뉜다 36
    다섯 가지로 구분하는 기운의 성질 37 / 몸과 마음과 기는 하나다 38
    기운이 몸과 마음에 미치는 영향 39 / 자연의 기운과 사람의 기운 40
    기를 잘 다스려야 건강해진다 41 / 기를 보는 요령 익히기 43
    좋은 기운과 나쁜 기운 구별하는 법 45

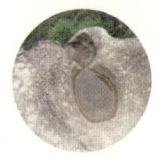 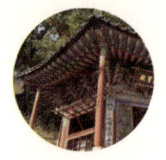  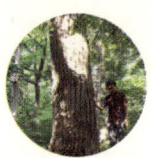

내 몸을 낫게 하는 힐링 장소 찾기 48
   내 몸을 고쳐줄 산은 어디일까? 48 / 오장이 치유되는 장소 50
   특별한 기운이 나오는 장소 51

치유 산행을 위한 준비와 산행 방법 52
   체력에 맞는 산행 계획 세우기 52 / 기운이 가장 좋은 때를 택하라! 53
   산의 정기를 받으러 갈 때 준비물 54 / 몸을 살리는 힐링 산행법 55

힐링 장소에서 제대로 기운 받는 법 60
   힐링 장소에서 기운 받을 때 마음가짐 60 / 치유의 기운을 온몸으로 받는 법 62
   오장에 힘을 주는 다섯 가지 명상 자세 64 / 몸의 아픈 부위에 치유의 기를 보내는 방법 66
   소나무의 기를 받는 방법 67

Part 2 산이 가진 놀라운 치유력을 찾아서

01 수락산 : 물 기운이 몸을 살려낸다 70

Healing Point 1 _ **흥국사** / 눈이 침침하고 만성피로, 기력이 약할 때 73
Healing Point 2 _ **소나무 숲** / 신장 및 생식 기능을 좋아지게 하는 곳 74
Healing Point 3 _ **너럭 바위** / 소나무 기운이 탁월한 명상 포인트 75
Healing Point 4 _ **학림사 소나무** / 사랑을 맺어주는 신비한 나무 77
Healing Point 5 _ **학림사 약사전** / 간이 안 좋은 사람에게 효과가 있는 곳 78

02 불암산 : 영험한 기운이 정신력을 높여준다 80

Healing Point 1 _ **불암사 대웅전과 칠성각** / 매사 의욕이 없고 자신이 없을 때 84
Healing Point 2 _ **석천암과 약수** / 가래가 끼거나 천식, 비염, 아토피에 효과 86
Healing Point 3 _ **너럭 바위** / 잡념이 사라지고 심신이 평화로워지는 곳 88

03 북한산 : 다양한 기운이 모인 힐링 백화점 90

Healing Point 1 _ **화계사** / 심장에 힘을 주고 마음을 안정시킨다 94
Healing Point 2 _ **전망 바위** / 몸과 마음을 함께 치유하는 명상 포인트 97
Healing Point 3 _ **승가사** / 만성 위장병을 치유하는 강한 기운 99
Healing Point 4 _ **삼천사** / 간의 열을 식히고 머리를 맑게 해준다 103

04 두타산 : 백두대간의 정기가 조화를 이루다 108

Healing Point 1 _ 금난정 / 신장과 폐를 좋게 하는 곳 112
Healing Point 2 _ 너른 바위 / 기혈 순환, 생식 기능 강화에 좋은 곳 116
Healing Point 3 _ 관음암 / 문제를 해결하는 영감을 얻고 기도에 효험 118
Healing Point 4 _ 신선 바위 / 성 기능 강화에 탁월한 기운 119

05 쉰움산 : 복을 부르는 새색시 기운 122

Healing Point 1 _ 천은사 약사전 / 척추 질환, 뇌혈관 질환에 효험 125
Healing Point 2 _ 두부 바위와 적송 / 전신의 경락을 자극하는 기운 127
Healing Point 3 _ 전망대 / 이유 없이 심장이 뛰고 불안할 때 128
Healing Point 4 _ 오십정 / 시름을 내려놓게 하는 명상 포인트 129

06 오대산 : 오욕에 절은 오장을 씻어낸다 132

Healing Point 1 _ 상원사 / 이유 없이 화가 나고 급한 마음이 생길 때 135
Healing Point 2 _ 용안수 / 속 열을 내리는 최상의 약수 136
Healing Point 3 _ 적멸보궁 / 상처받은 영혼을 치유한다 137
Healing Point 4 _ 신목 / 소원을 이루게 해주는 신비한 소나무 140
Healing Point 5 _ 나지막한 바위 / 가슴 속에 찬 열을 내려준다 141

07 태백산 : 천기와 지기가 조화를 이루다 144

Healing Point 1 _ 둥글게 솟은 땅 / 배가 차고 자주 체할 때 148
Healing Point 2 _ 태백산의 신목인 주목 / 오래된 지병, 아토피, 면역 결핍에 효과 150
Healing Point 3 _ 넓은 공간 / 정신적 스트레스로 인한 만성 두통에 좋은 곳 154
Healing Point 4 _ 넓은 평지 / 마음을 치유하고 집중력을 키우는 명상 포인트 155
Healing Point 5 _ 천제단 / 하늘에서 내려오는 영험한 기운 156
Healing Point 6 _ 망경사 / 열을 내리고 회복력을 키운다 157

08 소백산 : 사람을 살리는 산이다! 160

- Healing Point 1 _ 검은 바위 / 충혈된 눈과 상기 현상 치유 164
- Healing Point 2 _ 통나무 의자 주변 / 평소 심장이 안 좋을 때 165
- Healing Point 3 _ 소나무 숲 / 위장이 안 좋아 소화가 안 될 때 167
- Healing Point 4 _ 소백산 신목 / 음양의 기운을 맞춰 몸을 치유 168
- Healing Point 5 _ 전망대 바위 / 피부질환에 도움도 되는 명상 포인트 171

09 주왕산 : 쏟아지는 기운에 감전되다 174

- Healing Point 1 _ 대전사 / 심신의 활력을 높여준다 177
- Healing Point 2 _ 낙뢰다발지역 부근 / 간 기능 증진, 속에 열이 있어 답답할 때 179
- Healing Point 3 _ 이정표 옆 전망대 / 신장과 비뇨기 계통 질환에 치유 효과 180
- Healing Point 4 _ 주왕암과 주왕굴 / 문제 해결을 위한 영감을 주는 곳 182

10 팔공산 : 대한민국 기 체험 1번지 186

- Healing Point 1 _ 갓바위 / 소원을 이뤄주고 문제의 해답을 주는 영험한 기운 189
- Healing Point 2 _ 암벽 사이 작은 굴 / 음기가 강해 병세가 악화될 수 있는 곳 193
- Healing Point 3 _ 약사암 / 체기가 심하고 소화기 계통이 약할 때 195
- Healing Point 4 _ 두 개의 큰 바위 / 기를 주는 바위, 기를 뺏어가는 바위 197

11 관룡산 : 오행의 기운을 고르게 갖춘 산 200

- Healing Point 1 _ 석장승 / 결계를 체험할 수 있는 곳 204
- Healing Point 2 _ 널찍한 바위 / 기를 빨아들이는 바위 체험 205
- Healing Point 3 _ 관룡사 약사전 / 만성 신장 질환에 효험이 있는 곳 207
- Healing Point 4 _ 용선대 오르는 길목의 공간 / 기력 회복을 돕고 신장에 좋은 기운 210
- Healing Point 5 _ 용선대 / 잡념이 사라지는 최고의 명상 포인트 211

12 조계산 : 음양의 기운이 정확히 나눠진 산 214

- Healing Point 1 _ 수직 바위 / 기도를 이뤄주는 영기가 서린 바위 219
- Healing Point 2 _ 송광사 약사전과 영산전 / 열을 내리고 마음을 안정시킨다 221
- Healing Point 3 _ 큰굴목재 / 피로를 풀어주고 기력을 회복시키는 곳 223
- Healing Point 4 _ 편백 숲 / 간 기능 향상에 좋은 곳 224
- Healing Point 5 _ 선암사 / 마음에 응어리진 한을 풀어준다 225

13 속리산 : 세속을 잠시 떠나 내려놓기 228

- Healing Point 1 _ 법주사 / 마음의 깊은 상처를 어루만져주는 곳 232
- Healing Point 2 _ 추래암 / 위장병에 효험이 있는 곳 232
- Healing Point 3 _ 세심정 / 두뇌 기능 활성화, 집중력을 키운다 236
- Healing Point 4 _ 전망 바위와 중사자암 / 잡념을 없애주는 명상 포인트 238
- Healing Point 5 _ 사자 바위 / 기도에 효험이 있고, 근기를 증진한다 240
- Healing Point 6 _ 문수봉 가는 길목 / 간 기능 증진 및 몸의 빠른 회복을 돕는다 242

14 능가산 : 산 전체가 분홍빛 기운으로 덮여 있다 244

- Healing Point 1 _ 할머니 느티나무 / 남녀의 인연을 깊게 맺어준다 248
- Healing Point 2 _ 내소사 / 불안, 초조, 강박증 등 심리적인 병증에 효과 249
- Healing Point 3 _ 숲 안쪽 평평한 공간 / 몸의 탁한 기운을 정화한다 251
- Healing Point 4 _ 흙 둔덕 / 호흡이 불편하고 식은땀을 자주 흘릴 때 252
- Healing Point 5 _ 마당 바위 / 오욕을 잊게 하는 명상 포인트 254

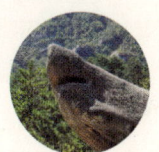
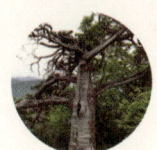

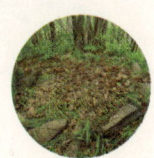

15 천태산 : 마음을 다스리는 최고의 산 256

Healing Point 1 _ **삼신할미 바위** / 자식을 점지해주는 신비한 바위 259
Healing Point 2 _ **망탑봉** / 성 기능이 급격히 떨어졌을 때 260
Healing Point 3 _ **은행나무** / 소 울음 소리를 낸다는 영험한 신목 262
Healing Point 4 _ **바위 전망대** / 하체가 시리고 몸이 잘 부을 때 264
Healing Point 5 _ **하마 바위** / 마음의 평온을 찾게 하는 명상 포인트 266

16 지리산(왕산) : 세상을 다스릴 큰 인물이 나온다! 268

Healing Point 1 _ **구형왕릉** / 머리가 맑아지고 눈이 시원해진다 272
Healing Point 2 _ **유의태 약수터** / 위와 장이 안 좋은 사람에게 효과 275
Healing Point 3 _ **거북 바위** / 불임 치료에 효과, 출세의 기운 278

에필로그 _ 병 고치러 산으로 가자! 284

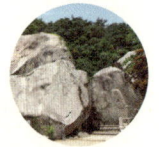
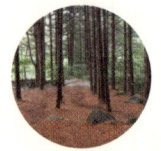

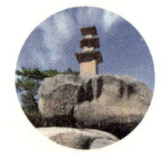

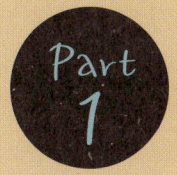

사람이
고칠 수 없는 병은
산에 맡겨라

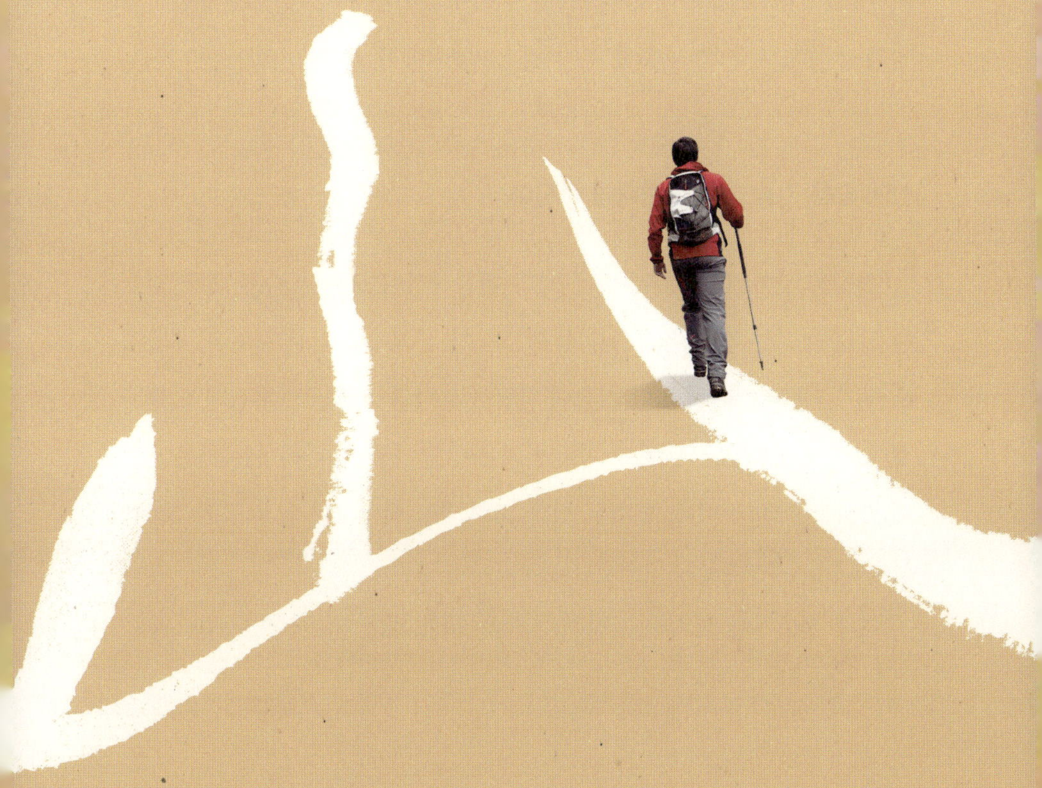

氣를 찾던 남자,
산에서 답을 찾다

기 치유 수련에 한참 빠져 있던 1992년 어느 무더운 여름날이었다. 아버님과 함께 수련도 하고 바람도 쐴 겸 처음으로 말로만 듣던 팔공산 갓바위를 가게 되었다. 사실 그때까지만 해도 산의 기운이 사람에게 그렇게 큰 영향을 미칠 수 있을 것이라고는 생각하지 못했다.

산에 숨은 기를 느끼고 충격에 빠지다

팔공산 갓바위 공영주차장을 지나 관음사까지 오르는 길은 대략 20분 남짓 걸리는 완만한 경사길이다. 경사가 심하거나 거친 길도 아닌데 오른 지 5분도 지나지 않아 가슴이 답답하고 다리가 유난히 무겁게 느껴졌다. 그때 아버님은 이곳에 화火의 기운이 많아 한때 나타나는 반응이며 금방 나아질 것이라 하셨다. 정말 그 지역을 벗어나니 언제 그랬냐는 듯이 그 증상이 깨끗이 없어졌다.

이내 관음사에 도착하고 잠시 휴식을 취한 뒤에 본격적으로 갓바위

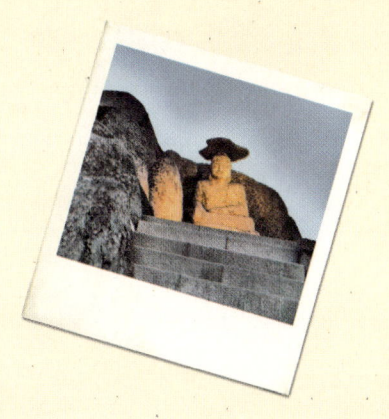

를 향해 오르기 시작했다. 오르는 길은 매우 가파르고 모두 계단으로 되어 있어서 일반 산행보다 힘이 더 드는 코스였다. 가끔 휴식을 취하면서 산을 오르는 도중 아버님은 특별한 기운을 느낄 수 있는 곳에 이르면 잠시 멈추어 서서 장소마다 기운이 다르게 작용하니 어떤 기운이 느껴지는지를 관찰해보라 하셨다.

　기운이 다르다는 느낌은 알겠으나 구체적으로 어떤 기운인지는 구분하기가 어려웠다. 몇 개의 장소를 이동하면서 막연하게만 느껴졌던 기운이 비로소 오행과 연관되어 있다는 것을 알았다. 머물렀던 장소마다 기운이 다 달랐으며 몸의 반응도 계속 변화하고 있다는 것을 확연하게 느낄 수 있었다.

　갓바위에서 수련한 후 하산하다가 약사암이라는 작은 암자에 들르게 되었는데, 너무 강렬하게 받은 그 당시의 느낌은 아직도 잊히질 않는다. 땅에서 올라오는 기운이 따뜻하다는 것도 놀라운 일이었지만 마치 위장이 살아 움직이는 듯 꿈틀거리며 장 전체로 퍼지는 것이 뱃속이 간지러울 정도였다. 그리고는 뜨거운 물을 마신 듯 위장이 후끈 달아오르고 몸이 더워지는 변화가 나타났다. 위장이나 장이 안 좋은 사람들이 약사암을 다녀온 후 효험을 보았다는 소문은 들었지만 실제로 이런 반응이 일어날 것이라고는 전혀 예상하지 못한 일이었다.

도시와 산의 기운이 다르고 같은 지역이라도 좋은 장소가 있다는 것은 누구나 다 알고 있는 사실이지만 치유 작용을 일으키는 기운이 따로 있다는 것은 마치 신세계를 발견한 것 같은 큰 충격이었다. 이러한 곳을 찾아 잘 정리해 놓으면 병을 고치고 건강해지려는 사람들에게 상당히 의미 있는 일이 될 것이라는 생각을 하게 되었다. 이후 시간이 날 때마다 전국의 산과 사찰을 돌아다니며 치유 작용을 일으키는 좋은 기운이 있는 곳을 찾아다니게 되었다.

힐링 포인트에서의 놀라운 치유 사례

그렇게 20여 년 동안 산을 찾아다니며 구석구석 현장답사를 통해 치유 에너지가 강하게 작용하는 곳을 찾아냈다. 때로는 혼자 가기도 했지만 점차 여러 사람과 함께 산행하며 그동안 발견한 힐링 포인트를 체험케 했다. 신기하게도 모두 같은 반응을 느꼈고 강렬한 치유 에너지에 놀라워했다. 그중에서도 특히 검증된 70여 개의 장소를 이 책에 실었다. 모두 치유 장소로써 손색이 없는 곳이다.

가장 효과가 좋은 최고의 힐링 포인트를 꼽으면 팔공산의 약사암, 관룡산의 용선대, 수락산의 학림사, 북한산의 전망 바위, 불암산의 석천암, 조계산의 송광사 약사전, 두타산의 신선 바위, 속리산 법주사의 팔상전 등이다. 특히 팔공산 약사암과 관룡산 용선대의 놀라운 치유 사례와 각 힐링 포인트가 가진 치유 에너지가 어느 병증에 효과가 있는지를 소개하였다.

● ● **만성 위장병 환자를 고친 팔공산 약사암**

대구에 있는 팔공산 약사암은 토±의 기운이 많다. 이 기운을 받으면 뱃속이 따뜻해지고 장의 활동을 도와 위장의 기능이 좋아질뿐만 아니라 치유 작용까지 일어난다. 이곳 약사암은 예전부터 위나 장에 효험이 있어 많은 사람들이 치유를 위해 찾는 곳이다.

한번은 함께 산행하던 사람이 급체로 난감한 적이 있었다. 그런데 약사암에서 기운을 받은 지 채 10여 분도 되지 않아 속이 풀리며 급체가 나은 일이 있었다. 동행했던 40여 명의 사람이 함께 목격하고 놀라워했다. 또 만성 위장 장애와 장 무기력증으로 20여 년 동안 죽으로만 끼니를 때우던 이가 있었는데 며칠 동안 함께 약사암에서 기운을 받고는 정상적인 식사가 가능해진 일도 있다. 약사암이 가진 치유 기운의 효능이 즉각적으로 나타나는 것을 보여주는 사례라 할 수 있다.

● ● **일주일 만에 신장병을 호전시킨 관룡산 용선대**

경남 창녕의 관룡산은 우리나라에서 몇 안 될 정도로 치유 기운이 좋은 곳이다. 특히 신장병에 효험이 있다. 부산의 기치유연구회 회원들 30여 명과 야외 수련차 관룡산에 갔을 때였다. 그 가운데 만성 신장염으로 고생하는 회원이 있었다. 항상 얼굴이 푸석해 보이고 수련 중에도 말이 별로 없고 무기력증에 걸린 듯 쇠약하여 누가 보아도 병이 깊다는 것을 알 수 있었다. 그는 병원에 다니면서 식이 요법을 병행하고 있었지만 나아지기는커녕 점점 나빠지고 있다고 하소연을 했다.

관룡사에서 용선대까지는 대략 20여 분 내외의 짧은 거리에 불과하다. 그는 힘에 겨워 가다 쉬기를 몇 번을 반복해서 40여 분만에 도착했다. 만성 신장염이 있는 사람에게는 무리가 되지 않을까 염려스러웠지만 다른 회원들과 함께 명상하도록 지도했다. 몸이 불편한지 명상을 하면서도 인상을 찌푸려 걱정스러웠는데 이내 안정을 찾더니 편안한 표정으로 한 시간의 수련을 끝마쳤다.

산에서 내려가는 모습이 오를 때와는 전혀 달라 보였다. 보통 사람처럼 힘있게 내려가는 것이었다. 그는 아주 특별한 경험을 한 듯 매우 들떠있었다.

한 주가 지나 수련원으로 교육을 받으러 왔는데 그 사이에 완전히 다른 사람의 모습이 되어 있었다. 푸석한 얼굴도 무기력한 모습도 보이지 않았다. 목소리에 힘이 있었고 몸의 움직임도 빨라지는 등 전과는 확연히 다른 모습이었다.

그는 지난번 관룡산 용선대에 올라 명상을 하면서 이제까지 자신이 체험하지 못했던 놀라운 경험을 했다고 얘기했다. 처음에는 허리 좌우측이 번갈아 가면서 바늘로 찌르듯 약한 통증이 나타나더니 점차 참기 어려울 정도로 통증이 심해졌다는 것이다. 더 악화하는 것이 아닌가 걱정이 되어 눈을 뜨려고 했는데 갑자기 뜨거운 열기가 신장으로 들어오는 것이 느껴짐과 동시에 몸에서 무언가 변화가 일어나고 있다는 확신이 들어 계속 참고 했다는 것이다. 그러한 반응은 수련을 마칠 때까지 계속되었다고 한다. 그때의 강렬한 느낌을 말로 표현하기는 어렵지만 자신의 오래된 신장병이 치유될 수 있다는 확신을 갖게 되었다는 것이다. 그 이후 일주일 내내 용선대에 가서 기운을 받았고 다녀올 때마다 식욕 부진, 부종, 전신 피로감 등 여러 가지 증상들이 차도를 보이며 점차 변화하더라는 것이었다.

그로부터 몇 주 후 온갖 치유 방법을 다 써보아도 변함이 없었던 단백뇨 수치(평균 900 내외였던)가 정상으로 돌아왔고 신장 기능이 많이 회복되었다는 진단을 받았다고 한다. 짧은 기간 안에 이런 결과가 나타난다는 것이 그리 흔한 경우는 아니지만 때로는 기적과 같은 효험을 얻을 수 있는 것이 산 기운의 신비가 아닌가 싶다.

● ● **간경화, 급성 간염에 효과가 있는 학림사 약사전**

수락산에 있는 학림사 약사전은 목木의 기운이 강하게 형성되어 치유 기운이 매우 좋은 곳이다. 간경화나 급성 간염 환자들이 적절한 치료와 함께 이곳에서 기운을 받는다면 큰 효험을 볼 수 있는 곳이다. 만성적인 간 질환이 있다면 효험을 보기까지는 어느 정도의 시간이 필요하겠지만 간 기능이 안 좋아 생길 수 있는 소화장애, 피로감, 눈의 충혈, 상기, 근육 경련, 무른 변 등의 증상이 쉽게 치유될 정도로 효과가 좋은 곳이다.

● ● **심장을 치유하는 북한산 전망 바위와 송광사 약사전**

북한산의 전망 바위와 조계산 송광사의 약사전은 화火의 기운이 부드럽게 작용하는 매우 특별한 장소이다. 가슴에 열이 있어 답답하거나 심장에 간헐적인 통증이 있을 때 치유 효과가 있다. 특히 항시 불안, 초조하고 마음을 스스로 조절하지 못해 괴로워하는 사람에게 심리적인 안정을 찾아주고 평온한 마음을 갖게 해준다.

●● 서울 근교 최고의 힐링 포인트 불암산 석천암

　불암산의 석천암은 어느 장소보다 기운이 강하고 힘이 충만한데다 금金의 기운이 강하게 형성되어 머무는 곳이다. 기운을 보충해서 의욕이 생기게 해주고 자신감을 갖게 하는 묘한 힘이 있다. 호흡이 불편하거나 잦은 감기, 비염, 아토피, 가래가 많거나, 천식 등 폐나 기관지가 안 좋아 나타나는 증상은 물론 대장 기능 개선에도 효과가 좋아 변비, 설사, 장 통증과 코 막힘, 잇몸 통증 등에도 효험이 있다.
　기력을 높여주고 폐나 대장의 기능을 좋아지게 하는 두 가지의 효과를 얻을 수 있는 곳으로 서울 경기 일대에서 찾아보기 어려울 정도로 치유 에너지가 강한 곳이다.

●● 생식기 질환과 성 기능에 좋은 두타산 신선 바위

　두타산의 신선 바위는 신장에 좋은 수水의 기운을 가지고 있지만 유난히 생식기에 강하게 작용하는 특이한 기운이 있는 곳이다. 소변이 시원치 않거나 전립선염, 빈뇨, 아랫배 통증, 허리가 시리고 아플 때 등 신장이나 방광이 안 좋을 때 탁월한 치유 효과를 볼 수 있다. 또한 성 기능을 강화시켜주고 불임, 습관성 유산 등으로 곤란을 겪고 있을 때에도 도움이 될 것이다.

●● 마음의 병을 치유하는 속리산 법주사 팔상전

　속리산 법주사 팔상전은 마음의 상처를 치유해주는 아주 특별하고도 신비로운 기운이 있는 곳이다. 마음이 조급하거나 근심이 많거나 집중이 안 되고 어수선할 때 평온을 찾아줄뿐만 아니라 마음의 깊은 상처가 있어 쉽게 치유를 하지 못할 때 절로 치유가 되는 영묘한 기운이 있다. 이러한 기운이 있는 곳은 우리나라의 사찰 가운데 여럿이 있으나 법주사 팔상전은 몇 손가락에 꼽을 정도로 좋다 할 수 있겠다.

특정 장소에 숨어 있는
특별한 기운

산은 에너지의 원천이라 할 수 있는 지구의 정기가 화생化生하여 그 기운이 분출되는 곳이다. 그래서 산이 크고 높을수록 그에 비례하여 더 많은 기를 발산한다. 특히 큰 바위가 많거나 대부분 암반으로 이루어진 산은 흙으로된 산보다 기운이 더 강하다.

바위산이든 흙산이든 기가 많고 적음이나 맑고 탁함의 차이는 있지만 모든 산에는 좋은 기운이 많다. 그래서 산에 가면 자연히 산의 정기를 받게 되어 오를수록 기분이 상쾌해지고 온몸에 생기가 돌아 기운이 나며 힘이 절로 솟는 것이다.

좋은 기를 찾아 세계를 누비는 시대

중국 산해관에서 해안선을 따라 남쪽으로 2시간 남짓 가면 진황도(진시황이 불로초를 구하기 위해 동쪽으로 유람하던 중 이르렀다 하여 붙여진 이름)의 명소 중 하나인 갈석산을 볼 수 있다. 산 전체가 황갈색 바위로 이루어져 있어

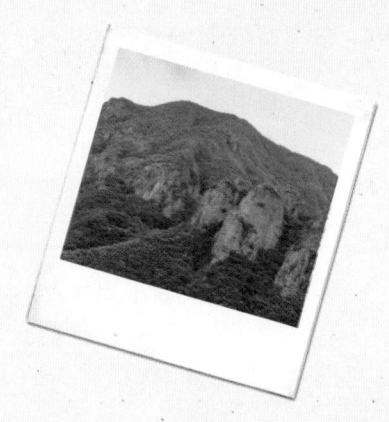

얼핏 보면 산 전체가 한 덩어리처럼 보인다. 이 산은 해발 695미터로 그리 높은 편은 아니다. 온통 바위와 암벽으로 되어 있어 등산객들에게는 악산 岳山이 아니라 악산惡山으로 불리는 험한 산이다.

이 산은 중국에서도 기가 아주 센 바위산으로 알려져 역대 중국의 제왕들로부터 신악神岳으로 불렸다. 산의 신령스러운 기운을 받기 위해 약 1,800년 전 삼국시대에 조조가 자신의 군대를 이끌고 오른 기록도 있다. 수많은 영웅호걸이 꼭 올라야할 산으로 여겨 앞다투어 찾았다고 한다.

기가 아주 세고 강한 곳이어서 산의 기운이 자신과 안 맞거나 감당이 안 되는 사람이 이 산을 오르면 다리에 힘이 풀려 오도 가도 못하거나 몸이 심하게 아파 고생하는 경우가 있다고 한다. 실제로 한국의 사진작가 한 분은 갈석산에 올라 열심히 셔터를 누르다가 기가 빠져 말 한 마디 못하고 업혀 내려온 적도 있었다. 그는 그후로 갈석산 근처에는 아예 갈 생각도 하지 않는다고 했다.

요즘에는 미국 아리조나의 세도나에 기운이 세고 강한 영적인 기운이 있다 하여 전 세계의 명상인들뿐만이 아니라 일반인들까지도 기를 받기 위해 많이 찾는다고 한다. 큰 바위산에는 사람들을 끌어들이는 매력 외에도 오묘한 기운이 서려 있는 것 같다.

널리 사람을 이롭게 하는 우리나라 산

우리나라를 삼천리금수강산이라고 한다. 백두에서 한라까지 3,000리가 되며 방방곡곡 비단에 수를 놓은 듯 아름다운 산천이라는 말이다. 우리나라의 산은 각기 형상은 다르지만 한결같이 산세가 좋고 계곡이 아름다우며 물이 맑고 깨끗하다. 나라 전체가 이렇듯 아름다운 산으로 채워진 나라는 전 세계적으로 그리 많지 않다.

한반도 최고의 영산인 백두산에서 이어져 내려온 정기를 받고 있는 우리나라의 모든 산에는 중국의 갈석산이나 미국의 세도나보다 기가 더 세고 좋은 곳이 많이 있다. 백두산을 비롯하여 한라산, 지리산, 북한산, 태백산, 금강산, 속리산, 소백산 등 곳곳에 이루 헤아릴 수 없을 정도로 많다. 우리나라의 산이 갈석산이나 세도나보다 더 좋다고 말할 수 있는 이유는 기가 충만하되 거칠지 않고 드세지 않아 모든 사람에게 이롭기 때문이다. 누구에게는 그 기운이 맞아 힘이 생기고 누구에게는 그 기운이 맞지 않아 힘이 빠지는 것이 아니라 모든 사람에게 다 좋고 이로운 기운을 가지고 있다.

우리나라의 거의 모든 산이 어머니와 같은 부드럽고 편안한 기운을 가지고 있어 그렇다. 이러한 산에는 수풀이 잘 자라고 아름다운 자태와 향기를 가진 꽃이 많이 핀다. 또 먹을 수 있는 산나물이 많이 나며, 사나운 짐승이나 독을 가진 독충이나 살모사와 같은 맹독을 가진 뱀이 많지 않다. 그래서 우리나라의 산은 세계의 지붕이라 하는 에베레스트산보다, 세계에서 가장 기운이 강하게 분출된다는 세도나보다 더 좋은 것이다.

특정 장소에 있는 특별한 기운

명산대찰名山大刹이라는 말이 있다. 이름난 산에는 항상 큰 절이 있다. 예로부터 산의 정기가 모인 명당을 골라 사찰을 세운 것은 그만한 이유가 있기 때문이다. 좋은 기운이 충만한 곳은 수행에 정진하기 좋은 환경이 되거니와 누구나 그곳을 찾으면 저절로 마음이 안정되고 편안해지는 힘이 있다.

한 풍수연구가는 기운이 좋다는 명당에는 자석과 같이 자기장을 강하게 형성하면서 주변 사람들을 끌어들이는 묘한 힘이 있다고 한다. 사람들이 무의식적으로 그 힘에 이끌려 찾아가게 된다는 것이다. 바로 옆에 같은 음식을 하는 식당이 있음에도 몇 시간씩 줄을 서서 기다리는 유명 맛집이 있는 것과 비슷한 예라고 설명한다.

그 주장이 설득력이 있든 없든 실제로 기운이 나쁜 곳은 사람들이 피하거나 가지 않는 것은 분명하다. 산도 마찬가지다. 특정 장소에 있는 특별한 기운이 오랜 지병이나 중병을 낫게 하고 또 마음의 병을 고치는 데 강력하게 작용하는 것이다.

그러나 좋은 기운으로 가득한 명산일지라도 해로운 기운 역시 같이 존재한다는 것을 잊지 말아야 한다. 음지가 있으면 양지가 있듯이 질이 좋은 기운이 풍부한 산에도 해롭게 작용하는 나쁜 기운이 공존한다.

같은 산일지라도 방향이나 위치에 따라 기운의 특성이 달라지기도 하고 능선과 계곡의 기운이 다르게 나타난다. 또 같은 능선일지라도 기의 흐름이 급하게 흐르느냐 부드럽고 안정되게 흐르느냐에 따라 좋고 나쁨이 나타난다. 이러한 기의 변화는 계곡도 마찬가지이다. 그리고 쉼터와 같은 작은 공간도 생기를 주고 치유 작용을 일으키는 곳이 있는가 하면 기를 뺏어가거나 기의 흐름을 어지럽혀 해가 되는 곳도 있다.

따라서 산행을 할 때에는 해가 되는 기운이 있는 곳은 피하고 치유 에너지가 있는 좋은 장소를 구별해서 힐링을 해야 한다. (Part 2에서 기를 빼앗는 곳이지만 좋은 기를 구별하는데 도움을 주는 특별한 장소라는 의미에서 'Healing Point'로 꼽은 경우가 있음을 미리 밝혀둔다.)

산의 좋은 기운을 활용하는 힐링 산행

기가 좋은 장소를 쉽게 찾을 수는 없지만 우리는 이미 기운이 좋고 나쁜 장소를 본능적으로 알고 있다.

산행 중에 대다수가 경험하는 일이다. 등산을 하다 보면 보통 자주 쉬었다가 가곤 한다. 우리는 쉬고 나서 날아갈 듯 발걸음이 가벼워지는 때도 있고, 다리가 천근만근 무거워지는 때도 있다. 등산 중에 휴식을 위해 잠시 머물렀던 그곳의 기운에 따라 몸이 반응했기 때문이다. 좋은 기운이 나오는 곳에서는 몸의 기능이 활성화되어 힘이 생기고, 나쁜 기운이 나오는 장소에서는 기가 빠지거나 기의 균형이 깨지게 되는 것이다.

또 산행 중에 갑자기 두려움이 일어나는 것을 경험하기도 한다. 어느 장소에 이르러 문득 서늘하고 음습한 기운에 괜히 이곳에 왔다는 두려운 생각이 들었던 적이 있을 것이다. 심하면 극심한 공포감이 느껴질 때가 있다. 그래서 서둘러 그곳을 통과하거나 더는 가지 못하고 되돌아나오며 무언가 모를 오싹함에 몸서리를 치게 된다. 이것은 그곳의 기운이 극히 나쁠 때 우리의 몸이 본능적으로 알아차려 반응하는 방어인 것이다.

보편적으로 주변의 경치가 좋으면 기운도 좋다고 보지만 예외적으로 경치가 좋음에도 나쁜 기운이 작용하는 곳도 있다. 추운 날에는 추위를 느끼고 더운 날에는 더위를 느끼는 것처럼 기운은 온도와 같이 몸과 마음에 직접 영향을 준다.

우리 몸에 해롭게 작용하는 기운이 들어오게 되면 기를 약하게 하고 몸의 정상적인 기능의 균형을 흐트러트려서 몸이 쉽게 피로해지는 현상이 일어난다. 마음이 급해지거나 짜증이 나는 등 심리적으로도 부정적인 영향을 받게 된다. 불과 한 걸음 사이를 두고도 좋고 나쁜 기운이 구별되어 형성된 곳도 많다. 그래서 산의 기운을 받을 때는 어떤 산을 찾을 것이냐도 중요하지만 어떤 장소에서 좋은 기가 많이 나오는지를 아는 것이 더 중요하다.

좋은 기운이 있는 곳에는 몸과 마음을 정화하고 병을 낫게 하는 힘이 있다. 좋은 기운을 받으면 몸 안의 탁한 기운이 맑아지고 정체된 기운의 흐름이 원활해진다. 산의 정기가 모여 있는 특별한 장소나 명당에 있는 사찰에 가서 명상을 하거나 기도를 하게 되면 잡념이 사라지고 마음이 안정될뿐만 아니라 몸의 병이 치유되는 현상까지도 일어난다. 그래서 산의 좋은 기운이 많이 머무는 곳을 찾아 그 기운을 받는다면 단순한 심신의 안정 효과 정도가 아닌 건강을 지키고 병을 고치는 특별한 이득을 보게 된다.

자연치유력을 높여주는
에너지 '氣'

우리는 마음이나 감정의 상태를 기분이라는 말로 대신하는 경우가 많다. 예를 들어 마음이 우울하거나 침울할 때는 기분이 안 좋다, 마음이 즐겁고 기쁠 때는 기분이 좋다, 마음이 상했을 때는 기분이 나쁘다며 자신의 감정 상태를 말한다.

우리의 몸의 상태를 표현할 때도 마찬가지다. '기'라는 말을 자주 사용한다. 예를 들어 몸에 힘이 없고 지쳐 있을 때는 기가 하나도 없다거나 기가 다 빠졌다고 말한다. 몸 상태가 좋을 때는 기운이 난다, 기운이 생겼다고 말하는 등 몸이 지금 어떤 상태인지를 기운으로 표현한다. 이렇듯 우리는 일상생활에서 기라는 단어가 없으면 마음이나 몸의 상태를 표현하기 어려울 정도로 빈번하게 사용한다. 그럼에도 막상 '기란 무엇인가'라고 물으면 생소하게 여겨진다.

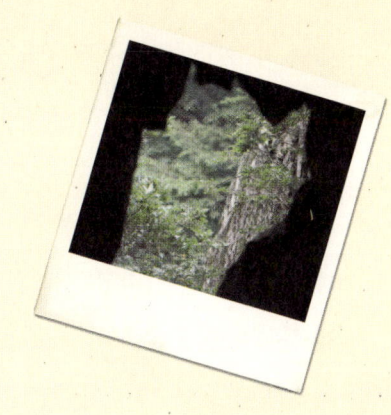

사람을 구성하는 몸, 마음, 기

우리의 몸과 마음을 움직이는 보이지 않는 힘, 그 원동력이 기이다. 컴퓨터를 예로 들어보자. 컴퓨터는 하드웨어와 소프트웨어로 구성되어 있다. 그리고 기계를 움직여 프로그램을 실행하기 위해서는 전기가 들어와야 한다. 여기서 하드웨어를 몸, 소프트웨어를 마음, 그리고 작동을 하기 위한 전기를 기로 생각하면 쉽게 이해가 될 것이다. 본체, 프로그램 그리고 전기가 모두 갖추어져야 비로소 컴퓨터의 작동이 가능하다.

사람도 몸, 마음 그리고 기라는 에너지가 다 있어야 비로소 정상적인 활동이 가능해진다. 우리가 일상적으로 몸과 마음의 상태를 기로 표현해 왔던 것처럼 기는 우리를 움직이게 하는 힘이요 에너지로 생각하면 될 것이다.

그렇다면 좋은 기운, 나쁜 기운이란 무엇일까? 우리나라 사람이라면 굳이 설명하지 않더라도 말 속에 담긴 의미를 알고 있을 것이다. 말 그대로 기분이 상쾌해지고 마음이 즐거워지게 하면 좋은 기운이고, 반대로 불쾌해지거나 마음을 상하게 한다면 분명 나쁜 기운이다.

구체적으로 느낌을 표현한다면 부드럽고, 따뜻하고, 조용하고, 편안하고, 환하고, 신선하고 산뜻한 느낌 등이 좋은 기운이라 할 수 있다. 반대로 거칠고, 서늘하고, 시끄럽고, 불편하고, 어둡고, 습하고, 칙칙한 느낌 등은 나쁜 기운이다. 즉 내 몸과 마음이 편안하게 받아들이느냐 불편하게 받아들이느냐에 따라 좋은 기운, 나쁜 기운으로 나뉘는 것이다.

기는 크게 음과 양으로 나뉜다

우리는 1일을 하루라고 한다. 하루라는 개념 안에는 해가 있고 없고, 차고 덥고, 습하고 건조함과 같이 명암, 기온 차, 습도 등의 다양한 변화가 일어나고 있다. 그리고 정오를 기준으로 12시 이전을 오전으로 그 이후를 오후로 나누고 이것을 다시 아침, 점심, 저녁, 밤으로 세분하여 하루를 구분한다.

1년이라는 한 해도 해가 많고 적음에 따라 하지, 동지로 나누고 따뜻한 봄, 더운 여름, 쌀쌀한 가을, 추운 겨울로 기후에 따라 나누어 구분한다.

음양이라는 것은 하루를 오전과 오후로 나눈 것과 같다. 기라는 것이 있고 그 안에 어떤 성질이 많으냐에 따라 음양으로 구분하는 것이다. 예를 들어 기운 중에 찬 기운이 많으면 음, 더운 기운이 많으면 양이다. 무거우면 음, 가벼우면 양이다. 정적이면 음 동적이면 양, 어두우면 음 밝으면 양으로 나누는 것이다. 이런 내용을 체계적으로 정리한 것을 음양이론이라 한다.

오행이라는 것은 하루를 아침, 점심, 저녁, 밤으로 구분한 것과 같다. 기라는 것을 좀 더 세분화하여 다섯 가지의 성질로 나눈 것을 오행이라 한다. 여기에는 물론 일정한 법칙도 존재하지만 단순하게 기운의 성질만을 살펴보기로 하겠다.

예를 들면 우리가 피부로 느끼는 감각 중에 차다, 덥다가 있다. 우리가 이 두 가지 단어만 사용하여 몸으로 느끼는 감각을 전달하기에는 상당히 불편하다. 여기에 더 덥다, 더 차다, 덜 덥다, 덜 차다 등의 접두사를 붙인다 해도 세밀한 느낌을 표현하는 데는 한계가 있다. 그러나 다행히 시원하다, 따뜻하다, 덥다, 뜨겁다, 서늘하다, 차다 등 다양하게 표현할 수 있는 말이 있어 쉽게 그 느낌을 전달할 수 있다.

다섯 가지로 구분하는 기운의 성질

이렇듯 날씨를 표현할 때 그 느낌을 정확하게 전달하기 위해 필요한 단어가 있는 것처럼 기도 음과 양이라는 두 가지 성질 외의 다양한 성향을 표현하기 위해 필요한 단어가 있다. 그래서 다섯 가지의 기운으로 나누어 목, 화, 토, 금, 수라는 상징적이고 대표적인 물질로 표현하는 것이다.

오행의 목木은 단순하게 '나무'를 지칭하는 것이 아니다. 나무가 가지고 있는 속성을 일컫는다. 즉 나무에는 따뜻함과 시원함이 있다. 그리고 신속하게 반응하며 바람에 약하고 위로 잘 자라며 생명력이 강한 성향을 가지고 있다.

화火 또한 마찬가지이다. 불의 기운처럼 뜨겁고 사방으로 흩어지고 변화가 심하여 예측할 수 없고 위로만 오르는 성향을 말한다.

토土는 따뜻하고 포근하며 생기가 있고 안정적인 기운의 성향을 말한다.

금金은 서늘하고 무겁고 딱딱하며 힘이 있고 강한 성향의 기운을 말한다.

수水는 차고 조용하며 부드럽게 움직이고 흐름에 멈춤이 없으며 항상 아래로만 움직이는 성향을 가지고 있다.

이렇게 다섯 가지 속성에 따라 기운을 분류해 놓은 것을 오행이라 한다.

그러니 오행으로 기운을 나누어 볼 때는 단순하게 나무, 흙 등 물질로 접근하는 것이 아니라 그 안에 들어 있는 기의 성향을 이해하는 것이 필요하다. 그래야 음과 양의 기운이 무엇인지, 다섯 가지의 기운이 어떤 특성을 지니고 있는지를 정확하게 알 수 있다. 이것은 우리가 산에서 몸을 살리는 좋은 기운이 무엇인지를 구별해내는 중요한 단서가 된다. 더 나아가 어떤 성향의 기운이 몸의 어떤 부위에 작용하여 어떤 병증을 치유하는지를 알아낼 수 있게 되는 것이다.

몸과 마음과 기는 하나다

우리는 갑자기 화가 나면 무언가 위로 치솟아 오르는 것이 느껴지고 얼굴이 벌겋게 달아오르는 것을 경험하게 된다. 이때 위로 치솟는 것이 바로 '기'라는 에너지다. 기가 먼저 위로 오른 후 혈액이 얼굴로 몰리면서 일어나는 현상이다. 이럴 때 우리는 '상기上氣' 되었다고 한다. 말 그대로 기가 위로 올랐다는 말이다.

마음속에 의욕이 넘치고 자신감이 충천해 있을 때는 어떤가. 나도 모르게 가슴이 불룩해지고 어깨가 펴지며 고개가 꼿꼿이 서게 된다. 또 처량하거나 슬퍼질 때는 몸 전체가 수축하는 느낌이 일어나며 어깨가 처지고 고개에 힘이 빠지면서 숙이게 된다. 일부러 그러려고 하지 않았는데도 기운은 이렇게 마음에 따라 반응하는 것이다.

"노할 때는 기가 상승하고, 기쁠 때는 이완되고, 슬플 때는 사라지고, 두려울 때는 내려가고, 놀랄 때는 흐트러진다. 그리고 추울 때는 오그라들고, 과로할 때는 소모되며, 생각이 깊을 때는 멎는다."

2,500여 년 전 『황제내경』이라는 고서에 나와 있는 내용이다. 마음과 기운의 상관관계를 옛 기록을 통해서도 알 수 있다.

화가 나면 기가 상승하고 몸은 긴장되며, 기쁘면 기가 이완되고 몸의 긴장은 풀어진다. 우리는 경험을 통해 이와 같은 변화를 이미 알고 있다. 몸과 마음과 기는 결코 각각 따로 움직이는 것이 아니라는 것이다. 마음이 반응하면 몸과 기도 함께 반응하고, 몸이 반응하면 마음과 기가, 기가 반응하면 몸과 마음도 같이 반응한다.

기운이 몸과 마음에 미치는 영향

한의학에서는 이러한 원리를 근거로 몸의 장기가 상하게 되면 감정에 영향을 미치게 되고, 또 감정이 너무 지나치게 되면 장기에 영향을 미친다고 본다. 우리는 종종 스트레스를 많이 받으면 간이 나빠진다는 말을 한다.

『동의보감』에서도 인간의 감정과 오장의 상관관계를 밝혀놓았다. 간은 노여움과 관련이 있다. 지나치게 화를 내면 간이 상한다. 심장은 기쁨과 관련이 있다. 아주 기쁘거나 흥분된 상태가 오래 가면 심장이 상한다. 비장은 깊은 생각과 관련이 있다. 너무 깊은 생각을 많이 하게 되면 비장이 상한다. 폐는 슬픔과 관련이 있다. 너무 깊이 슬퍼하거나 걱정을 오래 하면 폐가 상하게 된다. 신장은 놀람, 두려움과 관련이 있다. 매우 놀라거나 공포의 상태가 오래 가면 신장이 상하게 된다고 했다.

이렇듯 감정 상태에 따라 기운은 변화하고 각각의 장기에 영향을 주게 되는 것이다. 이것을 다른 측면에서 보면 장기의 건강 상태에 따라 감정의 조절능력에 영향을 미친다고도 볼 수 있다. 한 가지 예로 간이 안 좋은 사람들은 고집이 세고 화를 잘 낸다. 이것은 화라는 감정을 다스릴 수 있는 장기의 힘이 부족하여 감정을 잘 제어하지 못하기 때문에 일어나는 것이다. 장기 외에도 기 또한 마찬가지다. 간의 기가 부족하거나 흐름이 원활하지 못하면 마음을 조절하기가 어렵다. 화를 잘 내며 또 이 때문에 간이 안 좋아지게 되는 것이다. 이러한 상관관계를 보면 몸과 마음 그리고 기는 하나라는 것을 알 수 있다.

자연의 기운과 사람의 기운

물이 담긴 작은 병이 있다. 외부 기온이 낮으면 병 속의 물은 차지고 기온이 높으면 물은 따뜻해진다. 병 속에 담긴 물처럼 우리의 몸과 마음도 환경에 영향을 받는다는 사실을 모르는 사람은 없을 것이다. 주변 환경이 사람의 몸과 마음에 많은 관여를 하고 있음에도 대부분의 사람들은 외부의 기운에 대해 대수롭지 않게 여기는 경우가 많다. 그러나 조금만 자신의 변화에 관심을 기울여 본다면 외부의 기운은 생각 이상으로 내 몸과 마음에 많은 영향을 주고 있다는 것을 알게 될 것이다.

쉬는 날 아침 일찍 일어나 야외로 나가 즐겁게 지내려고 계획했던 적이 있을 것이다. 그런데 아침에 일어나니 흐리고 우중충한 날씨이면 나서고 싶은 마음이 이내 사라질 것이다. 반대로 늦잠을 자고 집에서 푹 쉬려 했는데 아침에 눈을 떠보니 맑고 화창한 날씨라면 외출하고 싶은 충동이 마음속에서 일어나게 된다. 내 몸과 마음이 스스로 결정하여 행동하려 했던 것보다 외부의 기운에 의해 영향을 받고 있기 때문이다. 그래서 내 의지와는 관계없이 갈등하거나 계획과는 다른 행동과 결정을 하게 되는 경우가 많은 것이다.

몸이 춥고 덥다고 느끼는 것은 단순한 감각이 아니라 그 안에 다양한 기운이 있어 우리의 몸과 마음에 변화를 일으키는 것이다. 그 기운들은 우리의 몸속에 있는 기와 소통하면서 동조 반응을 일으킨다. 그래서 맑고 깨끗하고 신선하거나 따뜻하며 부드러운 좋은 기운이 많이 있는 산에 가면 나도 모르게 기분이 즐거워지고 몸이 가뿐해지는 것이다. 반대로 음습하고 어둡고 냉하고 거칠고 혼탁한 기운이 있는 곳에 가게 되면 기분이 가라앉거나 침울해지며 몸도 무거워지는 것이다. 자연의 기운과 사람의 기운이 서로 교류하기 때문에 일어나는 현상이다.

기를 잘 다스려야 건강해진다

생기生氣라는 말이 있다. 생기는 살아 있는 기운, 살게 하는 기운이며 생명력이라고도 할 수 있다. 생기 안에는 우리 몸에 필요한 다양한 기운이 있다. 한의학에서는 이것을 정기正氣, 원기元氣, 진기眞氣 등으로 표현한다. 자연치유력은 바로 이 기운을 포괄적으로 말하는 것이다.

자연치유력은 질병에 걸렸을 때 특별한 치료를 받지 않아도 건강 상태로 회복되는 힘을 말한다. 세포, 조직, 장기들이 생체 질서를 유지하려고 하는 생물학적인 피드백 시스템이 바로 자연치유력이다. 만약 이러한 기능이 몸 안에 없다면 병에 걸려도 낫지 않고 상처가 나도 아물지 않으며 장기의 기능이 떨어져도 정상으로 돌아오지 않을 것이다. 그러니 자연치유력이 우리에게 얼마나 중요한지는 강조할 필요도 없다. 그런데 자연치유력의 근간이 바로 우리의 몸 안에 있는 기이다.

그래서 오래전부터 동양에서는 몸 안에 있는 기운을 잘 관리하면 건강과 장수라는 두 마리의 토끼를 다 잡을 수 있다는 생각에서 기 수련을 해왔다. 특별한 동작이나 호흡을 통해 기를 다스림으로써 건강한 몸을 유지하며 장수할 수 있도록 하는 것이다.

또 한의학의 근본은 기에 바탕을 두고 있다. 음양관, 장부, 경락, 경혈 등은 모두 기를 바탕으로 한 이론들이다. 신체, 정신, 마음까지도 기의 작용으로 본다. 그래서 침, 뜸, 약제 등을 활용하여 기를 조절함으로써 자연치유력을 높여 병을 예방하거나 치료하였다.

결론적으로 자연치유력을 높이려면 기를 잘 관리하는 것이 무엇보다 중요하다. 기가 부족하고 탁하여 나쁘다면 자연치유력은 자연히 떨어질 것이고 그에 따라 우리 몸의 면역 기능도 약해져 병에 잘 걸릴 수 있는 체질이 될 것이다. 병에 걸린 사람은 회복이 더디거나 심지어 더 악화된다. 기를 충만하게 하고 탁하고 나쁜 기운은 맑고 깨끗하게 관리를 해서 몸 안에 항상 좋은 기운이 돌게 한다면 자연치유력은 당연히 좋아지게 된다. 결국 건강한 삶을 누릴 수 있게 되는 것이다.

기를 보는 요령 익히기

기는 마치 유리처럼 투명체이기 때문에 정확히 초점을 맞추지 않으면 보이지 않는다. 다음의 방법들은 우리 주변을 감싸고 있고 몸에서도 나오는 기를 보는 훈련법이다.

●● 기를 보기 위한 1차 연습

자신의 손 등으로 나오는 푸른 빛의 기를 보기

1. 오른손 엄지와 검지 사이에 검은 점을 찍는다.
2. 편안하게 앉아 잠시 눈을 감고 마음이 안정될 때를 기다린다.
3. 눈을 뜨고 찍힌 점을 2~3분 동안 주시한다.
4. 점을 계속 응시하면서 천천히 오른손을 이마까지 들어 올린다.
5. 속으로 하나에서 열까지(세 호흡에 하나씩) 세며 조금씩 들어 올린다.
6. 이때 눈이 따갑고 아프더라도 절대 깜박이지 않도록 주의해 집중하면 자신의 기가 손에서 나오는 것을 보게 된다.

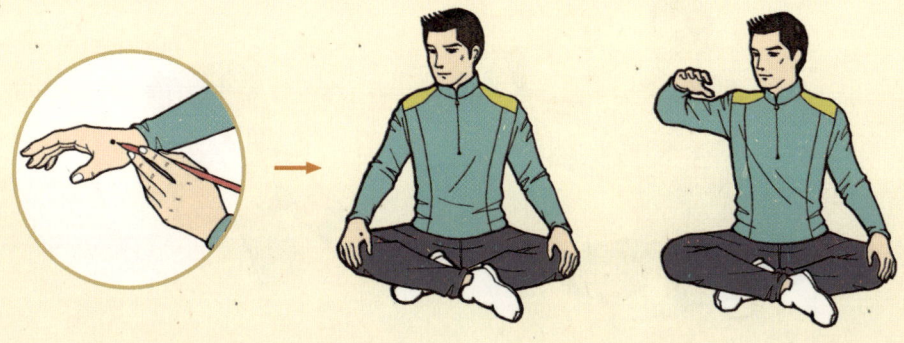

●● 기를 보기 위한 2차 연습

자신의 손끝에서 나오는 기를 보기

1. 검은 도화지를 눈높이에 들고 다른 한 손은 손과 손가락 끝에서 발산되고 있는 기를 볼 수 있도록 도화지 바탕 안에 손을 펼쳐 놓는다. 이 때 도화지와 손의 간격은 10~15센티미터 내외의 거리를 유지하는 것이 좋다.
2. 약 3~5분 정도 계속 응시하다 보면 손가락 주변으로 검은 테와 같은 것이 보인다. 기의 첫 번째 층으로 블랙 스페이스라고 하는 기의 층이다.
3. 다시 집중해서 눈은 손끝을 보되 의식은 그 손가락 전체에 두고 있으면 손 주변으로 안개와 같은 기의 형태가 보인다.
4. 손 주변을 감싸고 있는 연기와 같은 형태, 안개에 쌓인 듯한 모습 등이 선명하게 보이지는 않지만 무언가 막에 싸여 있는 손을 보게 될 것이다.
5. 여러 번 반복하여 좀 더 뚜렷하게 보일 때까지 연습해 본다.

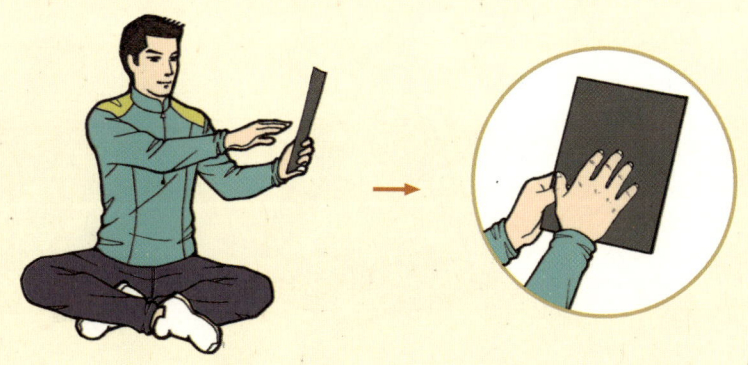

● ● 기를 보기 위한 3차 연습

양손 사이에서 나오는 기를 보기

1. 검은 도화지를 준비한 후 책상 위에 올려놓는다.
2. 30센티미터 정도 벌린 상태로 양손을 마주 보게 한다.
3. 책상 위에 놓인 검은 도화지 위로 양손을 가져간다.
4. 검은 도화지와 손의 높이는 대략 10센티미터 정도 간격을 유지한다.
5. 눈의 초점을 양손 사이의 공간에 두고 가만히 응시한다.
6. 사람에 따라 약간의 차이는 있지만 3~5분 사이에 양손 사이로 기가 가득 채워져 있는 것을 보게 될 것이다.

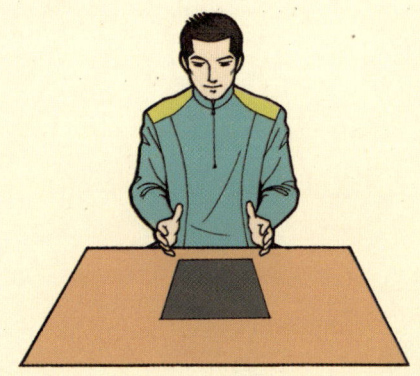

좋은 기운과 나쁜 기운 구별하는 법

우리가 좋은 기운인지 나쁜 기운인지를 구분하는 간단한 방법으로 오링 테스트와 근력 테스트가 있다. 힐링 산행 중 특정 장소나 바위, 나무 등에서 좋은 기가 나오는지 나쁜 기가 나오는지를 구별할 때 유용하다.

●● 오링 테스트(O-Ring Test)

　기운을 받기 전에 먼저 오링 테스트를 통해 피시험자의 손가락 근력을 측정한다. 기운을 알고 싶은 장소로 이동하여 2~3분 정도 기운이 충분히 몸으로 들어올 때까지 기다린 후 재차 오링 테스트를 한다. 오링 테스트 요령은 다음과 같다.

1. 피시험자는 팔을 벌려 몸에서 약 30센티미터 이상 손이 떨어지도록 한다.
2. 마음을 편안히 하며 목은 반드시 세우고 시선은 전방을 향한다.
3. 벌린 팔의 엄지와 검지를 둥글게 모은다. 손아귀의 힘이 강한 사람은 중지를 사용하여도 무방하다.
4. 시험자는 피시험자가 둥글게 모은 손가락 사이에 자신의 양쪽 검지를 넣어 고리를 푼다. 이때 시험자는 고리를 일직선 상으로 잡아당겨야 한다.
5. 손가락에 힘이 생겨 잘 풀리지 않으면 좋은 기운이 있는 곳이고, 힘이 빠져 잘 풀리면 나쁜 기운이 있는 곳이다.

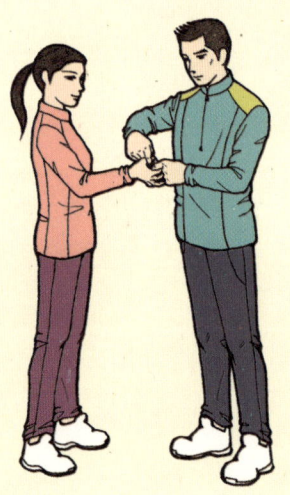

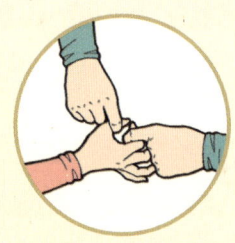

좋은 기운이 있는 곳

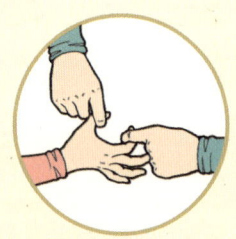

나쁜 기운이 있는 곳

●● 근력 테스트

    기운을 받기 전에 먼저 근력 테스트를 통해 피시험자의 근력을 측정한다. 기운을 알고 싶은 장소로 이동하여 2~3분 정도 기운이 충분히 몸으로 들어올 때까지 기다린 후 재차 근력 테스트를 한다. 근력 테스트 요령은 다음과 같다.

1. 마음을 편안히 한 후 목은 반드시 세우고 시선은 전방을 향한다.
2. 깍지를 끼고 힘을 준 상태에서 양팔을 앞으로 쭉 뻗는다.
3. 시험자는 피시험자의 깍지 낀 손을 양손으로 감싸듯 잡고 살짝 당기듯이 아래로 밀어 내린다.
4. 피시험자가 버티지 못하고 끌려오면 나쁜 기운이 있는 곳이며, 잘 버티며 힘이 강해지면 좋은 기운이 있는 곳이다.

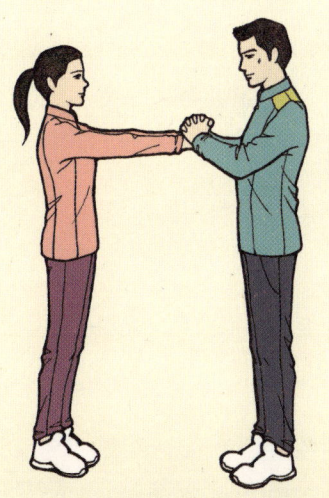

좋은 기운이 있는 곳

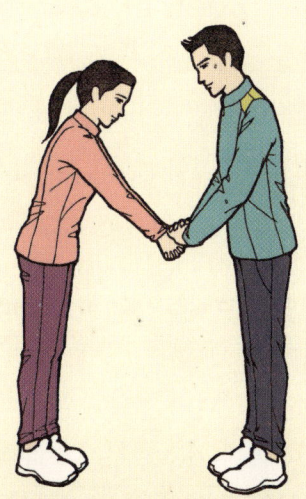

나쁜 기운이 있는 곳

내 몸을 낫게 하는
힐링 장소 찾기

　산속에는 몸과 마음이 치유되는 힐링 장소가 많이 있다. 그러나 우리가 그것을 제대로 느끼지 못하기에 힐링 장소인 줄 모르고 지나치고 있었을 뿐이다. 그동안 전국의 산을 다니면서 체험을 통해 찾아낸 힐링 포인트는 치유 작용을 일으키는 특별한 기운이 있는 곳이다. 우리 몸의 자연치유력을 높여주고 몸과 마음의 병증에 효과를 볼 수 있는 곳이다. 산행을 통해 건강이 좋아지고 병을 고치기 위하여 좋은 기운을 받고 싶을 때 힐링 장소를 찾으면 도움이 될 것이다.

내 몸을 고쳐줄 산은 어디일까?

　힐링 포인트 중에는 모든 병증에 효과가 있는 곳도 있다. 그러나 장소에 따라 기운의 성향이 다르므로 각각의 장기에 맞는 힐링 포인트가 있다. 간이면 간, 심장이면 심장 등 특정 장기에 더 효과적인 기운이 있는 것이다.

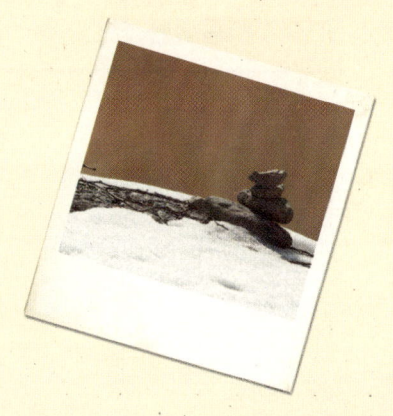

　건강한 사람이라면 힐링 장소를 구분하면서 기운을 받을 필요는 없지만 자신의 특정한 병을 치유할 목적이라면 가능한 자신의 몸에 필요한 기운이 나오는 곳을 찾아가서 산의 정기를 받는 것이 좋다. 예를 들어 간이 안 좋다면 목木의 기운이 많은 장소를 찾으면 될 것이고, 신장이나 비뇨기 계통이 안 좋다면 수水의 기운이 많은 곳을 찾아 기운을 받으면 좋다. 심장이나 혈관계통이 안 좋다면 화火의 기운이 많은 곳, 비위나 소화기 계통이 안 좋다면 토土의 기운이 많은 곳, 폐나 호흡기 계통이 안 좋으면 금金의 기운이 많은 곳을 찾아 기운을 받으면 치유의 효과가 더욱 빨라질 수 있다.

　몸의 병증뿐만이 아니라 마음의 병도 마찬가지다. 앞서 설명했듯이 우리의 몸과 마음은 연결되어 있다. 평소 자신의 마음 상태를 살펴보고 증상에 맞는 힐링 포인트를 찾아가서 기운을 받으면 된다.

오장이 치유되는 장소

구분	증상	힐링 포인트
폐의 기능을 좋아지게 하는 금金 기운이 많은 곳 (호흡기 질환)	● 평소 호흡 불편으로 답답하거나 기가 허해서 식은땀을 자주 흘릴 때. 기침이 심하고 가래가 있을 때. 자주 목이 붓고 아플 때. 코가 자주 막히거나 콧물로 머리가 띵하고 답답할 때. 마른기침이 잦을 때. 피부가 건조하여 비듬이 많이 생길 때. 기력이 약해 호흡이 얕을 때. 어깨가 차고 아플 때. 아토피 증상이 있을 때. ● 의지가 약해지거나 마음이 위축될 때. 매사 의욕이 없고 심리적으로 위축되어 있을 때. 비관적이거나 무기력해질 때.	불암산(1, 2) 두타산(1) 태백산(3) 소백산(5) 능가산(4)
간의 기능을 좋아지게 하는 목木 기운이 많은 곳 (내분비 질환)	● 만성피로, 간의 열로 가슴이 답답하고 눈이 침침하고 자주 충혈될 때. 근육 경련이 일어나거나 근육에 힘이 없을 때. 목에 이물질이 걸린 듯 불편할 때. 속에 열이 있어 상기가 잘 될 때. 소변에서 냄새가 심하게 날 때. 얼굴에 때가 낀 듯 어두울 때. 평소 과음을 하여 피로가 쌓인 사람. 신경이 예민하여 과민하게 반응하는 경우. 밤 눈이 어두워 불편한 경우. ● 이유 없이 짜증이 나고 화를 참지 못할 때. 억울한 일로 굴욕감, 모욕감으로 분이 가라앉지 않을 때. 마음의 여유가 없고 조급해질 때. 기분이 가라앉지 않고 흥분 상태가 지속될 때. 매사 의심이 많아지거나 눈치를 잘 보게 될 때.	수락산(1, 5) 주왕산(2) 오대산(1, 2) 태백산(6) 소백산(1) 조계산(4) 속리산(5) 북한산(4)
심장의 기능을 좋아지게 하는 화火 기운이 많은 곳 (심혈관 질환)	● 심장에 열이 많아 답답할 때. 가슴에 통증이 자주 나타날 때. 잘때 꿈을 많이 꾸거나 깊은 잠을 못잘 때. 이유 없이 깜짝깜짝 자주 놀랄 때. 얼굴에 항상 붉은 기가 있을 때. 등이 결리고 어깨가 누르는 듯 아플 때. ● 신경이 예민해졌을 때. 마음이 심란하여 일이 손에 안 잡힐 때. 불안, 초조, 마음이 이유 없이 급해질 때. 정신이 산만하고 마음이 불안할 때. 생각이나 걱정이 많아 멍해질 때.	북한산(1) 쉰움산(3) 오대산(5) 소백산(2) 조계산(2) 능가산(2) 태백산(6)
신장의 기능을 좋아지게 하는 수水 기운이 많은 곳 (신장 질환, 생식기 질환)	● 소변에서 냄새가 나거나 거품이 있을 때. 허리가 찰 때. 다리가 무겁게 느껴질 때. 잘 붓고 이명, 난청이 있을 때. 소변이 잘 안 나오거나 잔뇨감이 있을 때. 허리가 시리거나 통증이 잦을 때. 뇌 기능이 현저히 감퇴했을 때. ● 기억이 잘 안 나거나 집중력이 많이 떨어져 있을 때. 잡념이 많을 때. 무서움과 두려움을 느낄 때. 사소한 일에 너무 생각이 많아질 때. 주의력이나 집중력이 현저히 떨어질 때.	수락산(1, 2) 주왕산(3) 두타산(1, 2, 4) 속리산(3) 천태산(1, 2, 4) 북한산(4) 관룡산(3)
비장의 기능을 좋아지게 하는 토土 기운이 많은 곳 (소화기 질환)	● 평소 배에 가스가 많이 차 헛배가 부를 때. 소화기능이 안 좋아 자주 체할 때. 항시 배가 찰 때. 장이 안 좋아 설사를 자주 할 때. 식욕부진 또는 식욕 과다일 때. 얼굴에 여드름이 많이 날 때. 많이 먹지 않아도 살이 찌거나 많이 먹어도 마르는 경우. 피부에 습진이 잘 생길 때. 위염, 위궤양, 장염, 설사나 변비 증상일 때. ● 머리가 감기약을 복용했을 때처럼 멍할 때. 잠시 생각이 멈춘 듯한 느낌일 때. 깜빡깜빡 건망증, 급한 생각이 들 때. 나도 모르게 욕심이 과해질 때. 생각이 너무 많아질 때.	태백산(1) 소백산(3) 속리산(2) 팔공산(3) 지리산(2) 북한산(3)

특별한 기운이 나오는 장소

구분	증상	힐링 포인트
뇌혈관, 척추 질환에 도움이 되는 곳	● 심혈관이나 뇌 순환 장애가 있을 때, 척추 전체에 통증이 있을 때, 척추 순환 장애가 있어 뻣뻣하게 굳거나 통증이 있을 때.	쉬움산(1) 조계산(5) 능가산(4)
기혈 순환을 도와주는 곳	● 조금만 일을 해도 금방 지칠 때, 전체적인 기혈 순환 장애로 몸 전체가 무겁고 아프며 컨디션이 좀처럼 나아지지 않을 때.	주왕산(1) 능가산(3) 조계산(3) 속리산(4) 쉬움산(2) 두타산(2)
성 기능 향상 및 피부 탄력이 생기게 하는 곳	● 만성피로, 성 기능 저하, 기력이 딸리고, 피부가 윤택이 없을 때. 피부가 거칠고 탄력이 떨어졌을 때.	수락산(2) 불암산(2) 두타산(1, 2, 4) 팔공산(1) 관룡산(4) 천태산(2)
마음의 깊은 상처를 치유해주는 곳	● 깊은 좌절감에서 빠져나오지 못할 때. 마음 속에 트라우마가 있을 때. 마음의 상처가 깊을 때.	수락산(4) 오대산(3) 조계산(5) 속리산(1)
기도(소원)가 잘 이루어지는 곳	● 사업 번창, 승진, 재물 등 이루고자 하는 소원이 있을 때 기도의 효험을 볼 수 있는 곳. (설명할 수 없는 산의 신령스러운 정기가 모여 있는 곳)	두타산(3) 오대산(4) 소백산(4) 주왕산(4) 조계산(1) 속리산(5) 천태산(5) 팔공산(1) 지리산(3) 태백산(2)
남녀의 인연을 만들어주는 곳	● 싱글 남녀가 반려자를 찾을 때. 부부 사이에 불화나 소원함이 있을 때. 가족의 행복을 기원할 때. 주변의 모든 사람들과 좋은 인연을 바랄 때. (나무나 바위에 영기가 서려 있는 곳)	수락산(4) 북한산(1) 태백산(2) 팔공산(1) 조계산(1) 천태산(3) 지리산(3) 능가산(1)
명상하기 좋은 곳 (머리를 맑게 해주며 집중이 잘 되는 곳)	● 정신이 맑지 못할 때. 집중이 안 되고 산만할 때. 마음이 어수선하며 마음을 놓지 못할 때. 자꾸 불안한 생각이 들 때. 생각하기 싫은 기억이 자주 날 때. 무엇을 해야 할지 혼란스러울 때. 마음을 편안하게 해주며 정신 작용을 높일 수 있는 곳.	북한산(2) 불암산(3) 수락산(3) 쉬움산(4) 태백산(4) 능가산(5) 팔공산(1) 속리산(4) 천태산(5) 관룡산(5) 주왕산(3) 조계산(4) 소백산(5)
기타 (특별한 기운)	● 하늘에서 내려오는 매우 특별한 기운을 체험할 수 있는 곳.	태백산(3, 5) 지리산(1) 두타산(4) 주왕산(3) 속리산(5) 쉬움산(4)

치유 산행을 위한 준비와
산행 방법

체력에 맞는 산행 계획 세우기

힐링 산행은 치유가 목적이므로 최대한 몸을 상하지 않도록 세심한 계획이 필요하다. 일반 산행에 걸리는 시간보다 2~3배 더 소요되므로 그에 따른 철저한 시간 관리도 중요하다.

힐링을 위해서는 자신의 체력에 따라 15~20분 걷고 5분간 쉬거나 또는 30분 걷고 5~10분 쉬는 식으로 조절해야 한다. 힐링 장소에서는 여유 있게 시간을 갖고 기운을 충분하게 받는 것이 좋다.

1. 체력을 고려하여 여유 있게 산행 시간을 계획할 것.
2. 힐링 포인트에서 충분한 시간을 가지고 기운을 받을 것.

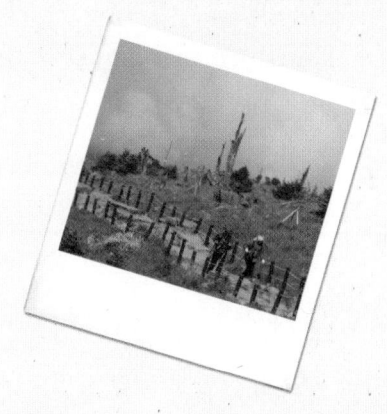

기운이 가장 좋은 때를 택하라!

산의 정기가 가장 좋을 때에 기운을 받으면 최고의 치유 효과를 얻을 수 있다. 가능한 오전에 시작하여 오후 1~2시 전에 마치는 것이 좋다. 계절에 따라 산행의 시간도 조절해야 한다. 겨울은 모든 대지의 기운이 수렴된 시기여서 힐링에 적합하지 않고 차가운 기운으로 오히려 몸에 해가 될 수 있다는 점을 유념하는 것이 좋다.

1. 봄과 여름에는 숲의 정기가 일찍 땅에서 올라오니 해 뜨는 시각에 오르는 것이 좋다.
2. 가을에는 땅에서 기운이 늦게 올라오니 해가 뜨고 1~2시간 정도 후에 오르는 것이 좋다.
3. 겨울에는 될 수 있으면 무리한 산행은 피하는 것이 좋다.

산의 정기를 받으러 갈 때 준비물

산은 계절의 변화와 날씨의 기복이 심한 곳이므로 항상 만약의 경우를 대비하는 것이 좋다. 특히 힐링 산행은 필요한 준비물을 꼼꼼히 챙겨야 한다. 아무리 짧은 산행이라도 안전을 위해 준비를 철저히 해야 한다.

- **등산화** – 발에 잘 맞는 것.
- **등산복** – 활동성이 좋고, 방수성, 통기성 좋은 제품.
- **바람막이 옷** – 명상이나 힐링 시 체온을 보호해야 한다.
- **배낭** – 자신의 몸에 알맞은 크기를 선택한다.
- **스틱** – 낮은 산이라도 스틱을 이용하면 관절의 무리를 덜어 주고 안전하다.
- **등산 장갑** – 필수적으로 준비한다.
- **모자** – 사방으로 챙이 넓은 모자가 좋다.
- **땀 닦을 수건** – 잘 마르고 크지 않은 것으로 준비한다.
- **물** – 넉넉히, 특히 땀을 많이 흘리는 여름철에는 더 여유 있게 준비한다.
- **간식, 비상식량** – 영양이 풍부하고 소화흡수가 잘 되는 식품, 쉽게 상하지 않고 먹기 간편한 것을 준비한다.
- **보온병** – 체온이 떨어졌을 때 더운 물이 필요하다.
- **깔개** – 힐링을 할 때 땅에서 올라오는 한기를 차단해 준다.
- **지도** – 산행 시 필수적으로 필요하다.

몸을 살리는 힐링 산행법

●● 걷는 자세

　양어깨의 힘을 빼고 편한 자세로 상체를 조금 앞으로 굽히고 무릎은 약간 들어 올리면서 한 발자국씩 내딛는다. 내딛는 발바닥에 몸의 중심 즉 체중을 싣고 땅을 밟는다. 땅을 밟을 때는 발바닥 전체로 안정감 있게 디뎌야 한다.

　다리로 몸을 옮기는 것이 아니라 허리를 앞으로 내밀어서 다리가 따라오도록 한다. 발끝이나 뒤꿈치로 걸으면 힘이 훨씬 많이 들어가 체력 소모가 많아지므로 발바닥 전체를 사용하는 것이 좋다. 양손은 가볍게 흔들어 유연성 있고 리듬감 있게 걸어야 오래 걸어도 지치지 않는다. 산은 지형이 고르지 못하고 뱀과 같은 위험한 동물이 있을 수 있으므로 시선은 2~3미터 앞을 보고 가끔 발밑을 살피도록 한다.

　오르막에서 효율적인 보행법은 무게 중심을 이동하는 발끝과 일치시키는 것이다. 올리는 쪽의 발끝과 무릎, 명치가 일치해야 수월하게 무게 중심을 앞으로 옮기며 오를 수 있다.

　걸음을 내디딜 때 무게 중심이 진행 방향으로 차곡차곡 이동해야 최소의 힘으로 오를 수 있다. 발끝의 방향만 일자가 된다고 무게 중심이 옮겨지는 것이 아니라 상체를 앞으로 굽혀야 한다.

　허리를 꼿꼿이 세우고 비탈에 오르면 무게 중심이 뒤로 가며 다리에 더 많은 힘을 쓰게 된다. 경사도가 급할수록 천천히, 보폭을 작게 하여 지면과 평행하도록 발을 옮기며 무게 중심을 이동시킨다.

　배낭을 메면 무게중심이 달라진다. 이때는 의도적으로 상체를 조금

앞쪽으로 숙여 배낭을 상반신 전체로 받치는 느낌으로 자기 페이스에 맞게 걷는다.

산은 오를 때보다 내려갈 때 부상의 위험이 많다. 그래서 하산 시의 보행은 오를 때보다 주의를 더 기울여야 한다. 발은 될 수 있으면 가볍게 땅을 딛도록 하고, 이때 무릎은 완전히 펴지 말고 걸으며 관절에 무리가 가지 않도록 하여야 한다. 경사진 곳을 내려갈 때 미끄러지거나 나무나 돌부리에 넘어지지 않도록 위험을 최소화하기 위해 보폭은 짧게 하는 것이 좋다.

●● 스틱 사용법

산행 시 스틱을 사용하라고 하면 대부분 그냥 지팡이를 짚고 등산하는 정도의 의미로 생각한다. 스틱의 올바른 사용법을 알고 익히면 산행에서 소모되는 체력을 최소화할 수 있고, 부상을 예방할 수 있는 아주 유익한 도구가 된다.

간단한 산행에서도 스틱을 활용하면 안전성은 물론 전신 운동의 효과까지도 볼 수 있어 일거양득이다. 스틱은 반드시 두 개를 함께 사용해야 한다. 간혹 스틱 한 개에 의지하며 산행을 하는 사람들을 보게 되는데, 이는 힘이 한쪽으로 편중되기 때문에 산행 중 몸에 무리가 올 수 있다.

스틱의 길이는 평지와 오르막, 내리막길에서 모두 다르게 조절해야 한다. 그러므로 조절이 가능한 제품을 선택하는 것이 바람직하다. 평지는 바로 서 있는 상태에서 팔꿈치의 각도가 90도를 이루는 정도의 길이로 조절한다. 평지를 걸을 때에는 스틱을 뒤로 밀어주기만 한다. 이때 스틱의 끝은 진행하는 발의 뒤쪽보다 20~30센티미터 뒤를 짚어서 살짝 밀어주는 느낌으로 걷는다. 발 앞쪽의 땅을 짚는 것이 아니라 발 뒤를 짚어 밀어주는 것이다.

평지에서는 스틱이 별로 필요 없다고 생각하는 사람들이 간혹 있는데 그건 잘못된 생각이다. 평지에서 바른 사용법으로 스틱을 활용한다면 체력소모를 최소화할 수 있어 몸의 피로감을 줄일 수 있다. 또 파워워킹을 하는 것과 같은 효과를 볼 수 있어 적은 힘으로 전신운동의 효과를 얻을 수 있다.

오르막길에서 스틱의 길이는 허리 높이 아래로 조금 짧게 조절한다. 오르는 쪽과 같은 높이의 위치를 동시에 짚은 후 다리를 올린 다음 팔을 접어 상체와 스틱을 가깝게 하고 상체의 무게를 살짝 스틱에 의지한다. 동시에 올려진 다리에 힘을 주고 일어서면 힘의 부담을 덜 수 있다.

내리막길에서 스틱의 길이는 허리 높이 위로 조금 길게 조절한다. 내려가는 쪽 지면을 동시에 짚고 살며시 상체의 무게를 스틱에 실어 누르듯이 의지한다. 이때 너무 무리하게 체중을 실으면 팔에 힘이 가해져서 근육을 다치거나 스틱이 휘어질 수 있으니 체중 일부만 싣는다. 동시에 발을 내딛으면 아래쪽으로 내딛는 발과 무릎에 가해지는 충격을 줄여 가볍게 착지할 수 있고, 안전하게 균형을 잡는데도 도움이 된다.

●● 산행할 때 호흡법

걸을 때 호흡은 자연스럽게 발걸음에 맞춰야 하고 들숨과 날숨은 같은 간격으로 한다. 호흡은 자연스럽게 리듬을 타듯이 하는 것이 좋다. 괜히 익숙하지 않은 방법으로 호흡을 해야 한다는 생각에 너무 의식하게 되면 주변의 기운을 느끼지도 못할 뿐더러 호흡의 리듬을 놓쳐 더 숨이 차고 힘들어질 수 있기 때문이다.

호흡은 입과 코를 적절히 사용해서 호흡해야 필요한 호흡량을 충분히 공급받을 수 있게 된다. 요가나 기공 수련에서 코는 좋은 기운이 들어오는 곳이고 입으로는 몸속의 나쁜 기운이 빠져나간다 하여 수련 중에 입으로 숨을 들이쉬게 하지 않는다. 그러나 공기가 맑고 깨끗한 산에서는 굳이 이렇게 호흡할 필요는 없다.

수련 시의 호흡과 산행할 때의 호흡을 같이 보아서는 안 된다. 산행 시 필요한 산소의 섭취량(1분에 약 150ℓ)은 일상적인 활동 시의 산소 섭취량과 현저한 차이가 있다. 산행 중 원활한 산소 공급을 위해서 코와 입으로 충분히 호흡하는 것이 좋다.

참고로 산소 공급을 효과적으로 하기 위해서 복식호흡을 권하는 경우가 있다. 깊게 들이마시면 폐가 커지고 횡격막이 내려가며 내장이 복부로 몰려 배가 약간 불룩해지는 호흡법이다.

이 호흡법은 산소 공급을 심부 깊숙이 퍼지게 해준다는 장점이 있지만 깊게 들이마시고 깊게 내뱉는 호흡을 유지할 정도의 보행 속도를 지켜야 하며, 복식호흡에 익숙해져 자연스럽게 이루어지지 않으면 오히려 쉽게 지친다.

더욱이 몸의 기운이 상기가 되는 등 부작용이 생길 수 있기 때문에 산행 시에 적합한 호흡법이라 할 수 없다. 따라서 억지로 호흡을 조절하는 것보다 물 흐르듯이 자연스럽게 이루어지는 흉식호흡을 하는 것이 좋다.

●● 힐링 산행 속도

산행에서 안정적인 보행법을 익히고 자신에게 맞는 페이스를 찾는 것은 중요하다. 그러나 힐링을 위한 산행이라면 느긋한 마음으로 자연 경관도 즐기고 산이 품고 있는 기운을 충분히 받으며 여유 있게 즐기는 것이 무엇보다 중요하다.

일반적인 산행이 목적이라면 산길의 난이도와 자신의 체력 등을 살펴서 적절한 휴식을 하며 오르면 된다. 그러나 산에서의 여유로운 힐링을 위해서는 보행 시간 외에 충분히 기운을 받으며 힐링할 수 있는 시간을 갖는 것이 좋다. 그러므로 일반적인 산행 시간보다 2~3배 정도 여유를 갖고 느린 속도로 충분히 힐링할 수 있도록 한다.

힐링 장소에서
제대로 기운 받는 법

좋은 기운을 주는 장소나 바위, 나무 등에서는 사람과 사람 간의 관계처럼 존중하는 자세와 감사하는 마음을 가지는 것이 우선되어야 한다. 모든 물질은 우리의 감정과 생각에 반응하기 때문에 감사하고 사랑하는 마음과 진지한 태도로 기운을 받으면 자연은 더 많은 기운과 더 좋은 기운을 주게될 것이다.

힐링 장소에서 기운을 받을 때 마음가짐

1. 힐링 장소에서 기운을 받을 때는 좋은 기운을 주는 산과 자연에 감사하는 마음을 가진다.
2. 차분히 기도하는 자세로 진지하게 기운을 받도록 한다.
3. 몸과 마음이 치유되는 자신의 모습을 상상한다.
4. 모든 결과가 잘 될 것이라는 긍정적인 믿음을 갖는다.
5. 마음을 평온하게 유지하여 기운이 잘 들어오도록 한다.

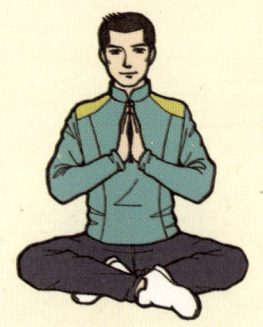

산행 중에 만난 힐링 장소에서 다음과 같은 방법으로 기운을 받는다면 기대 이상으로 기를 체험할 수 있고 건강에도 많은 도움이 될 것이다.

1. 눈을 감고 앉아 호흡은 천천히, 들이쉴 때 기운이 내려가고 내쉴 때 기운이 올라간다고 생각하며 호흡이 편안해질 때까지 기다린다.
2. 몸 전체에 의식을 집중하고 몸이 충분히 이완될 때를 기다리며 호흡에 집중한다.
3. 호흡으로 집중이 잘 안 되면 '옴'이라는 소리를 길게 여러 번 반복한다.
4. 충분히 이완되었으면 몸 전체에 의식을 집중하면서 몸에 어떤 느낌이 나타나는지를 집중하여 본다.
5. 간혹 몸의 일정 부위에 통증이나 다른 느낌이 나타날 수 있는데, 이것은 치유 현상이 일어날 때 나타나는 반응이니 그 느낌이 사라질 때까지 기다리는 것이 좋다.

6. 충분하게 기운을 받고 그 효과를 얻으려면 한 장소에서 20~30분 정도 지속하는 것이 좋다.
7. 병의 상태가 깊으면 여러 번 찾아가 기운을 받아야 원하는 효과를 얻을 수 있다.

치유 기운을 온몸으로 받는 법

1. 천천히 숨을 들이마시면서 양손을 머리 위로 끌어올린 후 내쉬면서 양팔을 넓게 벌리며 내린다. 3회를 반복한다.

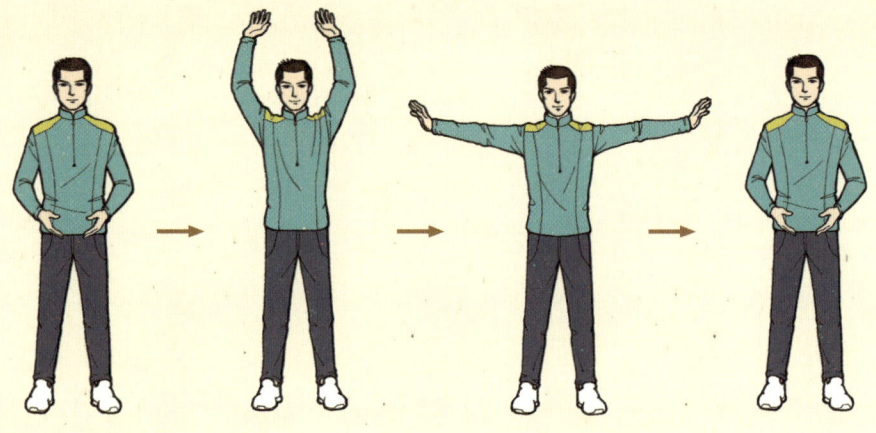

2. 이마 높이에서 양손을 모으고 천천히 숨을 들이쉬고 내쉬면서 모은 두 손을 풀며 양팔을 넓게 아래로 내린다. 다시 숨을 들이쉬면서 이마 높이만큼 양손을 올리며 처음 자세처럼 양손을 모은다. 이와 같은 방법으로 30회를 반복한다.

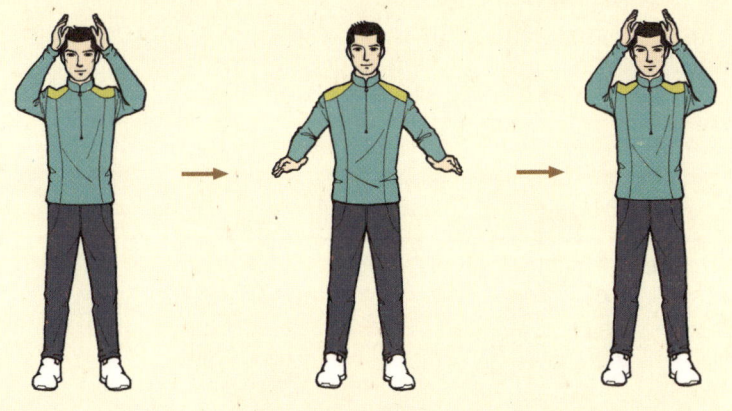

3. 가슴 높이로 양손을 올린 후 숨을 들이쉬고 내쉬면서 아랫배까지 내린다. 다시 숨을 들이쉬면서 양손을 올려 처음의 위치까지 올린다. 이와 같은 방법으로 30회를 반복한다.

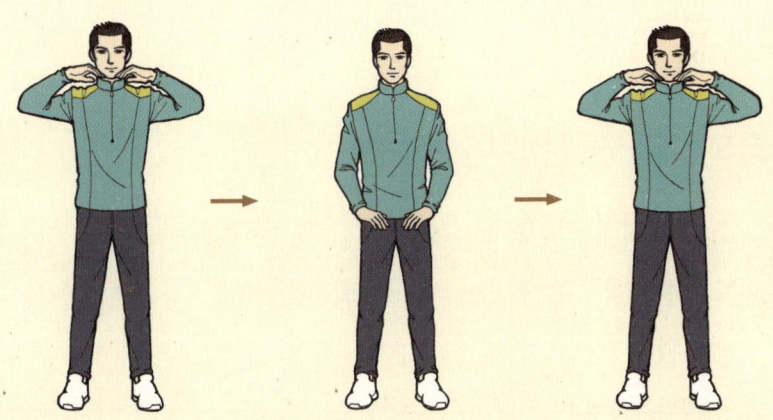

4. 양손을 30~40센티미터 정도의 간격으로 벌린 후 10여 분 이상 기운을 느끼며 양손을 겹쳐 아랫배에 가만히 대고 기운이 들어오는 것을 상상한다.

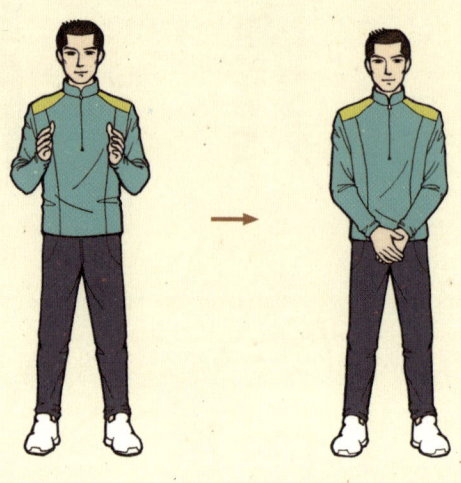

오장에 힘을 주는 다섯 가지 명상 자세

　명상을 해왔던 사람이라면 깊은 몰입 상태로 들어갈 수 있어 자연스럽게 기운을 잘 받을 수 있겠지만, 명상을 해보지 않은 사람일 경우에는 쉽지는 않을 것이다. 명상에 들어가지 않더라도 간단한 자세만으로도 기운을 받는 방법이 있다. 우리 몸의 다섯 가지 장기인 간, 비장, 심장, 폐, 신장 등의 기운을 돕는 다섯 가지의 자세를 취하면 좋은 기운을 잘 받을 수 있다.

●● 오행의 기운 중 목木의 기가 있는 곳에서의 명상 자세

몸의 장기 중 간에 해당하며 내분비 계통에 도움을 주는 기운이 있는 곳에서의 명상 자세.

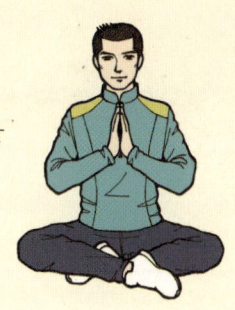

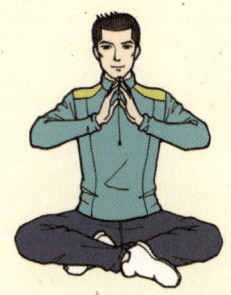

●● 오행의 기운 중 화火의 기가 있는 곳에서의 명상 자세

몸의 장기 중 심장에 해당하며 심혈관 계통에 도움을 주는 기운이 있는 곳에서의 명상 자세.

●● 오행의 기운 중 토土의 기가 있는 곳에서의 명상 자세

몸의 장기 중 비, 위에 해당하며 소화기 계통에 도움을 주는 기운이 있는 곳에서의 명상 자세.

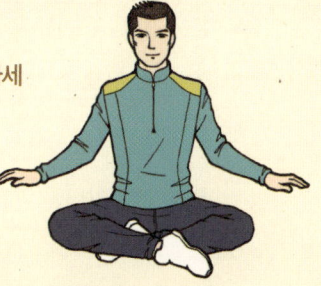

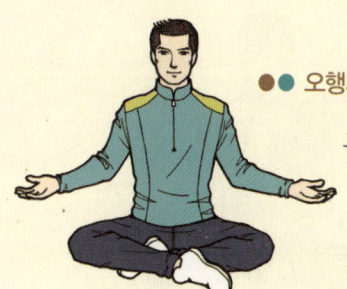

●● 오행의 기운 중 금金의 기가 있는 곳에서의 명상 자세

몸의 장기 중 폐에 해당하며 호흡기 계통에 도움을 주는 기운이 있는 곳에서의 명상 자세.

●● 오행의 기운 중 수水의 기가 있는 곳에서의 명상 자세

몸의 장기 중 신장에 해당하며 비뇨생식기 계통에 도움을 주는 기운이 있는 곳에서의 명상 자세.

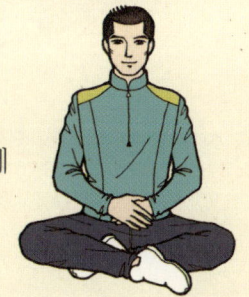

몸의 아픈 부위에 치유의 기를 보내는 방법

1. 양손을 30~40센티미터 정도 벌린 후 자연에서 받은 좋은 기운을 손으로 모은다.
2. 양손 사이가 빽빽함, 풍선 같은 탄력감 등 무언가 가득 찬 느낌이 들 때까지 기다린다. 사람에 따라 다르지만 기운이 좋은 곳에서는 3~4분 정도면 충분하다.
3. 양손 안에 기운이 충분히 느껴지면 한 손은 땅으로 향하고 다른 한 손은 자신이 치유하고자 하는 부위에 손을 댄다.
4. 땅을 향한 손바닥으로는 땅의 기운이 들어온다고 상상하고 치유하고자 하는 곳으로 그 기운이 들어가는 것을 상상한다.
5. 끝으로 자신이 걱정하고 안 좋았던 부위가 모두 회복된 모습을 반복하여 상상한다.

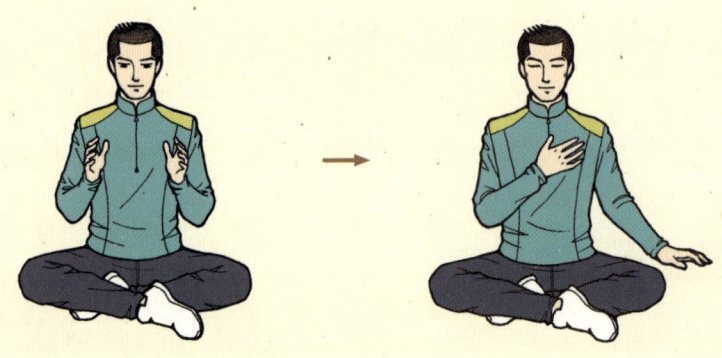

소나무의 기를 받는 방법

●● 1단계

1. 눈을 감고 마음이 편안해질 때를 기다린다.
2. 양손을 펴서 서로 마주 본 상태에서 40~50센티미터 정도 거리를 유지한다.
3. 양손 사이에 기가 가득 차 있는 것을 상상하며 양 손바닥에서 느껴지는 것에 집중한다.
4. 손 안에 무언가 특별한 느낌이 느껴지면 오른쪽 손바닥을 10초 정도 응시한다.
5. 다시 왼쪽 손바닥을 응시한다. 이러한 동작을 여러 번 반복하면서 시선에 따라 기운이 이동하는 것을 느껴본다.

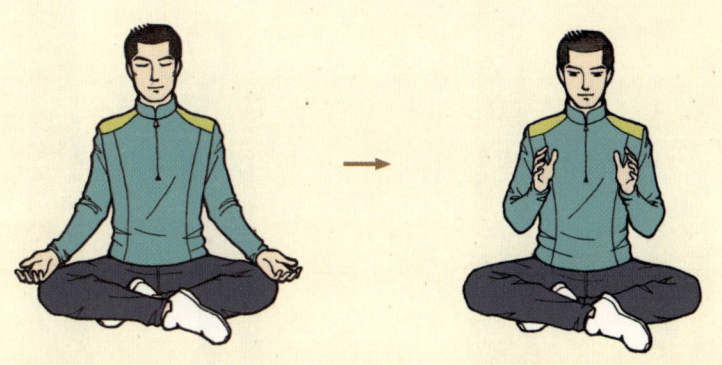

●● **2단계**

1. 소나무와 대략 1~2미터 정도의 거리를 두고 옆으로 선다.
2. 한 손을 펴서 소나무의 기운을 받을 준비를 한다.
3. 먼저 소나무를 1분 정도 바라본 후 시선을 끌어당기듯 자신의 손바닥으로 이동하여 본다. 이때 소나무의 기운이 자신의 손바닥으로 들어온다고 상상한다.
4. 이처럼 몇 번을 반복하면 어느 순간 따뜻하고 부드러운 느낌이 손바닥으로 전달될 것이다.
5. 소나무와 내가 한 몸이라고 생각한 후 10~20여 분을 그냥 쉰다는 생각으로 마음을 비우면 소나무의 좋은 기운을 받을 수 있다.

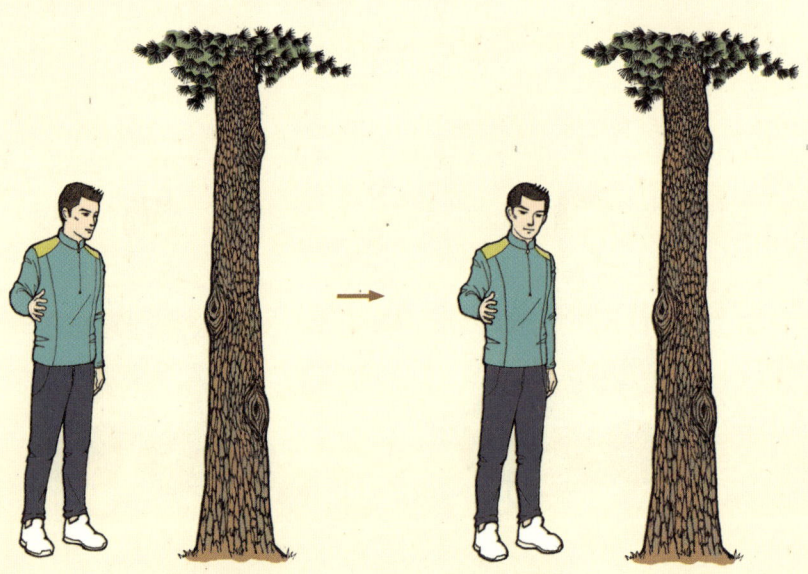

Part
2

산이 가진
놀라운 치유력을
찾아서

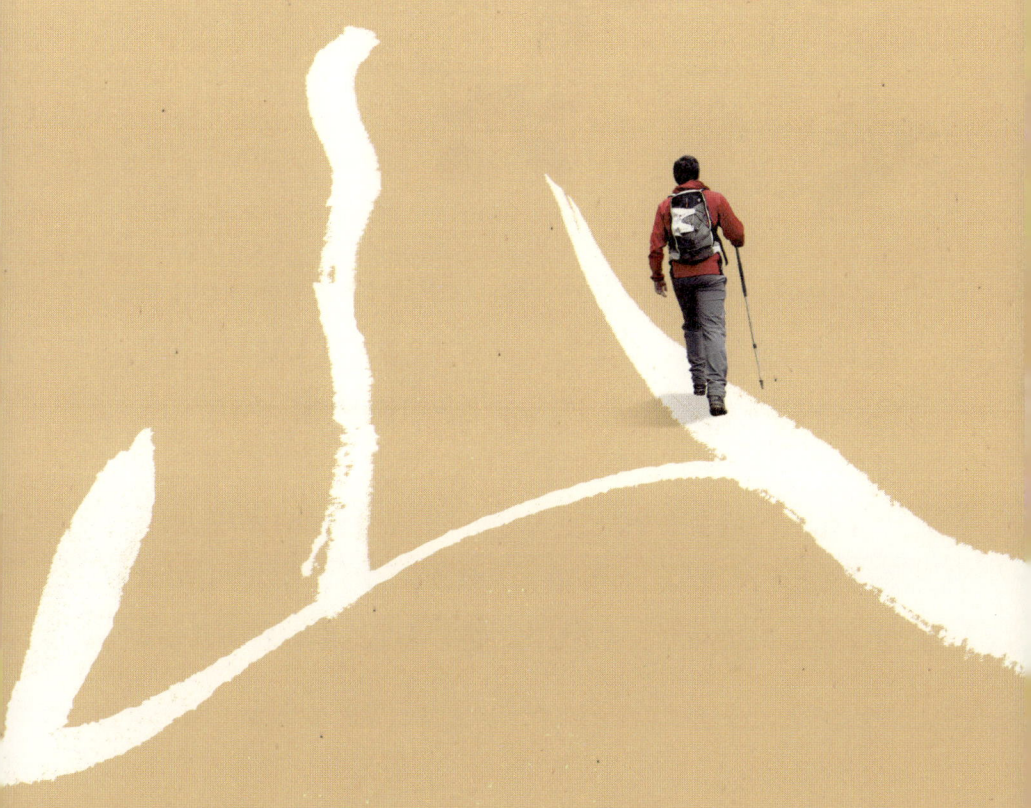

01

수락산
물 기운이 몸을 살려낸다

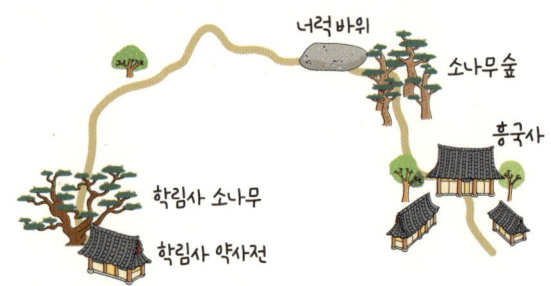

    수락산은 계곡과 능선 어느 곳에도 칙칙하거나 음험한 기운이 없다. 밝고 명랑한데다 시원하고 부드러운 기운을 가지고 있다. 이런 산에는 차분히 마음을 다스리기에 좋고 몸을 치유하기에도 적합한 기운이 있다.

    수락산이 서울을 등지고 있는 모양이어서 '반역산'이라 부르는 사람들이 있었다. 한편으로는 서울을 향하여 절을 하는 모습이라며 '수호산'이라고 부르는 사람들이 있었다고 한다. 똑같은 산의 생김새를 두고

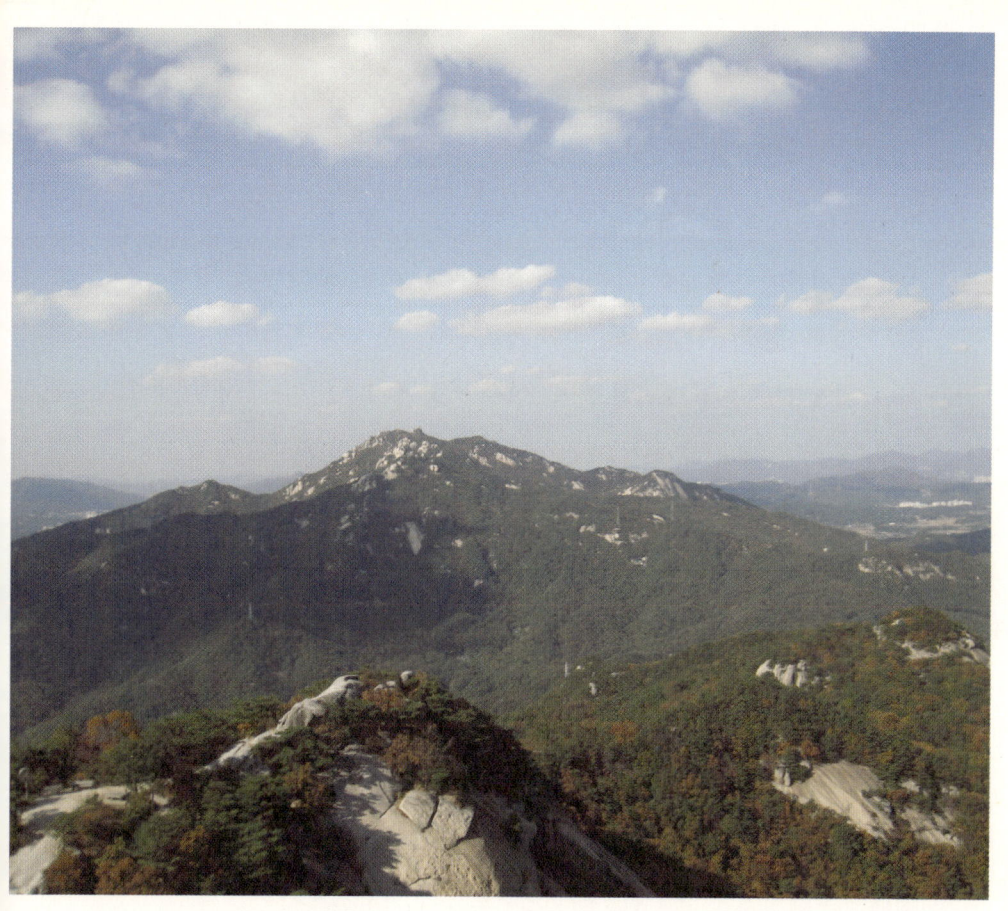

시각 차이에 따라 두 가지 상반된 주장이 나온 것이 재미있다.

마치 한 사람을 판단할 때 그 사람의 내면을 보지 않고 인상만으로 좋은 사람과 나쁜 사람으로 결정해 버리는 것과 다르지 않다. 산도 사람도 겉모양뿐만 아니라 안으로부터 흘러나오는 내면의 기운을 보고 판단하는 것이 그 산과 사람의 전체를 파악하는 데 도움이 되지 않을까.

수락산은 '水落'(물이 떨어진다)이라는 이름 그대로 물이 많은 산이다. 지금은 정말 물이 많다는 것을 실감할 수 없지만 내원암 일대 바위와 폭포, 계곡의 형태를 살펴보면 과거에는 수량이 무척 풍부했음을 짐작할 수 있다.

수락산 정상으로 향하는 길은 여럿이다. 그 중 내원사 계곡을 따라가는 길의 경관이 가장 좋다. 내원암 계곡 입구에는 마당 바위가 있고 수락 8경으로 꼽힌다는 금류, 은류, 옥류 폭포가 이어져 있어 볼거리가 풍부하다. 잠시 시름을 놓고 마음의 여유를 느끼면서 기분 전환하기에는 안성맞춤인 코스이다. 그러나 수락산을 찾는 대부분 등산객이 이 길을 이용하고 있어 조용히 몸과 마음을 치유할 한적한 곳을 찾기가 쉽지 않다.

수락산은 물이 주는 기운이 많은 산이다. 산 자체의 기운도 거칠지 않고 매끄러우며 강하지 않고 온유하며 차지 않고 시원한 성향을 가지고 있다. 수水의 기운이 강하지만 산이 뿜어내는 기의 질이 좋아서 산을 찾는 모든 이들이 톡톡히 힐링을 받는다. 시원하고 부드러운 기운이 감돌아 생각이 어수선할 때 차분하게 해주며 생각이 복잡할 때는 집중이 잘되게 해준다. 스트레스로 항상 머리가 무거울 때 머리를 가볍고 상쾌하게 해주는 특유의 치유 기운은 수락산의 최대 장점이다.

수락산은 봉우리가 높이 솟아 있고 가파른 암반이 많은 험한 산이지만 가볍게 등산할 수 있는 산행 코스도 뜻밖에 많다. 그래서 힐링을 하고자 하는 마음만 있으면 초보자나 몸이 불편하고 약한 사람에게도 그리 부담이 되지 않는다. 수락산 힐링 코스는 흥국사를 지나 너럭 바위를 거쳐 9부 능선으로 올라 학림사 계곡으로 내려오는 길이다. 이 코스는 치유 에너지가 모여 있어 힐링에 적격이다.

Healing Point 1 / 흥국사

눈이 침침하고
만성피로, 기력이 약할 때

　이곳은 수락산 정상에서 내려오는 정기가 갈무리되고 있는 곳이다. 다만 산의 정기를 충분히 보존하지 못하고 한쪽으로 흘러나가는 것이 아쉽다. 하지만 사찰 내의 영산전과 만월보전은 기운이 충만하게 모여 있어 다행이다. 특히 흥국사의 만월보전은 약사불을 모신 전각으로 예로부터 치유의 효험이 큰 곳으로 알려졌다. 병을 회복하게 돕는 좋은 기운이 많다. 특히 간이나 신장이 안 좋은 사람에게 크게 도움이 되는 곳이다.

　평소 피로 회복이 잘 안 되고 소변에서 냄새가 많이 나거나 만성피로, 눈이 침침하거나 자주 충혈되고 근육 경련이 있는 등 몸에 이상 증상이

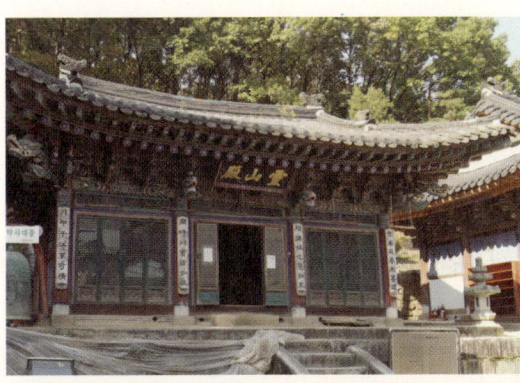

수락산의 치유 기가 가득한 영산전

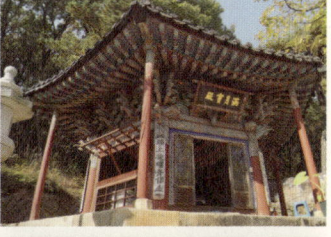

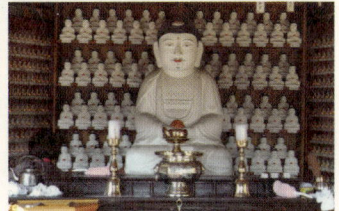

▲ 간과 신장에 힘을 주는 만월보전
▼ 내부의 약사불

있다면 영산전에서 효과를 볼 수 있다. 허리가 차고 소변에 거품이 일고, 이명이 있거나 숨이 얕고 가쁜 증상이 있을 때에는 만월보전에서 잠시 머물거나 명상을 하면 치유가 되거나 증상이 호전되는 효과가 나타난다.

영산전을 끼고 오른쪽 나무 계단을 올라가면 등산로가 나타난다. 작은 계곡을 따라 올라가는 길인데 계곡임에도 환한 기운이 가득하고 사납거나 날카로운 기운이 전혀 없다. 음습하거나 차가운 기운도 보이지 않는 것이 이상스럽기만 한다. 수락산이 가지고 있는 특유의 부드러운 기운이 능선과 계곡에 퍼져 있기 때문이다.

Healing Point 2 / 소나무 숲

신장 및 생식 기능을 좋아지게 하는 곳

홍국사에서 계곡을 따라 10여 분 올라가면 예전에 설치한 군사보호구역이라는 표시와 철망으로 담을 두른 곳에 이른다. 이곳에서 오솔길을 따라 정상으로 가다 보면 두 번째 힐링 장소가 나온다.

두 갈래 길의 기점에 있어서 눈여겨보지 않으면 그냥 지나치기 쉬운 곳이다. 주변을 보면 이제까지 잡목만 무성했으나 이곳은 유독 소나무가 많다. 소나무가 마치 힐링 장소를 지켜주듯 둥글게 서 있다. 수락산의 정기를 온전히 받아 땅에서 샘처럼 분출하고 있다.

치유의 힘이 매우 강해 어떤 병증이 있는 사람이든 여기에서 나오는 기운을 받으면 분명 효과를 볼 것이다. 잠시만 앉아 있어도 몸 안으로

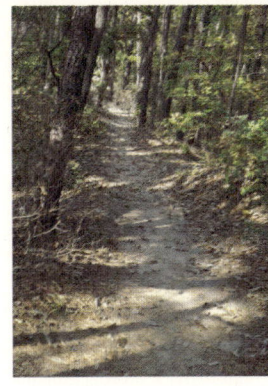 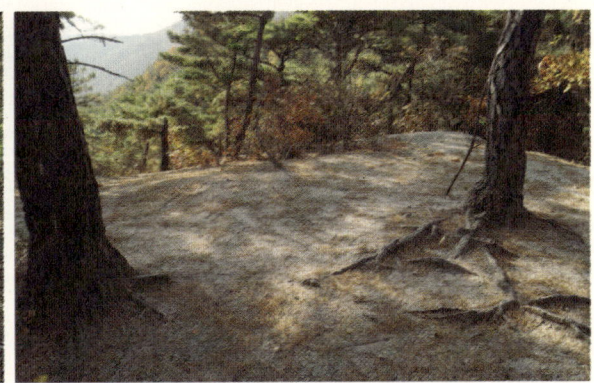

소나무 숲 가는 길 | 잠시만 앉아 있어도 아랫배가 따뜻해지면서 치유 작용이 일어난다.

기운이 채워지고 아랫배가 따뜻해지면서 치유 작용이 일어난다. 특히 신장이나 방광 기능이 안 좋은 사람이라면 더욱 좋은 곳이다. 또한 하단전으로 기운이 채워지면서 남자는 성 기능이 향상된다. 여자는 피부가 고와지고 윤기가 나는 특별한 기운이 있는 곳이다. 만약 이곳에서 다른 부위에 통증이 생기거나 무언가 불편을 느낀다면 그 증상이 가라앉을 때까지 잠시 앉아 쉬는 것이 좋다. 이러한 현상은 안 좋은 부분이 치유될 때 나타나는 몸의 반응이기 때문이다.

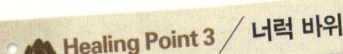 Healing Point 3 / 너럭 바위

소나무 기운이 탁월한 명상 포인트

능선을 따라 천천히 10여 분 올라가다 보면 철탑이 나타난다. 멀리서

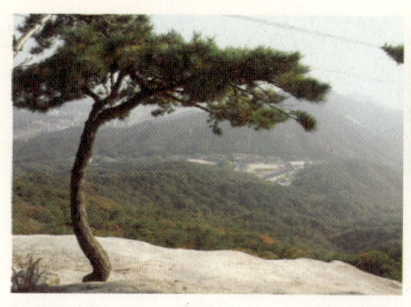 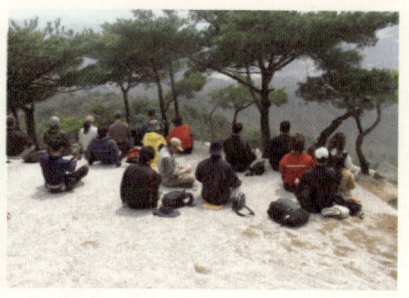

암반에서 올라오는 강한 기운과 소나무의 맑은 기운이 조화를 이룬다.

수락산 최고의 명상 포인트

도 보이며 정상으로 가는 길목이라 찾는 데는 그리 어렵지 않다. 철탑 뒤로 암반이 나타나는데 그 암반 위가 명상 포인트이다. 산 정상은 아니지만 정상에 오른 듯 경관이 화려하다. 불암산의 정상과 능선이 보이고 멀리 한강을 넘어 구리와 남양주까지 한눈에 들어온다.

기운이 맑고 아늑한데다 등산객이 많지 않아 한적하며 조용한 것이 명상하는 장소로 손색이 없다. 이곳이 좋은 이유는 암반에서 올라오는 강한 기운과 주변의 소나무에서 발산되는 맑은 기운이 조화를 이루기 때문이다. 치유가 잘 될 뿐더러 맑고 향기롭기까지 하다. 암반 주변으로 그림에서나 봄 직한 아름다운 소나무가 많다. 산 정상에서 내려온 정기의 일부가 모여 있는 곳에서 자랐기 때문에 이곳의 소나무들은 양기가 풍부하고 질이 좋은 기운을 가지고 있다. 양질의 소나무 기는 양기의 흐름을 도와주기 때문에 몸을 따뜻하게 해준다. 또 탁한 기운을 맑게 해주는 정화 작용도 일으킨다. 이곳의 소나무는 그 효과가 일반 소나무보다 몇 배나 더 높다.

정상으로 오르는 능선에는 4월이면 철쭉꽃이 장관을 이룬다. 능선을 따라가는 길은 시야가 트인 곳이 많아서 경치를 감상하며 오르기가 더없이 좋다. 잠시 가파른 능선을 타고 오르면 정상으로 가는 길과 능선을 넘어 학림사 방향으로 하산하는 갈림길이 나온다. 학림사 방향으로 내려가는 길은 험하지는 않지만 제법 가파르며 미끄러운 곳이 많아서 조심하지 않으면 발목을 다치기 쉽다. 학림사까지는 힐링을 할 수 있거나 명상을 할만한 곳이 없다. 아늑한 곳을 찾아보기 어렵고 번잡하며 어수선하다.

Healing Point 4 / 학림사 소나무

사랑을 맺어주는 신비한 나무

학림사는 1,200여 년 전 원효 대사가 창건한 암자이다. 서울과 남양주 시내가 가까운데도 깊은 산에 들어온 듯 고즈넉한 운치가 있다. 산들바람처럼 가볍고 조용하고 평화로운 기운이 그윽하게 퍼져 있다. 사찰을 찾는 등산객이나 신도들이 제법 많은데도 한적하고 한가롭게 보이는

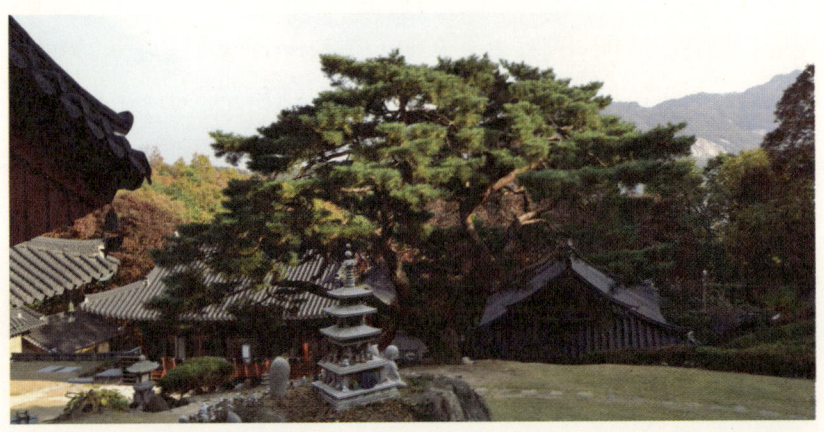

수락산 77

것이 이채롭다.

학림사로 들어서면 제일 먼저 눈에 들어오는 것이 건장하게 생긴 오래된 소나무이다. 소나무 특유의 부드럽고 따뜻한 기운 속에 맑고 선한 기운이 잔잔하게 물결이 일 듯 나타나는 것이 신비롭다. 마음의 상처를 위로하고 치유해주는 힘이 있는 영험한 나무이다. 학림사의 수호신으로 나쁜 기운을 막아주고 좋은 기운을 끌어오는 힘을 가지고 있다. 더욱 신비로운 것은 소나무의 기운 속에 인연을 맺어주는 힘이 있어 이곳에서 정성으로 기도하면 사랑하는 사람을 만날 수 있다고 한다.

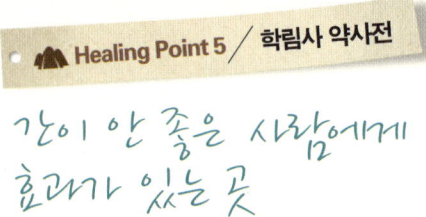

간이 안 좋은 사람에게
효과가 있는 곳

일주문을 나와 하산길로 100여 미터 내려오면 왼쪽으로 돌계단이 있고 그 옆에 약사전의 유래가 적혀 있는 안내판이 있다. 학림사가 창건되면서 세워진 우리나라에서 가장 오래된 약사전이 아닐까 싶다. 1,200년이나 된 약사전이 아직도 온전히 있다는 것도 흥미로운 일이지만 전각에 그려진 탱화들이 예사롭지 않다.

탱화 중에서 유독 눈이 가는 것은 세조가 문수보살에게 기 치유를 받는 모습과 어느 여인네가 자신의 손목을 명주실로 감나무에 연결하여 나무 기운을 받는 모습이다. 이 탱화들은 기 치유가 아주 오랜 옛날부터 내려오는 유서 깊은 문화라는 것을 증명해주는 것 같아 반갑다.

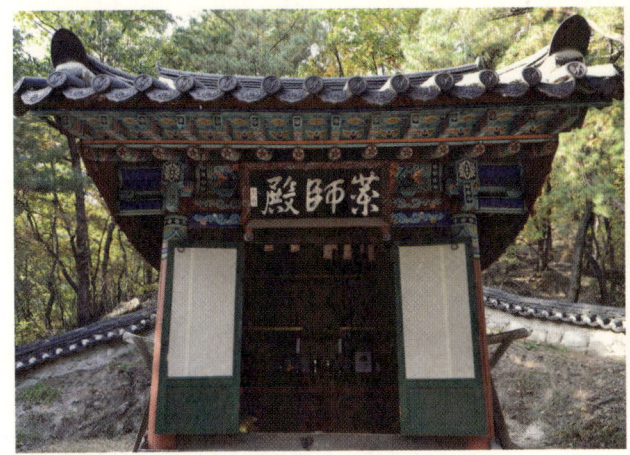
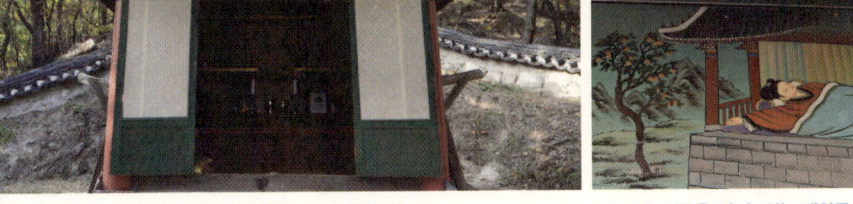

우리나라에서 가장 오래된 약사전으로 추정되는 영험한 곳   기 치유 전통을 알 수 있는 탱화들

학림사 약사전은 치유의 기운이 나오는 곳이다. 안에 들어가 가만히 앉아 있으면 바닥에서 올라오는 기운이 몸을 가득 채우며 치유 작용을 일으킨다. 어떤 병이든 이곳에서 기운을 받으면 효과를 보지만 특히 간이 안 좋은 사람들이 더욱 효과를 볼 수 있는 기운이 가득하다. 간 기능이 안 좋다면 꼭 가볼 만한 곳이라 할 수 있다.

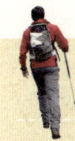

Healing Course

흥국사 → 소나무 숲 → 너럭 바위 → 학림사 소나무 → 약사전

- **위치**   서울특별시 노원구, 경기도 의정부시(638m)
- **길이·시간**   코스 길이 4km · 힐링 산행 5시간 소요
- **출발지**   흥국사(지하철 4호선 당고개역 1번 출구, 10번·10-5번 버스 덕능마을 하차)

* 출발지는 서울을 기준으로 하였음을 밝혀둔다.

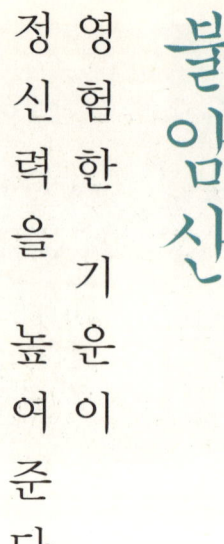

불암산
영험한 기운이 정신력을 높여준다

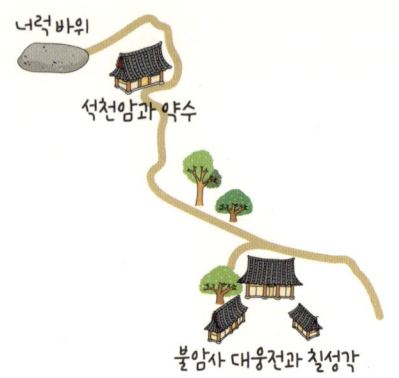

　불암산은 508미터 높이의 산으로 그리 높지는 않으나 전체가 암릉과 암반으로 이루어져 있는 것이 독특하다. 멀리서 보면 마치 거대한 돌덩이 하나를 신이 땅에 심어놓은 듯 경이롭고 신비감을 준다. 산봉우리를 중심으로 남과 북쪽으로 길게 능선이 펼쳐져 있어 산세가 단조로워 보이지만 무척 험한 편이다. 위로 올라갈수록 전부 암반이라 다리가 후들거리고 오금을 저리게 한다.

　특히 불암산 주봉으로 올라가는 길은 무척 험해서 처음 산행을 하는

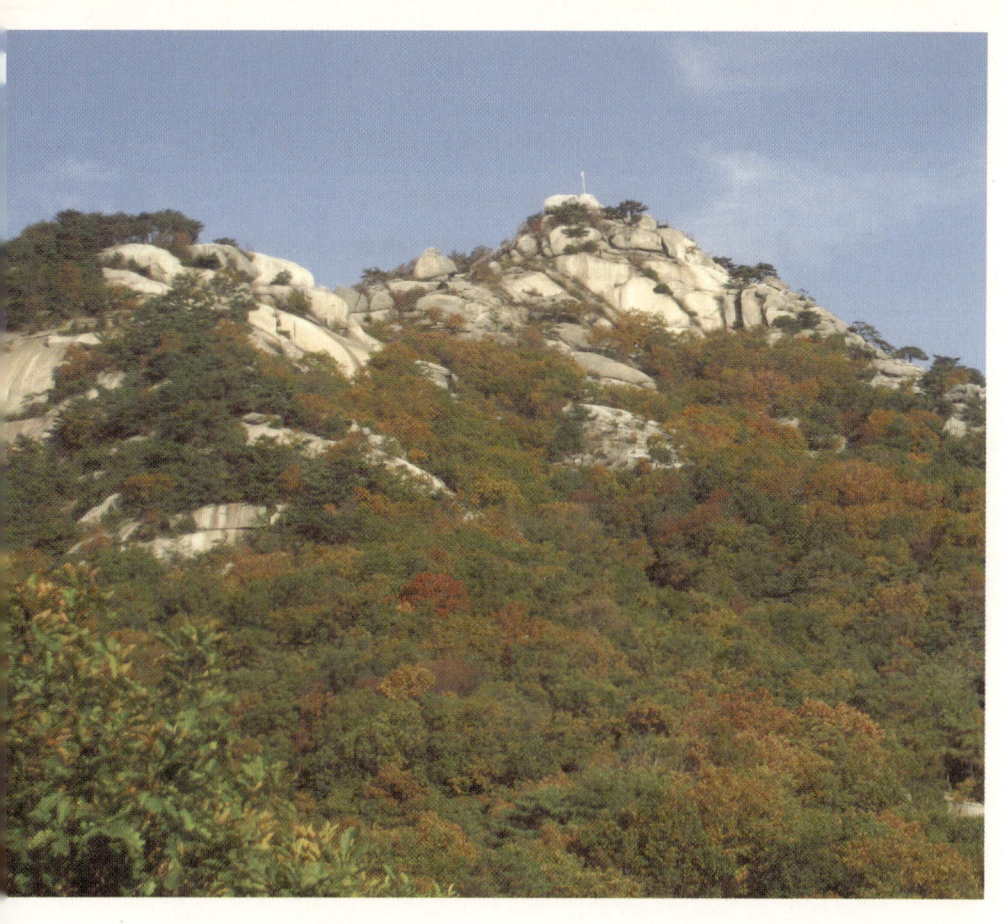

사람이나 고소공포증이 조금이라도 있는 사람이 감당하기엔 곤혹스럽다. 그래서 낮다고 우습게 보고 산행 준비를 안 하고 갔다가는 낭패를 보기도 한다. 앞서 말했지만 치유를 목적으로 산행한다면 무리하게 정상까지 꼭 오를 필요는 없다. 어떤 산이든 자신의 체력이나 건강 상태에 맞게 다녀오면 된다. 오히려 여유 있는 산행이 될 수 있어 즐거움이 더할 것이고, 산의 좋은 기운은 정상보다 산 아래나 중턱에 더 많이 갈무리되어 있다는 사실을 명심하자.

불암산 최적의 힐링 코스는 불암사에서 석천암을 거쳐 8부 능선에 있는 너럭 바위로 올라 정상으로 가지 않고 되짚어 내려오거나, 능선을 따라 상계동 정암사 쪽으로 내려오는 것이다.

하늘에서 내린 보물 같은 산

예부터 서울의 남산은 살아 있는 임금을 모시는 산이었다. 반면에 불암산은 돌아가신 선대 임금을 위한 산으로 신성시한 영산이다. 그래서 죽어서도 산의 영험한 기운을 받기 위해 불암산 주변에 태릉, 동구릉, 강릉, 광릉 등 역대 조선 임금의 왕릉을 모셔놓은 곳이 많다.

산의 주봉이 송낙(소나무 겨우살이로 만들어진 여승의 모자)을 쓴 부처의 모습과 같다고 해서 불암산이라고 불리지만 천보산이라는 또 다른 이름을 가지고 있다. 천보산은 하늘에서 내린 보물 같은 산이라는 의미다. 산이 가지고 있는 신비스럽고 신령스러운 기운 때문에 붙여진 이름이다.

대부분 산의 전체적인 기운이 형성되어 있으면 능선과 계곡 그리고 일정한 장소 등도 그와 같거나 비슷한 것이 일반적이다. 그러나 불암산은 다른 산에 비해 기운의 구분이 분명하지 않은 곳이 지천으로 널려 있어 독특하며 오묘하다. 특히 한 장소에서 음과 양의 기운이 바뀌어 나타나는 것은 어느 산에서도 볼 수 없는 드문 현상이다.

불암산은 바위산이지만 음의 성향이 무척 강한 산인데다 기운이 맑고 힘이 있으며 시원하여 영적인 치유나 마음을 순화하기에 몇 손가락에 들 정도로 좋은 산이다. 뿐만 아니라 정신력을 몇 배 높여주고 잠재의식을 각성시켜주어 깊은 의식 상태에 쉽게 도달할 수 있게 하는 영묘하고도 신성한 기운이 있는 특별함도 있다.

그래서 깊은 영성을 얻고자 하는 사람들에게 매우 적합한 장소다. 또 소원을 빌면 기도가 잘 이루어지는 영험함이 있다. 특히 죽은 사람의 영혼을 달래주는 신묘한 기운이 있다.

소나무 기운을 받으며 사색하기 좋은 길

불암사의 일주문을 들어서면 좌우로 건장한 소나무들이 즐비하게 늘어서 있어 소나무 특유의 부드럽고 따뜻한 기운이 가득하다. 잠시나마 소나무 기운을 받으며 사색하기 좋은 길이다. 불암사 내의 기운은 무척 정갈하며 조용하여 마치 기운이 없는 듯하다. 그러나 대웅전을 비롯하여 뒤쪽의 커다란 바위에 새겨진 마애석불 등에서 나오는 기운이 오묘하다. 특히 대웅전과 산신각에는 불암산의 정기와 조화를 이룬 형용할 수 없는 묘한 기운이 있다. 눈을 감으면 붉은 영상이 떠오르고 많은 생각들이 파노라마처럼 펼쳐지는 등 내면의 의식을 자극하는 것은 이곳의 신령스러운 기운 탓이다.

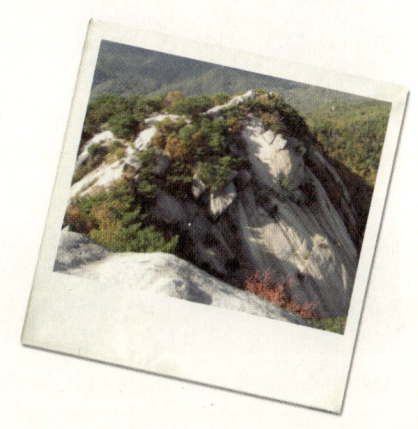

Healing Point 1 / 불암사 대웅전과 칠성각

*매사 의욕이 없고
자신이 없을 때*

　불암산의 첫 번째 힐링 장소는 불암사 대웅전과 칠성각이다. 이곳은 불암산 정기가 내려와 영묘한 기운이 모여 있는 곳이다. 어떤 문제를 결정하지 못하고 갈등할 때 기도를 통해 답을 얻을 수 있게 해주는 힘이 있다. 또 신령스러운 기운이 있어 죽은 사람을 위한 천도제의 효험이 크며, 악몽을 꾸거나 가위에 자주 눌리는 등 정신적으로 불안한 증상이 있을 때 도움이 된다. 그리고 의지가 약할 때, 매사 의욕이 없고 심리적으

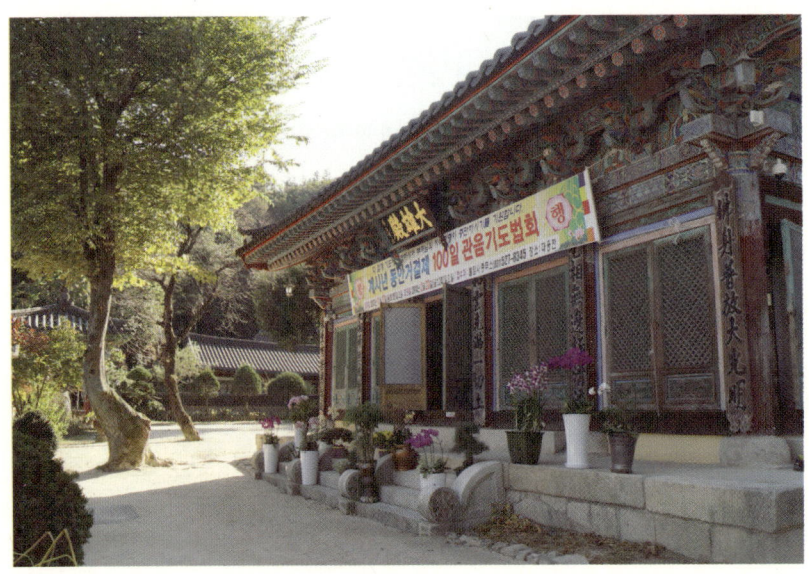

불암산 정기가 내려와 영묘한 기운이 모인 불암사 대웅전

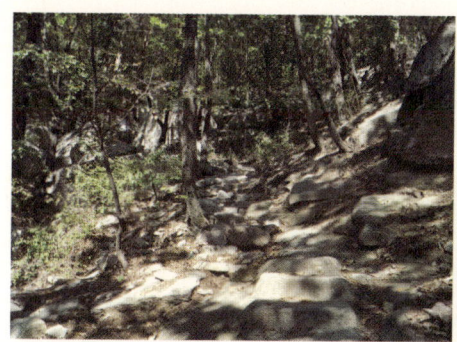
바위와 돌덩이로 형성된 산길

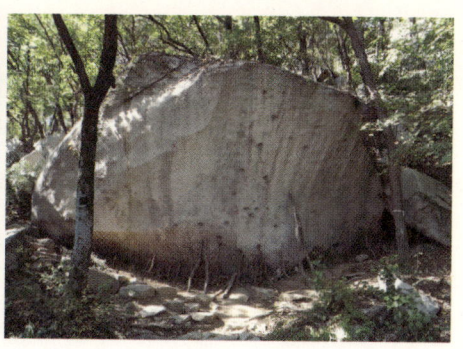
위태로운 바위에 나무를 받쳐놓고 기도를 비는 곳

 로 많이 위축되어 있을 때 이곳에서 기운을 받으면 의지가 강해지고 의욕도 생기는 현상이 일어난다.

 불암사에서 석천암으로 오르는 길은 모두 바위와 돌덩이들이다. 길을 걷는지 바위를 걷는지 구분되지 않는 곳이 많다. 무심코 가다가는 길이 아닌 곳에 들어서기 십상이다. 석천암 방향 이정표로부터 100여 미터를 오르면 길목에 눈에 띄는 커다랗고 약간 칙칙해 보이는 바위가 나타난다. 쓰러질듯 비스듬한 것이 위태로워 보이기까지 한다. 모두 같은 생각을 한 것인지 사람들이 바위에 수없이 많은 작은 나뭇가지들을 세워 받쳐놓은 것이 눈길을 끈다. 이런 나뭇가지를 받쳐놓는다고 해서 그 거대한 바위를 지탱할 수 있을 것으로 생각하는 사람은 하나도 없을 것이다.

 작은 돌들을 주워 탑을 쌓듯이 돌을 올려놓으며 무사를 빌거나 소원을 비는 행위와 같이 이러한 것도 우리나라의 토속신앙 중의 하나일 것이다. 이곳을 거쳐 갔던 수많은 사람들 중 누군가가 나뭇가지를 받쳐놓으면서 자신의 소원을 빌었으리라.

Healing Point 2 / 석천암과 약수

*가래가 끼거나 천식, 비염,
아토피에 효과*

소원을 비는 바위로부터 10여 분을 더 오르면 중턱쯤에 석천암이라는 작은 암자가 있다. 돌담이 둘러 있고 사립문처럼 생긴 문이 마치 시골집 같은 분위기를 느끼게 하는 소박한 암자이다. 불암산의 정기를 온전히 받을 수 있는 장소이다.

바위벽에는 언제 만들어진 것인지 분명치 않은 오래된 마애석불이 있다. 충만하고 강한 힘을 가진 기운이 머리와 가슴, 어깨 등을 찌릿찌릿하게 자극하면서 몸으로 들어오는 것을 느낄 수 있다. 특히 폐 기능을 좋아지게 하는 힘이 있다.

마애석불 암반 아래에는 석천암 약수가 있다. 둥글게 파인 바위 안은 아주 작은 틈새조차 보이지 않는데 땅속에서 스며 나오듯 샘솟는 물이 신기하기만 하다. 햇살에 비친 물이 보석처럼 어찌나 반짝거리며 빛이 나는지 남은 물을 차마 버리지 못해 다 마셔버렸다. 단맛은 약하지만 젤리처럼 미끈거리는 것 같이 목 넘김이 부드럽고 뒷맛이 매우 깔끔한 것이 감로수가 따로 없다. 가슴으로 퍼지며 기관지를 자극하는 기운이 있어 평소 가래가 자주 끼거나 목감기나 기침, 비염 등으로 고생하고 있다면 이 약수가 도움될 것이다. 아토피에도 효험이 있다.

석천암 좌측 위로는 대웅전이 있다. 전에는 작은 전각이 세워져 있었는데 최근에 새롭게 대웅전을 모셨다. 거대한 암벽에서 나오는 바위의

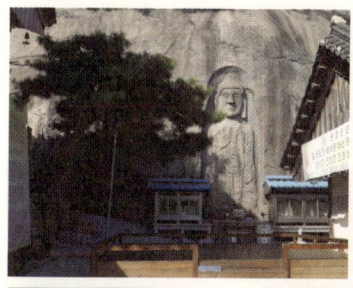
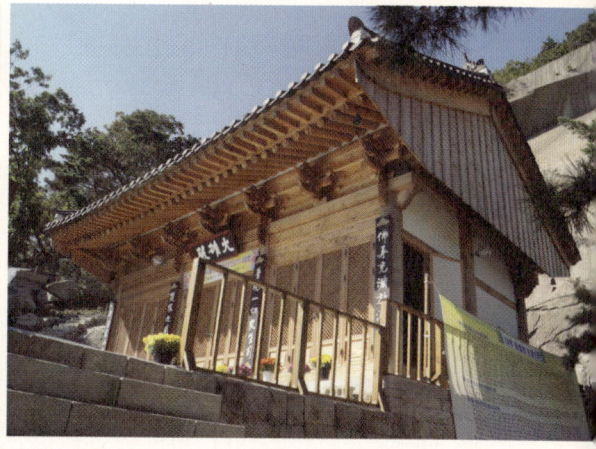
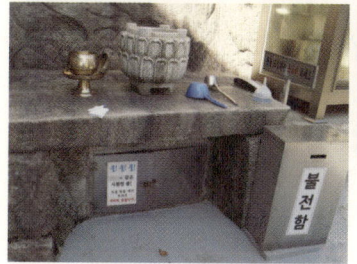

양명한 기운이 가득한 불암산 최고의 힐링 장소인 석천암 대웅전

▲ 폐 기능 치유 에너지가 나오는 마애석불
▼ 기관지 질환에 좋은 석천암 약수

    정기와 전면으로 쏟아지는 양명한 기운이 대웅전 안을 가득 메우고 있다. 이곳을 불암산 최고의 힐링 장소로 손꼽을 만하다. 기운을 알고 세운 것인지 우연의 일치인지는 모르나 완벽하게 주변의 기운과 조화를 이룬 이만한 장소는 경기도 일대에서 찾기 어렵다.
    치유 기운이 워낙 좋아 어떤 병증에도 치유 효과를 볼 수 있는 곳이다. 특히 한쪽 뒷목이 저리거나 통증이 있을 때, 특별한 증상이 없는데도 몸이 불편하여 괴로울 때, 불면이 있을 때에 아주 효과가 있다. 또 대장이 안 좋아 배에 가스가 많이 차거나 변비가 있을 때도 도움이 되는 곳이다. 성 기능 향상에도 효과를 볼 수 있는 곳이다.

Healing Point 3 / 너럭 바위

잡념이 사라지고
심신이 평화로워지는 곳

석천암을 끼고 오른쪽 길로 잠시 오르면 동굴 매점이 있다. 그곳을 지나 앞으로 계속 오르면 정상으로 가는 길이고 뒤편으로 돌아가면 너럭 바위로 오르는 길이다. 너럭 바위로 향하는 길은 60도 정도의 경사진 암반을 잠시 타야 한다. 제법 위험해 보이지만 보는 것처럼 그리 위험하지는 않다. 줄을 잡고 오르면 암벽을 끼고 작은 길이 나오는데 이곳을 돌아가면 너럭 바위가 나온다.

이곳이 불암산의 정기가 능선을 타고 내려와 머무는 곳이다. 힘이 넘치고 맑고 시원한 기운이 그득한 불암산의 명상 포인트이다. 일반 등산로에서 벗어나 있어 조용하고 내려다보이는 경치가 좋아 마음을 가라앉히는 장소로써는 최적이라 할 수 있다.

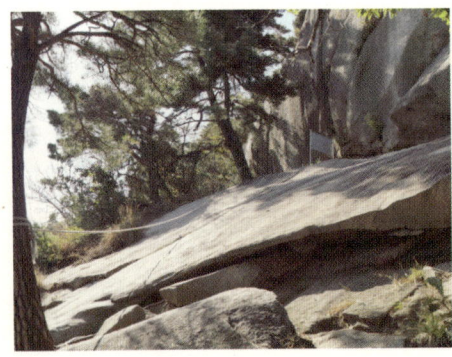

너럭 바위로 가는길

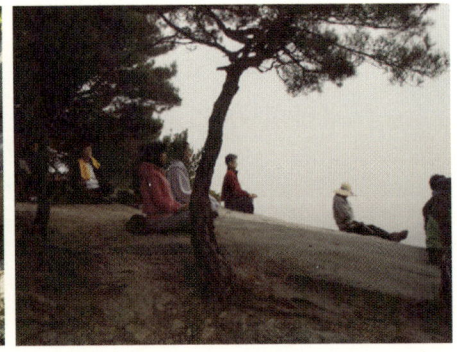

마음의 힘을 강하게 하는 너럭 바위 명상 포인트

이곳에 잠시 머물기만 하여도 모든 잡념이 사라지고 몸과 마음이 평안해진다. 평소 마음이 답답하거나 생각이 혼란스러울 때 도움이 될 것이다. 특히 불암산의 정기는 마음의 힘을 자극하는 묘한 기운이 있어 의지가 꺾이거나 의욕이 없을 때, 사는 것이 힘들 때 이곳에서 명상하며 기운을 받으면 자신감도 생기고 삶의 활력도 얻을 수 있다.

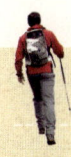

Healing Course

불암사 대웅전과 칠성각 → 석천암과 약수 → 너럭 바위

- **위치** 서울특별시 노원구, 경기도 남양주시 별내면(508m)
- **길이·시간** 코스 길이 1.6km · 힐링 산행 3시간 소요
- **출발지** 불암사(지하철 6·7호선 태능입구역 7번 출구, 1155번·85번 버스 불암동 하차 도보 25분)

03

북한산

다양한 기운이 모인 힐링 백화점

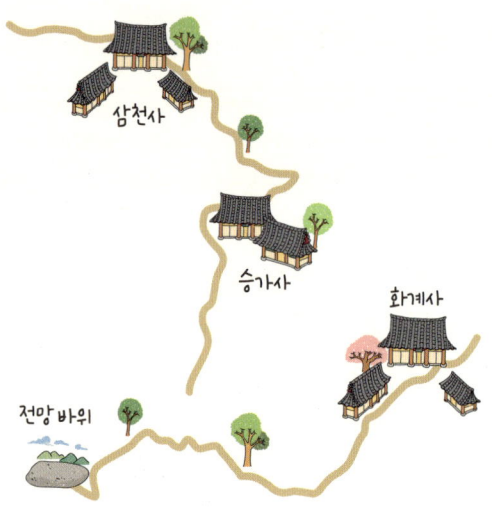

　백운대, 인수봉, 만경대라는 세 개의 암봉이 삼각 형상으로 놓여 있어 삼각산이라고도 불리는 북한산은 우리나라의 중심이자 북쪽 맨 위의 백두산, 남쪽 맨 아래의 한라산과 더불어 우리 민족의 진산이다. 서울의 북쪽 전체를 감싸고 경기도 고양시까지 걸쳐 있어 서울 근교의 산 중에 제일 크고 가장 높다. 특히 북한산의 상징이라 할 수 있는 세 개의 봉우리는 하늘로 솟아오르다 멈춘 듯 그 기세와 위용이 실로 대단하다.

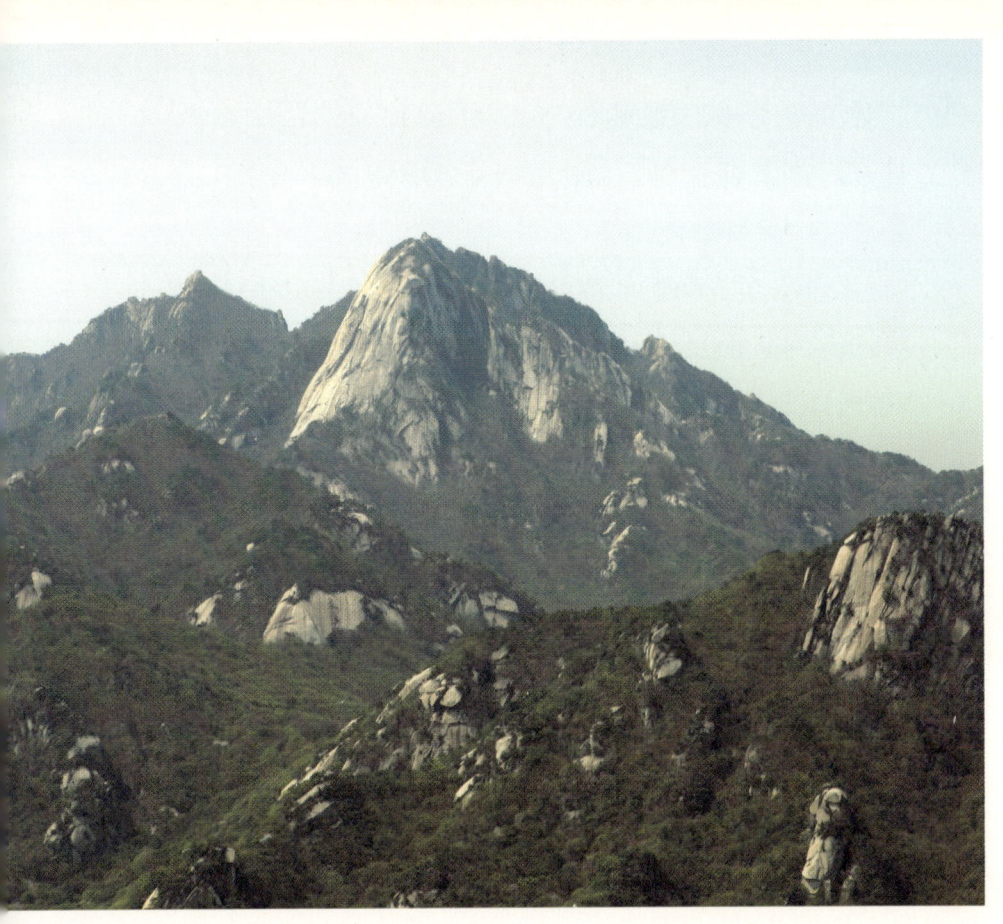

　북한산은 여러 가지 기운을 함께 지니고 있는 특별한 산이다. 이런 산은 곳곳마다 기운이 각기 다르게 나타나기 때문에 하나의 산에서 다양하게 좋은 기운을 체험할 수 있어 좋다. 이와 비슷한 성향을 가진 산은 우리나라에 그리 많지 않으나 지리산, 계룡산, 팔공산, 한라산 등이 유사하다. 이러한 산은 기운이 다양하므로 하나의 산에서 각자에게 맞는 힐링 장소를 선택할 수 있다는 큰 장점을 갖고 있다. 마치 다양한 물건이 모두 갖춰져 있는 백화점을 찾아가 자신이 원하는 물건을 고르는 것처럼 말이다.

북한산은 산의 규모를 떠나 기운으로만 보아도 서울과 경기도 일대에서 으뜸이라고 할 수 있다. 다만 한 가지 안타까운 점은 우리나라 전체 인구의 절반에 해당하는 많은 사람이 서울과 수도권 일대에 집중되어 있다는 것이다. 인구 수에 비례하여 많은 사람이 북한산을 찾으니 아무리 기운이 강하고 충만한 명산일지라도 기운을 감당하는 데는 무리가 따를 수밖에 없다.

1978년 영국의 과학자 제임스 러브록이 『지구상의 생명을 보는 새로운 관점』이라는 저서에서 지구를 환경과 생물로 구성된 하나의 유기체, 즉 스스로 조절하는 생명체로 보았다. 지구가 살아있는 생명체라는 가이아 이론에 따르면 산도 자신을 스스로 조절하는 하나의 유기체이자 생명체이다. 그러니 아무리 많은 기운을 가진 산일지라도 수많은 사람에 의해 조절력을 상실하고 지쳐가는 것은 당연하다.

세 개의 암봉이 용트림하듯 뿜어내다

북한산은 웅대한 만큼 기운도 충만하고 강해야 하지만 수많은 사람에게 시달림을 겪어서인지 산의 기운은 약한 편이다. 그러나 인수봉을 포함한 세 개의 암봉에서 용트림을 하듯 뿜어내는 기운은 그 명성을 보여주는 듯 힘이 있다. 산의 전체적인 기운은 조용하여 특징이 없는 듯하지만 많은 지역으로 나누어진 곳곳에 특별한 기운이 산발적으로 형성되어 있다.

능선과 계곡 중간에 나타나는 치유의 기운, 수행이나 수련을 하기에 좋은 기운이 많다는 것은 아직도 북한산의 기운이 건재하다는 것을 보여준다. 북한산은 주말에는 말할 것도 없고 평일에도 찾는 사람들이 워낙 많다. 그래서 어느 곳을 가더라도 사람들로 북적거려 소란스럽고 어수선하다. 조용하게 힐링할 공간을 찾기 어렵다는 것이 참으로 아쉽다. 주변이 안정되어 있지 않으면 아무리 좋은 힐링 장소라 할지라도 쓸모가 없기 때문이다. 그나마 북한산의 정기를 잘 갈무리하고 있는 오래된 사찰들이 많이 있다는 것이 다행이다.

수유리에 있는 화계사와 정상으로 오르는 갈림길에 있는 전망 바위, 구기터널 방향에서 사모 바위로 오르는 등산로 8부 능선쯤에 있는 승가사, 은평구 방향에 있는 삼천탐방센터 넓은 계곡 사이에 있는 삼천사라는 사찰을 소개한다.

화계사 코스는 산행 거리가 비교적 짧아 몸이 불편하거나 병이 있는 사람에게도 부담이 되지 않고, 다른 지역에 비해 조용한 편이어서 힐링을 하기에 적합하다. 그리고 승가사에서 삼천사로 가는 코스는 북한산 남쪽에서 산을 넘어 북쪽으로 가는 길이라 다소 힘들기는 하지만 3~4시간 남짓 소요되는 거리여서 그다지 부담이 되는 산행길은 아니다.

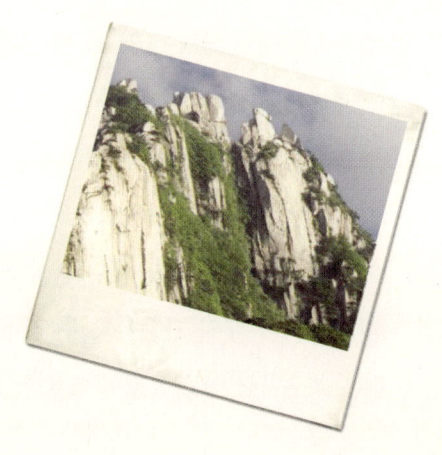

Healing Point 1 / 화계사

*심장에 힘을 주고
마음을 안정시킨다*

　북한산 동남쪽 능선을 따라 부드럽게 내려오는 끝자락에 터를 잡고 있는 화계사라는 사찰이 있다. 『하버드에서 화계사까지』라는 책을 쓴 현각 스님 등 외국인들이 모여 있는 수행 도장으로 매스컴을 통해 많이 접해서인지 마치 자주 와본 곳 같은 친근감을 준다. 그뿐 아니라 부드럽고 환한 기운이 사찰을 감돌고 있다.

　화계사는 북한산의 오행 기운 중 화火의 정기가 내려와 모인 곳으로 기운이 부드럽고 온순한 것이 특징이다. 그 기운은 화계사 전체를 감싸고 있어 경내에 들어서기만 해도 빠르게 마음이 편안해지면서 안정을 찾게 된다. 특히 가슴으로 기운이 퍼져 심장을 편안하게 해주는 특별한 치유 기운이 있다. 심장 기능이 안 좋아서 평소에 고생하고 있었다면 이곳을 찾아보는 것이 좋다. 꼭 치유만이 아니더라도 마음이 불안하고 심란하여 좀처럼 안정이 안 될 때, 마음을 비우고 잠시 휴식을 취하고 싶을 때에 이곳을 찾으면 도움이 될 것이다.

　이러한 기운은 깊은 사색을 할 수 있는 분위기를 만들어주기 때문에 조용히 공부하며 수행하기에 알맞은 장소이다. 서울과 경기도 일대에 수행 장소로써 이보다 더 나은 장소는 몇 안 될 것이다. 특히 천불오백성전은 사찰 내의 기운을 모두 갈무리하고 있는 곳이다. 깊이를 잴 수 없는 호수처럼 미동도 없이 고요한 것이 특징이다.

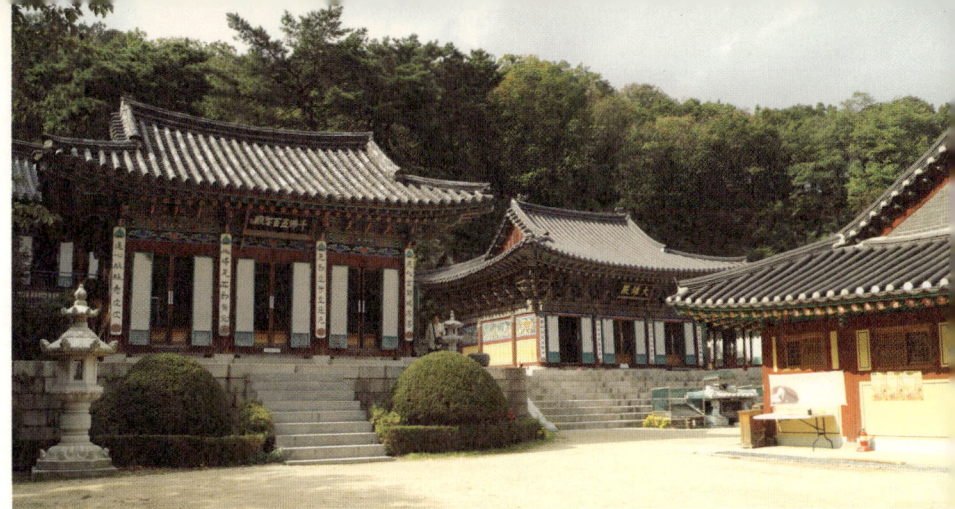

부드럽고 온화한 기운이 가득한 화계사

대웅전 안의 기운은 온화함이 가득하다. 화계사의 기운은 충남 예산의 덕숭산 아래에 있는 수덕사의 기운과 같다. 대체로 이런 기운이 형성되어 있는 곳은 온순하면서 부드러운 성향이 있는 사람과 엄격한 통제보다는 자연스러운 분위기에서 수행하는 것을 선호하는 이들에게 잘 맞는 곳이라 할 수 있다.

세월따라 오탁천의 물맛도 변했다

화계사를 나오면 입구 좌측에 둘레길로 올라가는 길과 개울을 따라 올라가는 길이 나온다. 둘 다 산 중턱에 있는 힐링 장소를 지나가게 된다. 산의 기운을 좀 더 느끼고 싶다면 개울을 끼고 가는 길이 좋다. 개울가 입구 가까운 곳에 까마귀가 바위를 쪼아 만들었다는 오탁천烏啄泉이라는 작은 샘이 있다.

노모의 피부병을 고치기 위해 애를 쓰다 죽은 아들이 까마귀로 환생하여 노모의 병을 고쳤다는 유래가 흥미롭다. 그 이후 이 물은 피부병

북한산 **95**

치료에 영험하다는 소문이 나게 되었다. 구한말 흥선 대원군도 이곳에 와서 약수를 마시고 피부병을 고쳤다는 이야기가 있다.

그러나 세월이 지나고 주변에 건물이 많이 들어섰기 때문인지 물에는 치유할 만한 기운은 조금도 없는 것 같다. 약수의 가장 기본적인 부드러운 단맛조차 없고 오히려 깔깔하며 거친 맛이 강하다. 좋은 물, 치유 기운이 있는 물의 맛을 알려면 그렇지 않은 물 맛도 알아야 하니 시음해 보는 것도 나쁘지 않을 것 같다.

계곡을 따라 흐르는 물소리가 속삭이듯 얌전한 것은 화계사의 기운을 닮아서 그런 모양이다. 계곡으로 오르는 길은 음기가 가득하나 거칠지 않아 들뜬 기분을 가라앉혀주고 차분하게 해주는 묘한 힘이 있다. 잠시 오르다 보면 작은 암벽에 새겨진 여래불상이 있다. 너무 음험한 기운이 많아 주변이 습하며 기운이 탁하고 어지럽다. 잠시만 있어도 눈이 침침해지고 힘이 빠지는 곳이다. 민감한 사람은 이보다 더 심한 증상이 나타날 수 있으니 빨리 지나치는 것이 좋다.

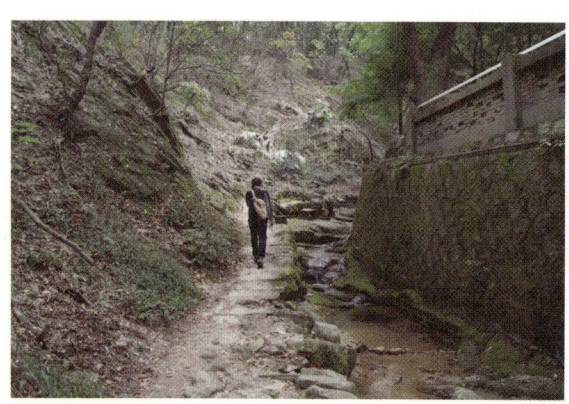

사색하기에 좋은 호젓한 등산로

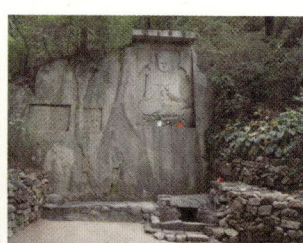

탁한 기운이 있어 빨리 지나가는 것이 좋은 여래불상

이곳에서 20여 미터 더 가면 쉼터가 나온다. 길 가운데 커다란 소나무가 있고 주변에는 크고 작은 소나무가 즐비하게 있는 곳이다. 소나무의 좋은 기운을 받으며 잠시 쉬기에 좋다.

Healing Point 2 / 전망 바위

*몸과 마음을 함께
치유하는 명상 포인트*

소나무 쉼터에서 얼마 지나지 않아 삼성각 일주문이 나오고, 오른쪽 길로 약 10분 정도 가파른 등산길을 따라 오른다. 능선 갈림길에서 정상으로 가지 말고 반대편 냉골로 잠시 오르면 산 중턱에 자리 잡은 넓은 공터가 보인다. 이곳이 힐링 장소인 전망 바위이다.

불룩하게 언덕을 이루듯 커다란 암반이 솟아 있는 넓은 바위와 바위 틈 사이로 많은 소나무가 그늘을 만들어주고 있다. 한눈에 화계사의 경내가 다 들어오고 산의 정상에서나 볼 수 있는 풍광을 어느 정도 맛볼 수 있는 곳이다. 인수봉에서 내려오는 정기의 일부가 이리로 내려오기도 하지만 땅속 깊은 곳에서 바위로 올려보내는 기운도 대단하다.

전망 바위에는 명상 포인트로 치유 기운도 있어 최상의 힐링 장소라 할 수 있는 곳이 세 곳이나 있다. 하나는 언덕으로 오르면서 왼쪽으로 보이는 큰 바위이고, 또 하나는 오른쪽으로 내려와 있는 바위 끝이다. 다른 하나는 진행 방향으로 20여 미터 위 세 그루의 소나무로 둘러싸여 있는 곳이다. 땅의 정기가 이곳으로 분출되어 힘이 강하며 기력을 높여

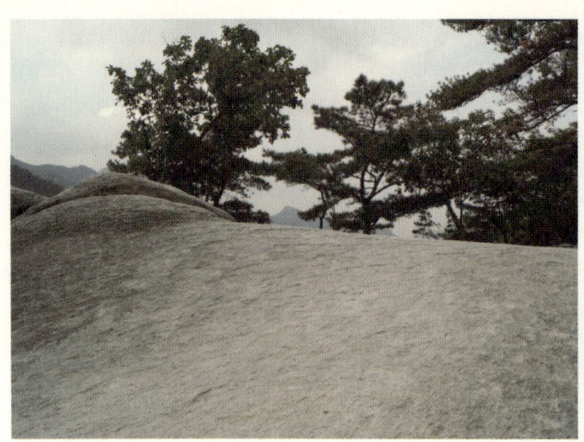

불룩하게 언덕을 이루듯 커다란 암반이 솟아 있는 넓은 바위

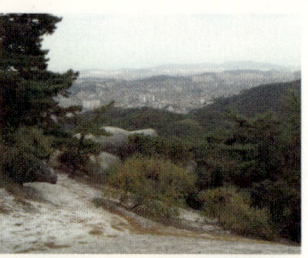

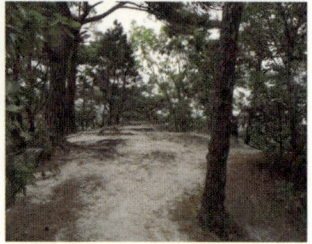

전망이 좋아 명상하기에도 좋고 치유 기운도 강하다.

주고 부드럽고 따뜻한 기운이 많아 힐링을 하거나 명상하기에 아주 좋은 곳이라 할 수 있다. 이곳은 동시에 세 가지 효과를 볼 수 있다.

일석삼조의 힐링 포인트

첫째는 조용하고 신선한 기운이 흐르고 있어 머리를 맑게 해준다. 우리가 명상할 때 제일 어려운 것이 수시로 떠오르는 잡념과 졸음을 떨치는 일이다. 장시간 눈을 감고 앉아 있어도 다른 생각만 하다 눈을 뜨는 경우가 다반사이다. 명상을 한다고 앉아 있지만 제대로 집중 한번 못하고 졸거나 내내 잡념에 휘둘리다 눈을 뜨게 된다. 사실 이런 일은 명상을 오래 한 사람에게도 비일비재하게 일어난다. 그런데 이곳에서는 그리 애를 쓰지 않아도 잡념이 쉽게 사라지고 깊은 명상 상태에 들어갈 수 있다.

둘째는 땅의 정기가 솟는 곳이어서 힘이 충만하고 활력이 넘치는 에너지가 가득하다. 이곳에 조금만 머물러도 기운이 아랫배를 채우고 전신으로 충만하게 퍼진다. 몸의 기운을 보충하기 위한 곳으로도 좋지만 사는 것이 재미가 없고 의욕이 떨어져 있을 때 이곳을 찾으면 활력을 얻게 된다.

셋째는 온화한 기운이 그득하여 마음을 평안하게 하는 힘이 있다. 매사 불안하고 초조하거나 심란하여 일이 잘 잡히지 않는 등 마음이 어수선할 때 이곳을 찾으면 좋다. 마음이 빨리 진정되어 평정심을 찾게 될 것이다.

Healing Point 3 / 승가사

만성 위장병을 치유하는 강한 기운

승가사로 오르는 길은 두 가지다. 콘크리트로 길을 닦아놓은 임도가 있고, 구기탐방지원센터에서 오르는 계곡 길이 있다. 둘 다 시간은 40여 분 내외로 많이 걸리지 않으니 임도 쪽은 승가사로 오르고 내리는 차들이 있어 불편하다. 조용히 사색하며 산속의 풍광도 즐길 수 있는 계곡 길을 이용하는 것이 좋다.

북한산 남쪽 기슭에 있는 승가사는 터가 넓지 않고 가파른 지형에 있어 층층이 쌓아 올린 듯 보이는 전각들이 이채롭게 느껴지는 사찰이다. 오행 중에 토土의 기운이 모인 곳으로 포근하게 감싸듯 편안하며 조용한 기운을 가지고 있다.

승가사는 여느 사찰과는 색다른 것이 있다. 해가 있고 없을 때의 기운 차이가 확연히 다르다. 날씨가 좋아서 해가 있을 때는 승가사가 지니고 있는 좋은 기운이 온전히 형성되어 있지만, 흐리고 비가 오는 날이나 해가 져서 어두워지면 기운이 무겁고 불안정하게 변한다. 해가 있을 때도 어느 순간 시야가 어른거리거나 침침해지는 현상이 때때로 일어나기도 한다. 기분이 가라앉거나 불안해지기도 하고 때로는 무섭거나 두려운 느낌이 들 때도 있다. 승가사의 기운을 제대로 받으려면 맑고 화창한 날이 좋다.

약사전과 석간수의 놀라운 힘

승가사의 핵심 힐링 장소는 신라시대부터 '승가굴'로 널리 알려진 약사전이다. 승가사 약사전은 석굴 안에 있는데 이 안에서 나오는 석간수가 유명하다. 일 년 내내 물이 마르는 날이 없고 예로부터 위장병에 효험이 있는 약수로 소문이 나 있다. 실제로 효험을 본 사람들의 이야기들이 전설처럼 남아 있는 곳이다. 세종대왕비 소현왕후가 바로 이 약수를 마시고 병을 완치했다는 자료가 남아 있는 것이나 입구 암벽에 추사 김정희가 새겼다고 알려진 영천靈泉이란 글자는 많은 병자를 치료한 영험함이 있음을 증명해준다.

약수를 마시면 그 기운이 뱃속으로 은은히 퍼지며 따뜻한 기운이 위장을 편안하게 해준다. 물론 20여 년 전 이 약수를 마셨을 때보다 기운이 약해지기는 했다. 그래도 약사불 앞에서 나오는 기운은 예전 못지않다. 약사전 안에 들어서면 포근하고 부드러운 기운이 가득 차 있어 한겨

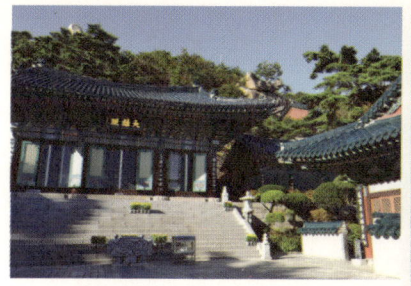
토± 기운이 강한 승가사

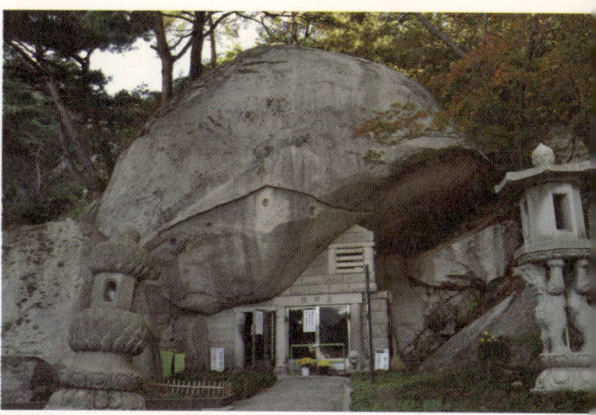
위장병에 효험이 있는 석간수가 나오는 승가굴

울에도 추위를 그다지 느끼지 못한다. 몸도 마음도 따뜻해지는 기운을 누구나 느낄 수 있다.

약사불에서 밀려오는 기운은 저항감이 느껴질 정도로 강하다. 그래서 일반인들도 힘을 빼고 가만히 앉아 기운에 몸을 맡기면 신기한 현상을 체험할 수 있다. 누군가가 뒤에서 당기는 것 같이 뒤로 넘어지려는 현상이다. 민감한 사람이라면 앞에서 기운이 불어와 뒤로 넘어갈 것 같은 현상을 경험할 수 있다.

약사전의 기운을 받으면 위장에서부터 온기가 돌기 시작하여 복부 전체로 퍼져서 위장뿐만 아니라 소화기 계통이 안 좋은 사람에게 도움을 준다.

기도에 응답하는 마애석가여래좌상

약사전 좌측으로 가면 가파른 108계단이 있다. 108계단을 오르면 거대한 입석에 보물 제215호 '마애석가여래좌상'이 남쪽을 향해 그윽한

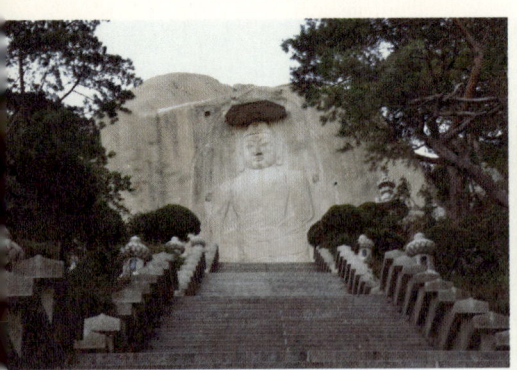
108계단을 오르면 마애석가여래좌상과 만난다.

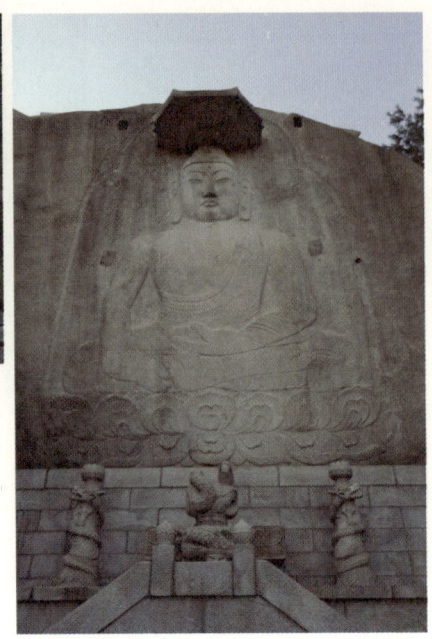
승가사의 영험한 기도 터

미소로 세상을 내려다보고 있다. 이 바위 주변에 형성되어 있는 기운이 예사롭지 않다.

바로 위 산꼭대기에 있는 사모 바위는 생긴 형상이 벼슬아치들이 쓰던 사모와 같은 모습이라 하여 붙여진 이름이다. 바위의 형상처럼 권력이나 재력의 기운을 가지고 있다. 오래된 나무나 특별한 형상을 지닌 바위 등을 접하다 보면 이름 속에 그 기운이 내재 되어 있는 경우가 비일비재하다. 사모 바위의 은밀하게 느껴지는 강한 기운이 무지개처럼 쌓여 퍼지고 있다. 이런 곳에서는 사업 번창, 승진, 고시 등의 관직을 원하는 사람들이 기도하면 효험을 볼 수 있다.

대웅전의 오른쪽으로는 영산전과 산신각이 있다. 산신각 뒤로는 언뜻 보면 돌고래 같기도 하고 거북이 같기도 한 바위가 전각을 수호하듯 앉아 있다. 산신각은 암봉에서 내려오는 기운이 온전히 전해져 있는 곳이다. 그래서 승가사는 주말마다 철야 산신기도를 하기 위해 찾는 사람들이 많다.

그러나 산신각의 기운은 너무 강하고 때때로 환영이 나타나게 하는 묘한 힘이 있어 가려서 기운을 받아야 한다. 잘 맞는 사람은 상관이 없지만 맞지 않은 사람은 두려운 생각이 들거나, 숨을 쉬기가 답답해지거나, 어지럽거나, 무기력해지기도 한다. 혹은 눈앞에 이상한 광경이나 형상을 보는 등 오히려 해가 될 수도 있다는 것을 꼭 기억해야 한다.

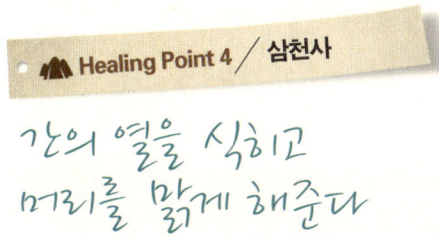

Healing Point 4 / 삼천사

간의 열을 식히고 머리를 맑게 해준다

삼천사로 가려면 우선 승가사를 거쳐 사모 바위 능선으로 올라 문수봉 합류점에서 삼천사 계곡으로 내려오는 길이 있다. 또 삼천사 매표소에서 1킬로미터 정도 계곡을 따라가는 길이 있다. 삼천사 한 곳만을 들를 목적이 아니라면 승가사를 거쳐 삼천사로 내려가는 것을 추천한다. 북한산 능선을 따라 아래로 내려다보이는 풍광도 그만이고, 문수봉 합류점에서 삼천사 계곡으로 내려오는 길 역시 아름답다.

삼천사는 비봉과 문수봉의 정기가 계곡을 따라 내려와 모여 있는 곳이다. 안정되고 밝은 기운이 가득하다. 경내에 들어서면 시야에 들어오는 모든 것들이 밝고 선명하여 기분이 상쾌하다. 들뜨지 않으면서 기분이 좋아지게 하는 생동적인 기운이 사람을 끌어들이는 묘한 매력을 풍긴다.

기분이 가라앉고 침울할 때나 머리가 어지럽고 집중이 잘 안 될 때 이곳을 찾으면 도움이 될 것이다. 특히 평소에 간이나 신장의 기능이 안 좋다면 치유를 위해 찾아가기를 권한다.

탑을 세워 기운을 조절하다

삼천사 입구에는 오층석탑이 있다. 미얀마에서 전수받은 나한사리가 봉안되어 있다고 하는 탑 주변에 주차장이 있어서 어수선해 보이기는 하지만 특별한 기운이 어려 있다.

삼천사는 원래 지금의 자리가 아니라 옮겨진 것이다. 예전에 삼천사가 있었던 자리는 가는 길이 폐쇄되어 기운이 얼마나 좋은지 알아볼 수는 없다. 하지만 북한산 중에서도 손꼽히는 명당에 있었을 것이다. 현재의 삼천사는 북한산에서 내려오는 정기가 모여 양명한 기운이 많지만, 계곡을 따라 흐르는 물줄기의 힘이 워낙 강해 삼천사의 정기를 갈무리하기 어려운 장소에 있다. 그런데 바로 이 오층석탑이 삼천사의 기운을 온전하게 보존할 수 있도록 해준다.

전국의 수많은 산사를 다녀보았지만 이렇게 탑이나 전각을 세워 기운을 조절한 경우는 파계사와 삼천사 두 곳뿐이다. 파계사는 팔공산 남쪽 기슭에 있는 사찰이다. 신라 때 심지왕사라는 스님이 창건하면서 경내 입구에 '진동루'라는 전각을 세웠다. 이는 산사 주변의 아홉 개의 수맥이 팔공산으로부터 내려온 산의 정기를 흐트러트리는 것을 막기 위해서였다.

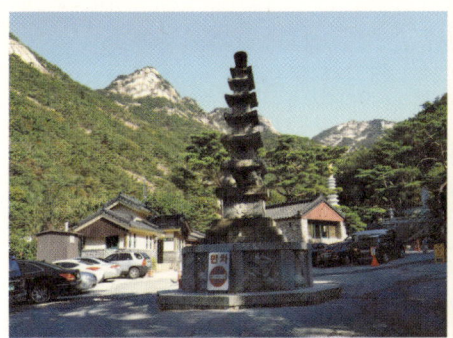 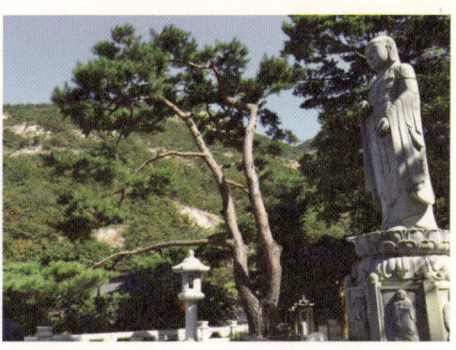

오층석탑을 세워 삼천사의 기운을 조절하고 있다.   소나무 기운과 조화를 이룬 지장보살입상

    삼천사의 오층석탑도 그런 목적으로 세워진 것인지 우연의 일치인지는 모르나 신기하게도 같은 역할을 하고 있다. 그래서 오층석탑과 지장보살입상 주변에 이르기까지 기운이 미세하게 진동을 하듯 작용한다.

    오층석탑을 지나 불탑 오른쪽으로 지장보살입상이 붉은 소나무와 함께 자리하고 있다. 이곳은 삼천사 인근 부대인 '34사단 유격 훈련장'이 내려다보이는 곳이다. 부대에서 사고가 빈번하자 이를 안타깝게 여긴 삼천사 주지 스님이 장병의 희생이 없기를 발원하면서 지장보살입상을 유격장이 보이는 곳에 봉안했단다. 신기하게도 그후로는 사고가 더는 발생하지 않았다고 한다.

    현재 지장보살입상에서 강하고 특별한 기운이 나오는 것은 마치 전해져 오는 이야기를 증명이라도 하는 듯하다. 본래 기운은 땅에서부터 나와 형성되는 것이다. 그러나 인위적으로 기운을 만들기도 한다. 사람이 만든 형상이나 목걸이, 부적 등에도 정신력이 모여 기운이 만들어지는 것이다. 지장보살입상이 그런 경우이다.

    지장보살입상에는 간절한 염원의 에너지가 담긴 특별한 기운이 형성되어 있다. 기운이 강하게 작용하며 진동을 하듯 넓게 퍼진다. 사람들이 많이 다니는 곳이어서 편하게 기운을 받기 어렵지만 정신적인 혼란을 겪고 있거나 영적인 치유가 필요한 사람, 그리고 죽은 사람들을 위한 기도에 효험이 있는 기운이 있다.

북한산의 정기가 갈무리된 곳

삼천사 대웅보전 뒤로 보이는 용출봉과 용혈봉의 모습은 마치 거대한 거인이 우뚝 서 있는 듯 장관이다. 수수하고 투박해 보이는 기와지붕과 대비되는 정교하고 화려한 색채의 꽃문살 장식이 인상적인 대웅보전은 삼천사 기운의 중심이 되는 곳이다. 북한산의 정기가 이곳을 중심으로 모여 갈무리되고 있다. 밝고 따뜻하며 활력을 주는 기운이 충만하다.

이마로 기운이 강하게 들어와서 가슴 중앙을 따라 내려온다. 한편으로는 아래에서 기운이 채워져 온몸을 따뜻하게 해준다. 평소에 간, 신장 기능이 떨어져 있거나 만성피로, 가슴 답답증, 소변 장애 등의 불편한 증상에 효과가 있다. 기운이 밝아서 심리적으로 위축되어 있거나 매사 재미가 없을 때 찾으면 도움이 될 것이다.

대웅보전 뒤로 오르면 사각대석 위에 진신사리 3과를 모신 종형사리탑이 있다. 이곳에서 발산되는 기운은 대웅보전의 기운과 같다. 한 가지 특이한 현상은 기운이 탑의 위에서 아래로 내려온다는 점이다. 그래서 이곳에 가만히 서 있으면 머리 중앙으로 기운이 들어와 스멀스멀 거리는 듯한 묘한 느낌과 함께 머릿속이 시원해지며 가벼워지는 것을 느낄 수 있다.

마지막으로 거대한 바위에 새겨진 마애불과 산령각이 있다. 둘 다 영

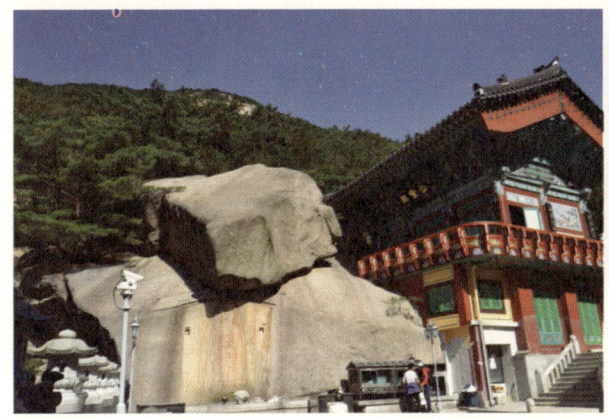
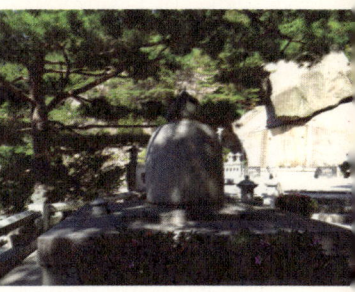

만성피로, 가슴 답답증, 소변 장애 등의 불편한 증상에 효과가 있는 종형사리탑

북한산의 정기가 모여 갈무리되는 삼천사

묘한 힘이 있으며 수水의 기운이 형성되어 있다. 기운은 일정한 리듬을 가지고 파도치듯 밀려 나오는데 몸 전체로 퍼지고, 발과 아랫배부터 서서히 채워진다. 이 기운은 온몸을 고루 돌면서 치유 작용을 일으킨다.

신장, 방광 기능을 좋아지게 해주는 기운이 강하게 작용한다. 삼천사를 찾는 사람들에게 영험한 기도 장소로 소문이 나 있다. 특히 가족의 건강이나 시험 합격, 가정의 화목 등을 위한 기도에 효험이 있다.

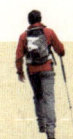

Healing Course

화계사 → 전망 바위 / 승가사 → 삼천사

- **위치** 서울특별시 일대, 경기도 고양시(837m)
- **길이·시간** 코스 길이 5.5km · 힐링 산행 5시간 소요
- **출발지** 화계사(지하철 4호선 수유역 3번 출구, 2번 마을버스 화계사 하차)
  승가사(지하철 3호선 경복궁역, 7212번 버스 승가사 입구 하차)

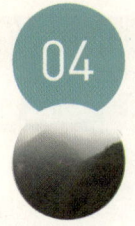

두타산

백두대간의 정기가 조화를 이루다

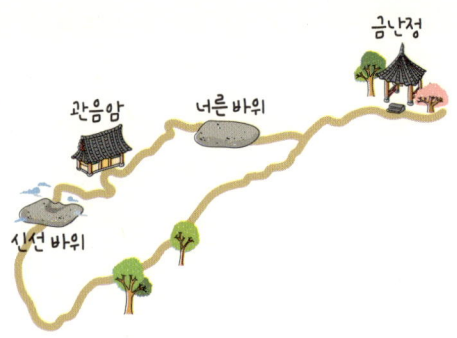

　무릉계곡으로 더 잘 알려진 두타산은 우리나라에서 가장 많이 찾는 관광지 중의 하나다. 1,000여 명이 함께 앉을 수 있다는 거대한 무릉반석은 그야말로 장관이다. 무릉반석 위에 올라 바라본 두타산의 첫인상은 거대한 암반과 숲 사이로 보이는 절벽들이 왠지 모를 경외감을 준다. 상상력을 불러일으키는 기이한 형상의 바위들과 아름드리 소나무가 자아내는 풍광이 조화를 이루고 있어 마치 잘 생긴 건장한 청년을 보는 듯하다.

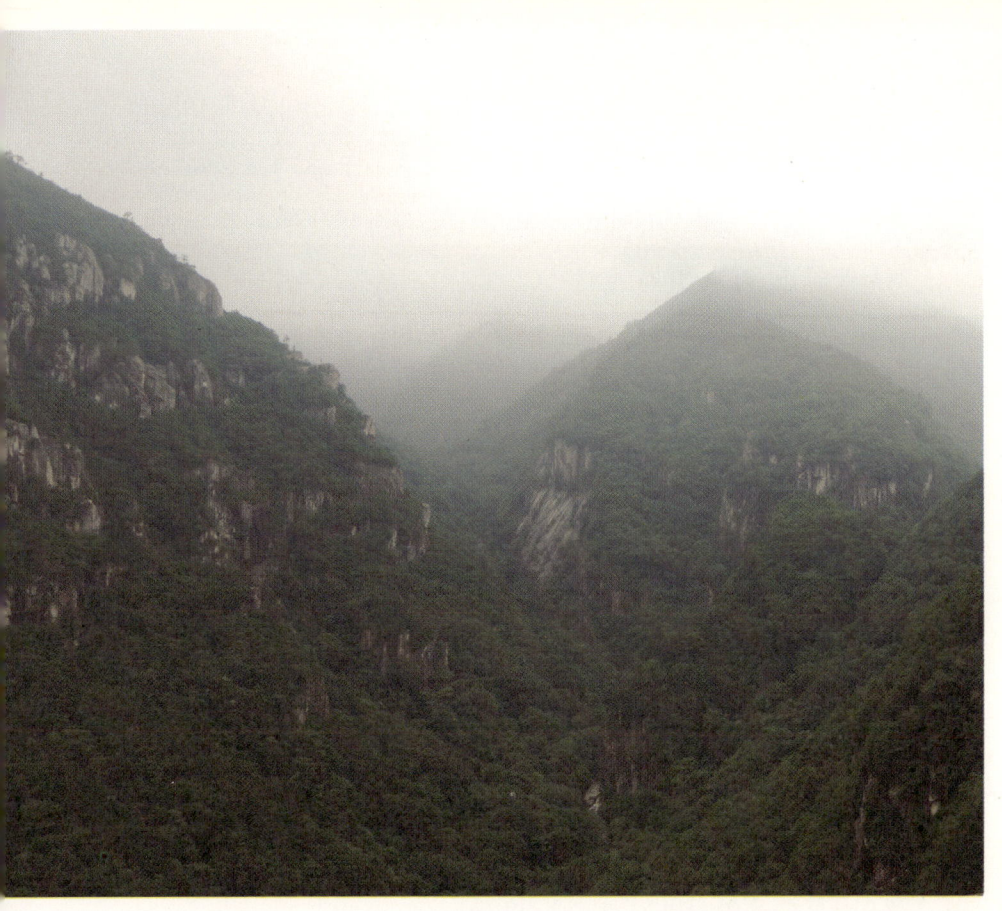

강하지만 거칠지 않은 신묘한 산

두타산이라는 이름에는 두 가지 설이 있다. 하나는 속세의 번뇌를 떨치고 불도 수행을 닦는다는 뜻에서 유래되었다. 그 때문인지 일대의 산세가 마치 부처가 누워있는 형상을 닮았다고 보는 이들도 더러 있다. 두 번째는 단군 시대에 7년 동안이나 비가 내려 온 세상이 물바다에 잠겼을 때 신하인 팽우가 배를 타고 사람을 구하던 중 한 섬에 수십 명의 사람이 모여 있어 배를 대고 이들을 구해주었는데 그 작은 섬이 두타산의 머리였다고 한다. 이후 사람들은 두타산의 정상을 '가리도'라고 불렀으며 배를 댄 잘록한 곳을 배넘이고개라고 했다. 그래서 머리 두頭, 섬 타陀를 써서 두타산이라 지었다고 한다.

또 산행인은 두타산이 험하고 힘들어서 칠 타打 자를 써서 골 때리는 산이라며 농담처럼 이야기 한다.

두타산, 청옥산, 고적대로 이어지는 산의 정기가 뻗치는 힘은 우리나라에서 둘째가라면 서러워할 정도로 강하다. 멀리 반경 10여 킬로미터부터 그 기운이 느껴질 정도니 그 힘을 짐작할 만하다. 가파른 계곡을 따라 차갑고 서늘한 움직임이 있어 간간이 음험한 기운이 도는 곳이 있지만 기운에 힘이 있고 청명한 기운이 가득한 것이 명산으로서 전혀 손색이 없다. 두타라는 강한 발음처럼 기운도 남다르다.

처음 두타산을 보았을 때 머리를 누군가에게 맞은 듯 잠시 멍했다. 너무도 강한 기운에 놀랐고 강하지만 전혀 거칠지 않고 드세지 않은 것을 이해할 수 없어 한번 더 놀랐던 것이다.

지나치게 센 기운은 독

이제까지 많은 산을 다니면서 기운이 너무 강하면 거칠거나 너무 드세서 보통 사람들이 감당하기 어려운 기운으로 작용하는 것을 경험하였는데 이 산은 예외였다. 두타산은 강함 속에 맑고 신선한 바람을 맞이하는 것처럼 기분을 상쾌하게 만드는 기운이 있다. 백두대간을 따라 내려온 백두산의 맑은 정기가 강한 두타산의 기운과 조화를 이뤘기 때문인 듯하다.

일반적으로 기가 강하고 세면 좋다고 생각하지만 잘못 알고 있는 것이다. 기운은 강하고 충만하되 서늘하지 않고 시원해야 하며, 탁하지 않고 맑아야 한다. 그리고 어둡지 않고 밝아야 하며 무겁지 않고 가벼워야 하고, 거칠지 않고 부드러워야 하며, 차갑지 않고 따뜻해야 한다. 이러한 기운이 있는 곳이라야 우리의 몸과 마음을 정화하고 치유해주는 힘이 있다. 특히 이 가운데 맑고 밝고 부드러운 기운이 최고라 할 수 있다.

반대로 너무 강해서 거칠고 사나운 기운, 어둡고 탁하거나 서늘한 기운은 무조건 멀리해야 한다. 이런 기운이 우리의 몸에 들어오게 되면 정상적으로 흐르는 기운을 저해하고 교란시켜 몸의 기능을 떨어뜨리기 때문에 득될 것이 하나도 없다. 오히려 산에 가서 좋은 기운을 받아 건강해지기는커녕 병을 얻어 올 수도 있다.

대자연에서 기운을 느낄 때 특히 주의해야 할 점은 강한 것에만 집착하면 안 된다는 것이다. 기운은 양보다는 질을 보아야 한다. 기가 강하고 세더라도 그 성향을 바르게 파악하지 못하고 기운을 받으면 오히려 독毒이 될 수 있다. 마치 화려하고 향긋한 냄새를 풍기는 독버섯처럼 강하고 센 느낌을 좋은 기운으로 착각하기 쉬우니 조심해야 한다. 그래서 산에 갈 때도 기의 질적인 부분에 치중해야 건강과 힐링에 도움을 얻을 수 있다.

두타산 정상까지 가는 길은 너무 험한 곳이 많다. 그리고 산행 시간이 길어 몸이 약하거나 불편한 사람에게는 무리가 될 수도 있다. 그래서 힐링을 위한 코스로는 무릉계곡을 따라 삼화사를 지나 관음암, 신선 바위를 돌아 하늘문을 거쳐 용수폭포, 쌍폭포로 내려오는 코스를 추천한다.

Healing Point 1 / 금난정

신장과 폐를
좋게 하는 곳

무릉계곡 매표소에 들어서자마자 오른편으로 작은 샘물이 있다. 변강쇠 물이라는 이야기가 전해져 오는 물이다. 이 물을 마시면 변강쇠처럼 성 기능이 좋아진다고 해서 대부분의 사람들이 혹시나 하는 기대 반 호기심 반으로 마시고 간다. 달고 부드러워 물 맛이 좋다. 아랫배 단전에까지 기운이 내려가 방광에 이르러 생식 기능을 자극하는 것은 분명하지만 말처럼 성 기능을 향상시킬 정도는 아닌 것 같다.

두타산의 첫 번째 힐링 장소는 금난정이다. 돌다리를 건너 잠시 계곡을 따라 오르면 금난정이라는 정자와 함께 무릉반석이 눈에 들어온다. 무릉반석을 내려다보듯 계곡 위에 서 있는 금난정은 일본의 국권침탈로 명륜당이 폐강 당하자 유림들이 결성한 금란계의 정신을 이어받기 위해 해방 이후에 세워진 정자이다.

정자 안에는 금란계원의 시구가 적힌 현판이 기둥마다 걸려 있다. 그들의 정신이 아직도 남아있는 듯 강하고 힘이 느껴지는 기운이 정자 안을 꽉 메우고 있다. 이 안에 들어가 조금만 몸의 감각에 집중하여 보면 몸 전체가 따끔거리는 느낌이나 거미줄에 얽혀 있는 듯한 느낌이 든다. 심하면 팔베개 후 팔이 저린 것 같은 느낌이 들 정도로 기운이 충만하다.

기운이 빠르게 보충되고 다리에 힘이 생기는 것이 두타산의 힘찬 정

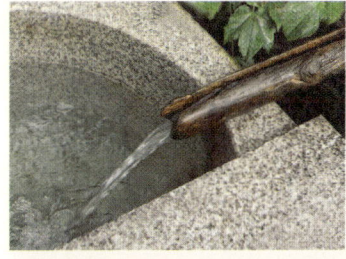
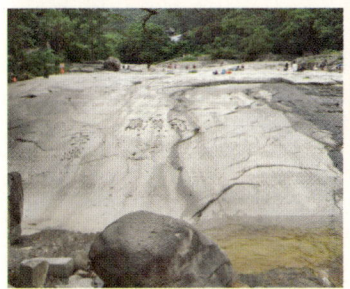
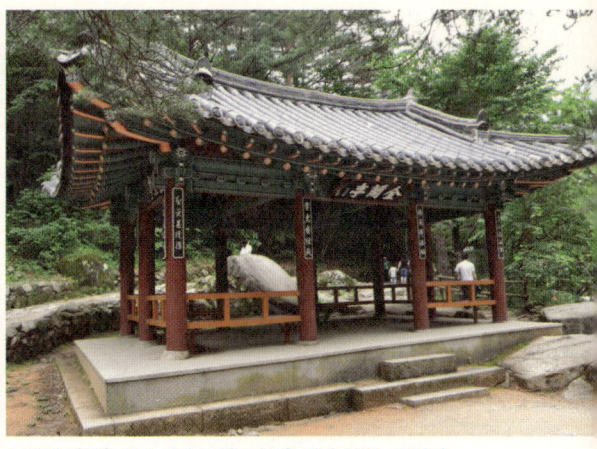

피부에 탄력을 주고 여성스러운 매력을 갖게 해주는 금난정

▲ 생식 기능을 활성화하는 변강쇠 약수
▼ 1,000명이 앉을 수 있다는 무릉반석

    기가 모여 있는 곳에 정자를 세운 모양이다. 무릉반석에서 발산되는 기운도 좋으나 정자 안 벤치에 앉아 쉬면서 기운을 충전하는 것이 힐링 면에서 보면 더 좋다. 기운이 충만할 뿐만 아니라 신장과 폐의 기운을 치유해주는 기운이 있고 기력이 보충되는 효과도 있으니 이곳에 가면 꼭 머물다 가는 것이 좋다. 남성의 경우 성 기능 향상에 도움이 되고 여성에게는 피부에 탄력을 주고 여성스러운 매력을 갖게 해준다.
    두타산과 청옥산 사이로 흐르는 용오름 길을 가다 보면 계곡 바닥으로 검은 줄이 굵게 구불구불 그려져 있다. 실제로 용이 승천할 때 생긴 흔적처럼 보이는 것이 전설이 아닌 실제가 아닐까 하는 착각을 불러일으키게 한다.

두타산

사찰 내에 생기가 감도는 삼화사

　삼화사로 들어서면 그 위세가 대단하다. 사찰 안에는 두타산의 정기가 모두 모여 있어 거대한 에너지 체에 들어온 듯한 느낌이다. 기운이 가득하고 활기가 있어 불교 홍보 사찰로는 부족함이 없으나 너무 들떠 있어 안정적이지 못한 느낌도 있다. 삼화사를 풍수적으로 표현한 문구가 있다.

　'삼화사는 사면이 모두 산으로 둘러싸여 있는데, 서쪽 봉우리는 봉황이 춤을 추고 학이 서 있는 것과 같은 형상을 하고 있고, 남쪽 기슭은 용이 어리고 호랑이가 웅크린 형세를 하고 있다.'

　선덕여왕 때 자장율사가 창건하여 1,300년의 역사와 전통을 가지고 있는 사찰이다. 봉황이 춤을 추듯 기운이 어지럽고 호랑이가 웅크린 듯 기운이 매서워서인지 역사적으로 시련이 많았다. 임진왜란 때 왜병이 불태웠고 영조 때는 산사태로 무너졌으며, 을사늑약 때는 분연히 일어난 삼척 의병들을 공격하기 위해 왜병이 다시 불태웠다.

　1977년에는 절터가 쌍용양회 동해공장의 채광권 내에 들어가자 지금의 위치로 이전하는 등 시련이 많았다. 현재는 템플스테이 등 활발한 활동을 하고 있고, 찾는 이들도 많아 사찰 내에 생기가 가득한 것이 옛 위상을 찾아가는 듯 보인다.

두려움을 잊게 하는 웅장한 비경

　삼화사를 지나면 갈림길이 나온다. 물길을 따라 용추폭포(2km)로 가는 완만한 계곡길과 관음암(1.1km)으로 오르는 돌계단길이다. 용추폭포로 가는 길에는 볼거리는 많으나 계곡을 따라가는 길이라 기운을 받을 만한 마땅한 장소가 없으니 힐링을 위한다면 관음암을 거쳐 신선 바위

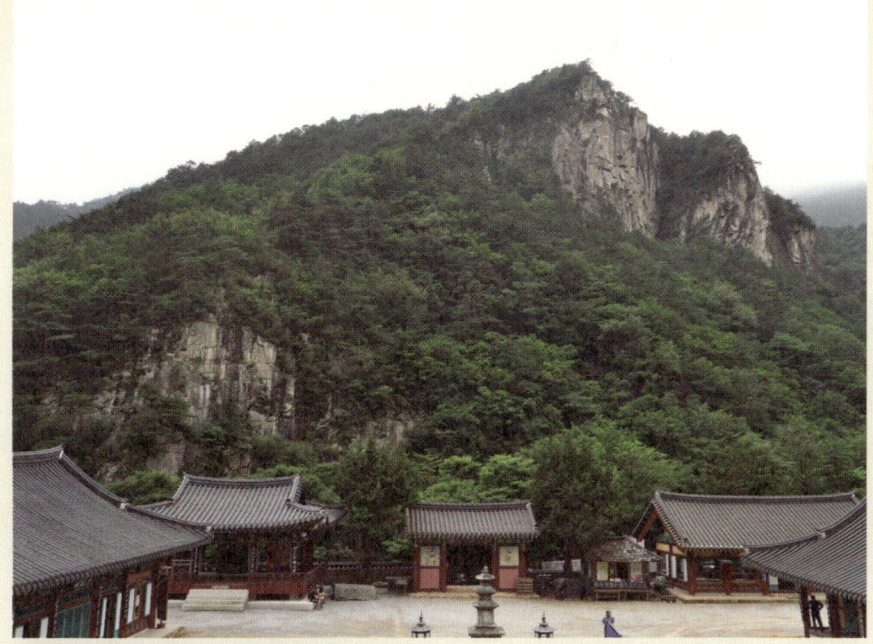
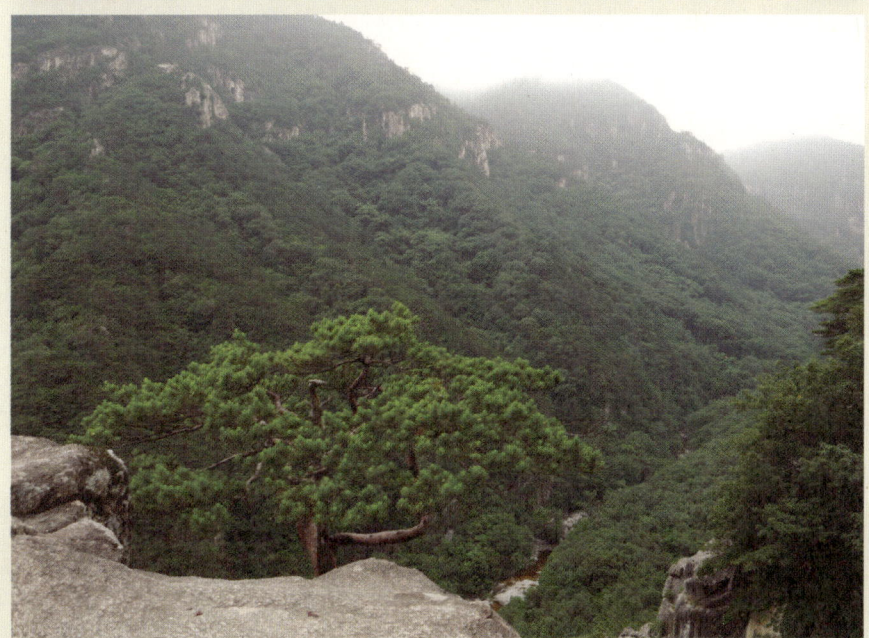

▲ 역사적으로 시련이 많았으나 옛 위상을 되찾고 있는 삼화사
▼ 두려움을 잊게 하고 탄성이 절로 나오는 전망대

로 오르는 길이 더 낫다. 관음암까지 30~40분 소요되는 짧은 산행길이지만 제법 가파른 곳이어서 힘이 많이 드는 편이다. 그러나 힐링이 되는 좋은 기운이 있는 곳이 많고 주변 경관이 좋아서 몸뿐만 아니라 마음을 치유하기에도 참 좋다.

가파른 오르막에 철계단을 지나 숨이 턱에 닿을 때쯤 첫 번째 전망대가 나온다. 그리 높이 올라가지 않았음에도 시원하게 뚫린 전망대 앞에 서서 아래를 내려다보니 오금이 저릴 정도로 아찔하다.

전망대에서 바라본 전경은 두려움을 싹 잊게 하며 절로 탄성이 나오게 한다. 온통 잣나무와 소나무가 울창한 숲 사이로 먹물이 흐르는 듯한 암벽들이 아름답고 신비롭다. 수직 절리가 병풍을 펼쳐놓은 것처럼 둘러 있는 병풍 바위와 장군 바위의 웅장한 비경이 한눈에 들어온다. 절벽 아래로 아득하게 보이는 계곡은 마치 거대한 용이 헤엄을 치듯 살아 움직이는 것만 같은 생동감이 있다.

Healing Point 2 / 너른 바위

기혈 순환, 생식 기능 강화에 좋은 곳

전망대를 지나 등산로를 따라 10여 분 이동하면 왼쪽으로 야트막한 흙무덤이 보인다. 여기서 좀 더 안으로 들어가면 숨은 너른 바위가 있는 곳이다. 등산길 안쪽에 있어서 무심코 지나기가 십상이다. 너른 바위 위 한 귀퉁이에 자라는 소나무가 주변 풍광과 어우러져 한 폭의 그

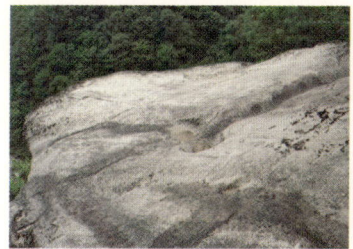
천기와 지기가 만나는 너른 바위

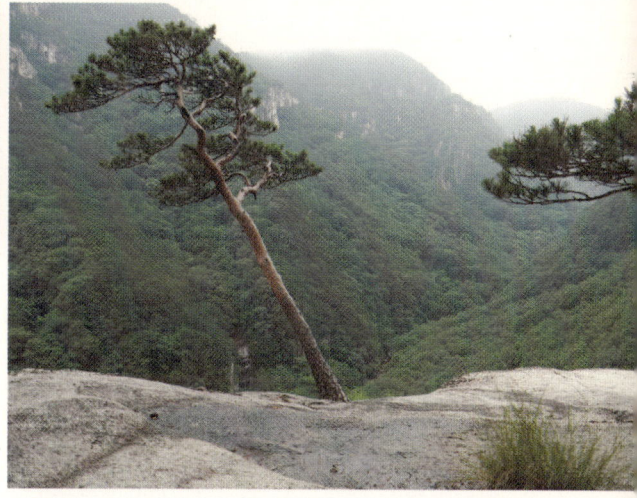
소나무와 바위가 절묘하게 조화를 이루고 있으며 신장과 생식기를 강하게 한다.

림 같다. 이곳은 바위에서 올라오는 기운과 하늘에서 내려오는 천기가 만나는 장소이다. 신선 바위와 같은 기운을 가진 곳으로 신장과 생식기를 강하게 하는 에너지가 있다.

이곳부터 관음암까지는 좌우로 건장한 소나무들이 늘어서 있다. 걸음을 재촉하기보다는 천천히 기운을 느끼면서 오르는 것이 좋다. 소나무는 다른 나무들에 비해 기운이 부드러워 몸에 잘 흡수된다. 은근한 힘이 있어 기력 회복에 도움이 되고 따뜻한 기운도 있어서 몸의 기혈순환 작용을 도와준다.

나무 중에 소나무는 기운으로 본다면 으뜸 중의 으뜸이라 할 수 있다. 이런 기운이 모여 있는 곳은 그리 흔치 않으니 기운을 충분히 받으며 산행을 하는 것이 보약을 몇 채 먹는 것보다 더 좋을 것이다.

Healing Point 3 / 관음암

*문제를 해결하는 영감을 얻고
기도에 효험*

관음암은 삼화사의 암자로 관음전과 바위 위 구층석탑이 있는 곳의 기운이 아주 좋다. 관음전 안은 영묘한 기운이 가득하여 집중이 잘 되고, 영감을 얻게 해주는 의식을 자극하는 에너지가 있는 곳이다. 고민이나 갈등을 해결하기 위한 답을 스스로 찾을 수 있게 해준다. 또 소원하는 것을 기도를 통해 이루게해주는 힘이 있다. 살다가 정신적으로나 심리적인 어려움이 생긴다면 이곳을 찾는 것이 의외의 해결책이 될지도 모른다.

관음암은 고려 태조 4년에 용조스님에 의해 창건되었을 당시의 이름은 지조암이었다. 산쥐들이 길을 안내하여 지은 암자라 하여 지어진 이름이라고 한다.

옛날 어느 스님이 땔감을 하려고 나무를 베었는데 어디선가 나타난 쥐가 그 나무에서 나온 톱밥을 물고 사라졌다. 이를 이상하게 여긴 스님이 쥐를 따라갔다가 톱밥을 한군데 모아둔 것을 보고 바로 이곳이 암자를 지을 장소라 생각하고 지었다고 한다.

관음암 안에는 물이 흘러간 듯한 문양의 자연석 바위를 기단으로 한 구층석탑이 있다. 조성한지 오래되지는 않았지만 바위에서 올라오는 기운이 대단히 좋다. 두타산의 거대한 기운 일부분이 이곳을 통해 나오고 있어 이 바위에 올라가 있으면 온몸이 전기에 감전된 듯 따갑고 찌릿한

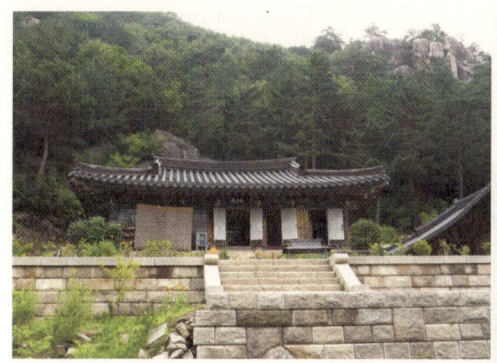
집중력을 키우고 영감을 주는 관음전

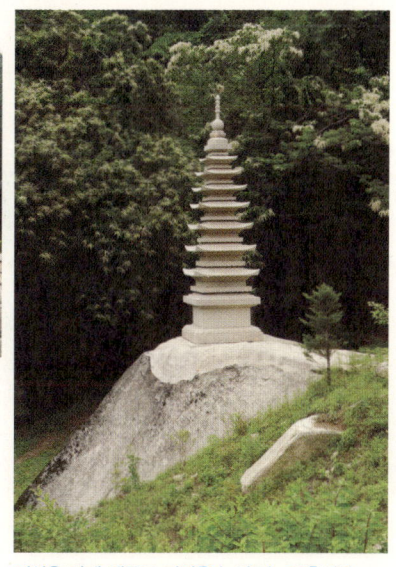
정신을 맑게 해주고 기력을 높여주는 구층석탑

느낌을 받게될 것이다. 다리로부터 올라온 기운이 온몸에 빠르게 채워지면서 정신을 맑게 해주고 기력을 높여주는 작용이 일어난다. 금방 기분이 좋아지고 피로가 풀리면서 힘도 생기는 현상을 경험하게 될 것이다.

참고로 대웅전 앞마당 아래에 있는 검은 색 바위와 느티나무가 있는 곳은 기운이 약해지고 있으니 구태여 이곳엔 머물 이유가 없다.

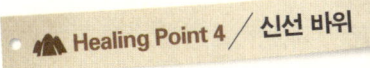

성기능 강화에 탁월한 기운

두타산의 다음 힐링 장소는 관음암에서 10여 분 채 못가서 있는 신선

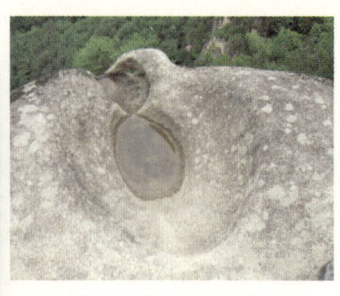
바위 끝 엉덩이 모양으로 움푹 파인 곳

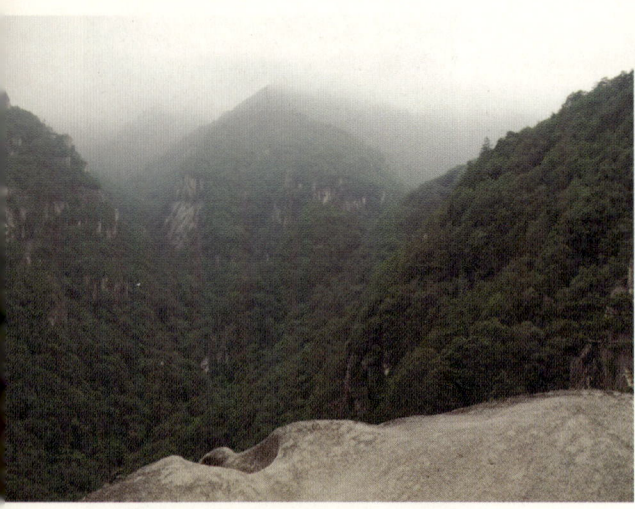
천기가 흐르는 곳으로 자식을 갖게 해준다는 신선 바위

바위이다. 옛날 아름다운 무릉계곡의 경치를 구경하기 위해 신선들이 앉았던 자리라 하여 붙여진 이름이다. 천기가 흐르는 신성한 바위로 자식을 갖게 해주는 영험한 기운이 있다고 소문이 나서 많은 사람이 이곳에 와 소원을 빌고 간다.

방송에도 나온 것으로 보아 사람들 사이에 제법 알려진 곳인 듯하다. 내가 산을 올랐을 때도 부부로 보이는 두 사람이 신선 바위에서 열심히 기도하는 것을 볼 수 있었다. 그들이 떠난 후 나도 신선처럼 엉덩이 모양의 움푹 파인 웅덩이에 앉아 보았다. 깎아지른 바위 끝 절벽이 오금을 저리게 하지만 주위를 둘러보니 별천지가 따로 없다. 잠시 풍광에 취해 있다보면 어떤 의식적인 생각도 할 수 없을 정도로 무념에 빠지게 하는 묘한 기운이 있는 매력적인 곳이다.

신선 바위는 음양의 기운 즉 하늘과 땅의 기운이 만나는 곳이다. 어느 풍수가는 신선 바위가 음기를 상징하는 여자의 엉덩이 모습을 하고 있고, 멀리 우측 산 중턱에 양기를 상징하는 남근처럼 솟아 있는 바위가 있어 두 기운이 만나 음양의 조화를 이루는 명당으로 보았다. 그래서 이곳에서 기운을 받으면 자식을 갖게 된다고 설명한다.

실제로 이곳에 앉아 있어보니 용천혈과 회음혈을 통해 기운이 들어오는 것이 느껴진다. 기감이 좋은 사람은 조금만 집중해도 쉽게 느낄 수 있고 보통인 사람도 진지하게 집중하면 느낄 수 있을 것이다. 하체를 따라 올라오는 따뜻한 느낌과 미세한 진동, 그리고 아랫배로 무언가 묵직하게 채워지고 힘이 들어가는 반응이 나타난다.

신장의 기능을 좋아지게 하는 기운으로 특히 생식기를 자극하고 기능을 강화시켜주는 강한 에너지가 있다. 평소에 생식 기능이 떨어져 있다면 분명 도움이 될 것이다. 자식을 낳게 해준다는 이야기가 이해될 정도로 신선 바위에는 신성한 기운이 강하게 서려 있다.

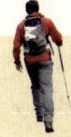

Healing Course

무릉계곡 매표소 → 금난정 → 너른 바위 → 관음암 → 신선 바위 → 하산

- **위치** 강원도 동해시(1,353m)
- **길이·시간** 코스 길이 7km · 힐링 산행 5시간 30분 소요
- **출발지** 무릉계곡 매표소(강남고속버스터미널 동해 하차, 삼화사행 버스 종점)

두타산

05 쉬움산
복을 부르는 새색시 기운

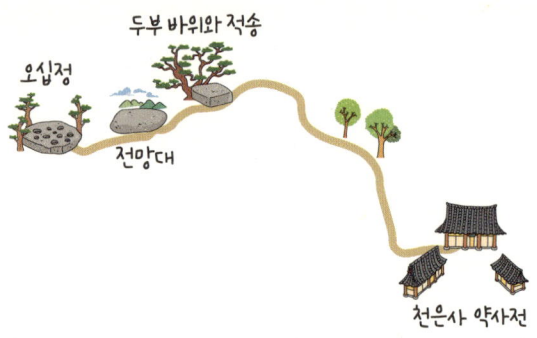

　쉬움산은 무릉계곡에서 삼척 방향으로 차를 타고 20여 분 거리에 있는 두타산 자락 동북쪽의 산이다. 정상에 50여 개의 돌우물이 있는 신기한 산이다. 음기가 세다고 알려져 무속인들이 기도하러 많이 간다고 한다.
　실제로 보니 우물이라기보다는 크고 작은 물웅덩이라는 표현이 맞을 듯싶다. 바위 위에 구멍이 파여 있고 그 안에 빗물이 고인 물웅덩이다. 쉬움산은 두타산의 무릉계곡과는 달리 서늘하며 습한 기운이 많다. 두

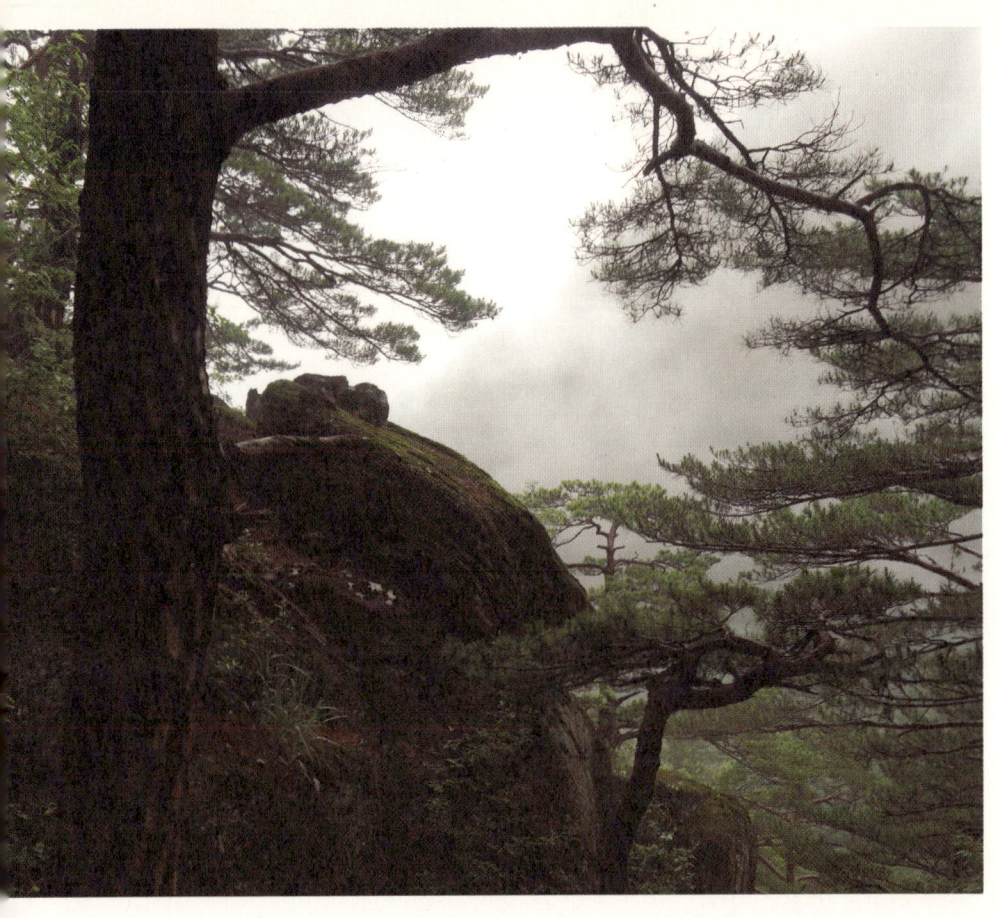

 타산이 양의 기운이 강하다면 쉰움산은 음의 기운이 많은 산이라 할 수 있다. 같은 산의 줄기인데도 기운이 다른 것이 특이하다.
 같은 산이라도 산봉우리마다 생김새가 다르고 계곡의 형태가 다른 것처럼 기운의 성향도 제각각이다. 마치 한 부모 밑의 여러 형제가 성향이나 기질이 다 다른 것처럼 말이다.
 쉰움산으로 오르는 계곡 역시 무릉계곡과는 판이한 기운을 보이고 있다. 두타산과 쉰움산 두 산을 비교해 보면 음과 양의 기운이 어떻게 다른지를 이해할 수 있다.

정신력을 몇십 배 높여주는 기도 터

쉼움산은 계곡이 좁고 해가 잘 들지 않아서 밝고 명랑한 기운이 부족하다. 계곡을 타고 내려오는 기운이 매섭고 사납고 차서 양기가 왕성한 여름에는 상관이 없으나 어두운 밤이나 차가운 계절에는 피해야 한다. 그러나 계곡을 따라 올라가다 보면 넓고 환한 곳에 천은사가 있다. 이곳은 기운이 매우 좋아 언제든 찾아볼 만하다.

천은사 경내는 산의 정기가 잘 갈무리되어 있고 양명한 기운이 가득하다. 수행이나 기도를 하기에도 아주 적합하다. 천천히 은밀하게 움직이는 기운이 마치 새색시처럼 얌전하고 조용한 듯 보이지만 그 안에는 아주 강한 양의 기운을 가진 에너지가 숨어 있다. 이러한 기운을 받게 되면 마음을 단속하기가 쉬워지고 어떤 일에도 흐트러짐 없이 일관된 의지를 가질 수 있다.

마음의 에너지가 응집되면서 정신력을 몇 배 몇십 배 높일 수 있는 특별한 힘을 키울 수 있다. 좀 더 구체적으로 표현한다면 입시나 공무원 시험, 행정·사법고시 등을 준비하기 위한 장소로 적합하다. 많은 산과 사찰을 다녀보았지만 정말 보기 드문 기운을 가졌다. 마음의 힘과 영적 에너지를 키우는 수련 장소는 물론이고 기도 터로도 훌륭하다.

Healing Point 1 / 천은사 약사전

척추 질환, 뇌혈관 질환에 효험

쉬움산의 첫 번째 힐링 장소는 천은사의 약사전이다. 산 정상에서 내려온 정기 가운데 치유의 에너지가 응집된 곳이다. 특이하게도 땅으로부터 올라오는 기운이 아니라 앞과 위에서 내려오는 기운이다. 앞쪽으로부터 오는 기운이 몸 전체를 감싸고 안으로 천천히 스며든다.

머리와 몸의 근육을 조였다 풀었다 하며 순환을 돕는 작용을 일으키는 곳이다. 뇌혈관 계통이 안 좋을 때, 목뼈나 척추 전체에 통증이 있을 때 도움이 되는 기운이 있다. 만약 치유가 목적이라면 이곳에 오래 머물면서 기운을 받으면 효과가 있을 것이다.

천은사를 나와 뒷길로 이어지는 등산로를 따라 쉬움산 정상으로 오르는 길은 무릉계곡보다 훨씬 한적하다. 처음 350미터 구간은 기운이 탁하

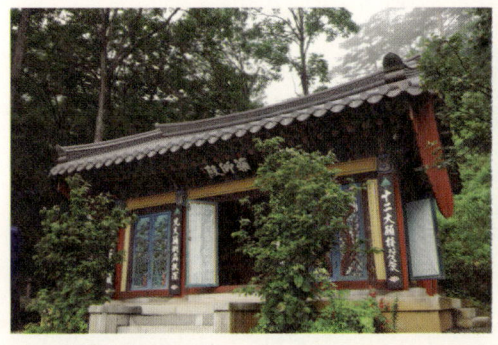

내면의 에너지를 키우는 천은사

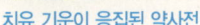

치유 기운이 응집된 약사전

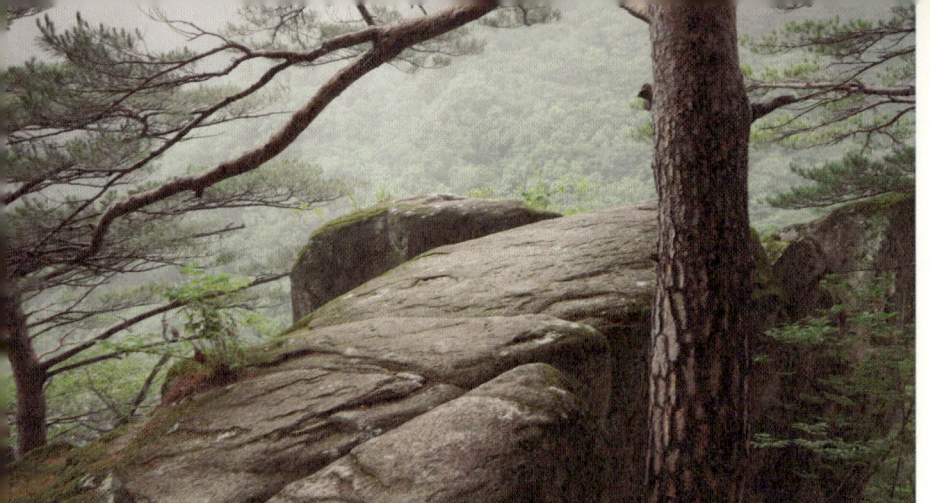
소나무가 그늘을 만들어주고 있는 커다란 바위

며 불안정하지만 20여 분 가파른 길을 오르다 보면 기운이 시원하고 가볍게 변화하는 것을 알 수 있다. 여기서부터 소나무 군락지가 펼쳐진다.

기가 탁 트이는 소나무 군락지

　다시 가파른 돌계단을 오르면 왼편으로 먹빛이 도는 커다란 바위가 있다. 바위 주변으로 소나무가 둘러싸여 있다. 그중 건장해 보이고 잘 생긴 소나무 한 그루가 가지를 뻗어 바위 위로 그늘을 만들어주고 있다. 마치 바위 위에서 잠시 한숨을 돌리고 가라는 듯이 말이다.
　바위 자체에서도 기운이 나오지만 무엇보다 위에서 내려오는 힘이 강하다. 그늘을 만들어주는 소나무에서 나오는 기운이다. 산을 찾은 사람들에게 대접이라도 하는 듯 기운을 주는가 싶어 고마운 마음이 들게 하는 소나무이다. 잠시 쉬면서 부드럽고 따뜻한 소나무의 기운을 충분히 받고 오르면 산행길이 훨씬 가벼워질 것이다. 쉬움산은 바위산이다. 흔히 흙산을 육산이라 하고 돌산을 골산이라고 표현한다. 쉬움산은 그야말로 통뼈를 연상하게 하는 산이다. 발길이 닿는 곳마다 모두가 하나의 거대한 돌로 이루어진 것이 오르는 내내 감탄사를 연발하게 한다.

Healing Point 2 / 두부 바위와 적송

전신의 경락을 자극하는 기운

고마운 소나무 군락지로부터 가파른 길을 따라 10여 분을 더 오르면 두 번째 힐링 장소가 나온다. 두부를 썰어놓은 것같이 일부러 쪼개 세워놓은 듯한 바위들이 쌓인 곳을 만나게 된다. 그 앞으로는 약간의 경사가 있는 비교적 평평한 지역이다. 침엽수 낙엽으로 덮여 있어 언뜻 보면 흙처럼 보이지만 가까이 가서 밟아보면 전체가 암반이다.

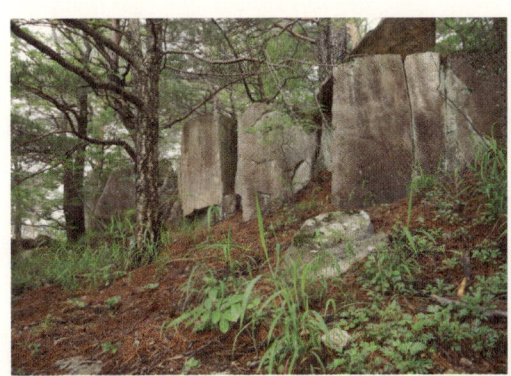

두부를 썰어놓은 듯 서 있는 바위

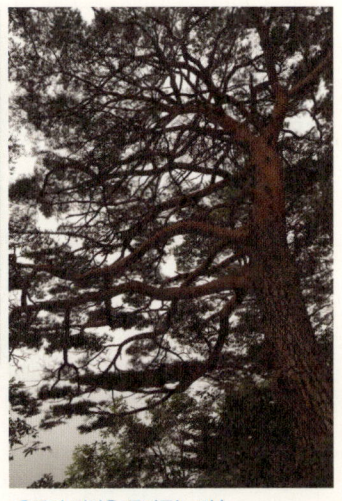

온몸의 경락을 돌려주는 적송

정상에서 내려온 정기가 갈무리되어 기운이 좋은 곳이다. 위를 올려다보면 시야 가득 한 그루의 소나무가 숨어 있는 듯 보인다. 매끄럽고 윤기가 나는 붉은 빛의 적송이 오르는 사람들을 향해 한껏 팔을 뻗어 반겨 안아주려는 듯 긴 가지를 남쪽으로 향하고 있다.

이 적송은 아주 강한 기운을 가지고 있다. 에너지의 파장도 매우 강하다. 마치 파도가 일듯이 크게 움직여 온몸의 경락을 돌게 하는 힘이 있다. 이유 없이 몸이 안 좋거나 온몸의 기운이 없을 때, 기혈에 손상을 입어 몸의 기능이 안 좋을 때 도움이 되는 기운이 있다.

Healing Point 3 / 전망대

이유 없이 심장이 뛰고 불안할 때

은사암이라는 거대한 먹빛 바위를 지나 잠시 오르면 너른 바위가 나타난다. 주변의 산세를 파노라마처럼 둘러볼 수 있는 전망대이다. 이곳에서 바라보면 쉰움산 전체가 소나무밭처럼 보인다. 바위 아래는 아찔한 천 길 낭떠러지다. 바람이 불 때마다 발아래의 소나무 가지들이 넘실대는 모습이 흡사 파도치는 모습을 연상시킨다. 간간이 보이는 기암괴석들은 폭포수처럼 금방이라도 쏟아져 흘러내릴 듯하여 그림 같은 풍경을 이루고 있다. 그리 높지 않은데도 이처럼 산세가 빼어나고 조망도 뛰어난 산은 그리 흔하지 않을 듯싶다.

이 너른 바위가 있는 전망대는 심장에서 열이 빠지게 하고 가슴을 편

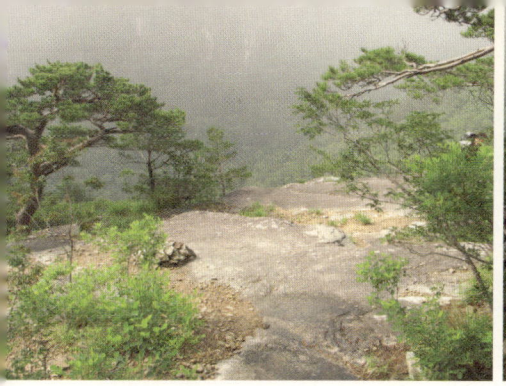 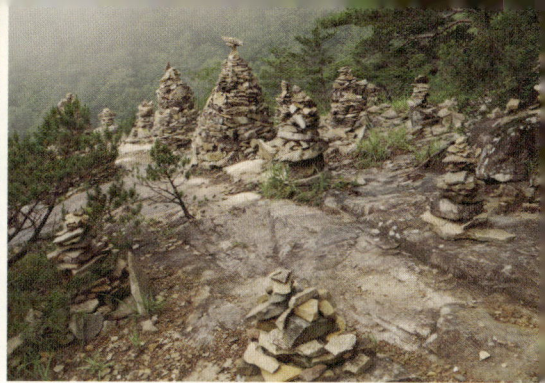

울화증에 효과가 있는 전망대   기우제를 지냈다는 곳에 쌓아놓은 돌탑들

안하게 하는 화火의 기운이 있다. 평소에 심장에 열이 많아 답답한 증상이 있거나 가슴에 간헐적인 통증이 있고 이유 없이 심장이 뛰는 사람에게 치유 작용을 일으킨다. 심리적으로 불안 초조하고 울화증이 있는 사람도 효과를 볼 수 있다.

너른 바위에서 나와 샘터를 지나 오십정으로 오르기 직전에 밧줄을 타고 바위 하나를 오르면 왼쪽으로 여러 개의 돌탑이 보인다. 예로부터 이곳에서는 봄, 여름, 가을에 기우제를 지냈다고 한다. 기운이 좋은 곳은 역시 사람들이 먼저 알아보고 빈틈없이 돌탑을 쌓아 놓는다.

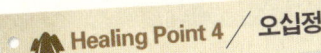

Healing Point 4 / 오십정

시름을 내려놓게 하는 명상 포인트

해발 670미터 쉬움산 정상에 있는 오십정의 풍광은 상상 그 이상이다. 바위의 형상도 특이하지만 바위에 있는 크고 작은 물웅덩이는 기이

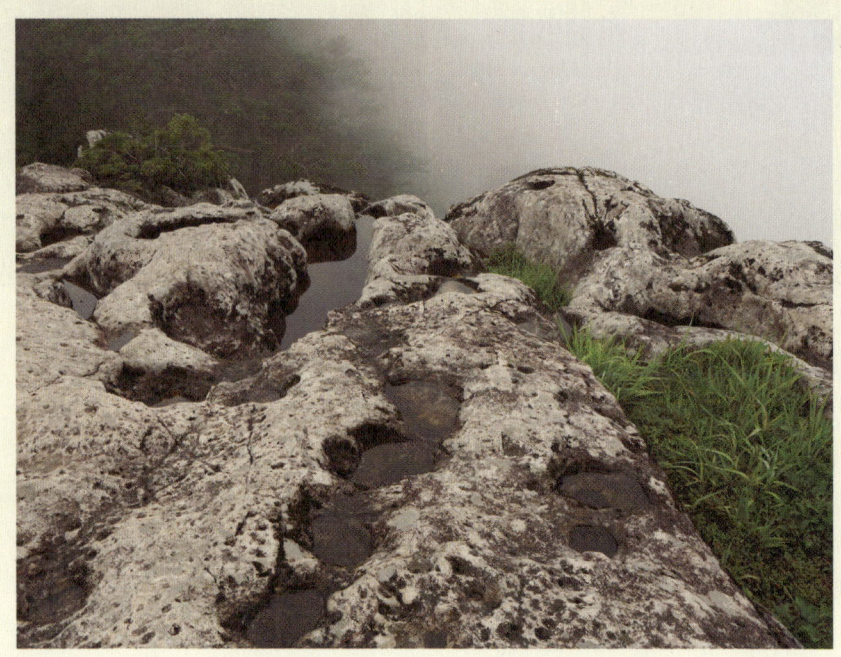

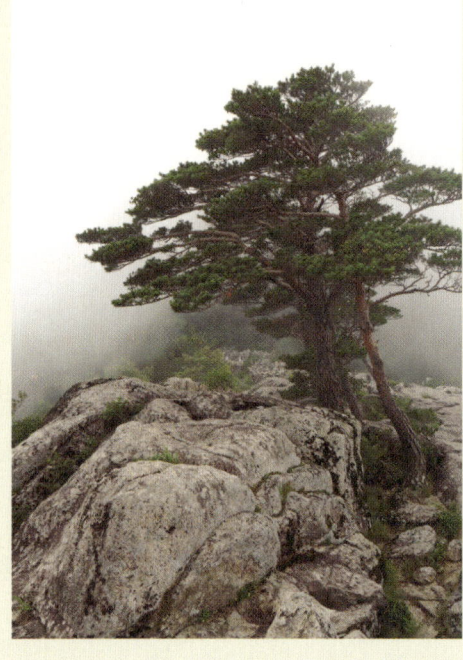

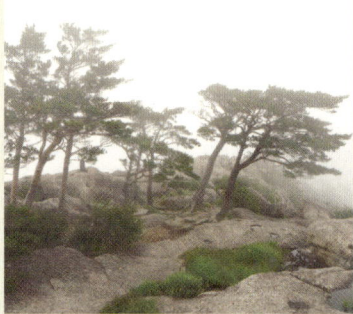

▲ 선계에 온 듯한 느낌을 주는 오십정
◀ 습한 날씨에도 청량한 기운이 가득한 쉰움산 정상
▶ 팔공산 갓바위와 더불어 최고의 명상 포인트

한 느낌이 든다. 때마침 주위가 구름에 가려져 운무 덕분에 신선 세계에 들어와 있는 착각을 일으킬 정도로 오묘했다. 두타산의 세 신선이 한가로이 앉아 바둑을 두고 있는 모습이 절로 상상이 된다. 잠깐이지만 내가 선계에 온 듯한 착각에 빠지게 하는 신비로운 곳이다.

정상은 습한 날씨에도 맑고 청량한 기운이 가득하다. 이곳은 음기가 강하다는 주장이 있는데 아마 산 정상에 많은 물웅덩이가 있고 그 안에 수많은 개구리가 살고 있어 그리 생각했던 것이 아닐까 싶다. 흐린 날의 기운이 이 정도니 맑은 날은 아마 찬란하게 빛을 품은 청명한 기운이 가득할 것이 분명하다.

쉰움산 정상에서도 최고의 힐링 장소는 오십정 중간쯤에 있는 소나무 몇 그루가 삼각형의 형태로 둘러싼 곳이다. 땅의 기운과 하늘에서 내려오는 천기가 모여 조화를 이루는 곳으로 명당 중의 명당이다. 앉아 명상하기에도 좋다. 아주 잠시 눈을 감고 있기만 하여도 모든 시름이 사라지고 한 가지 생각에 몰입할 수 있다. 편안함과 평온함을 주며 시간이 멈춘 듯한 적막을 느끼게 해준다. 관룡산의 용선대, 팔공산의 갓바위와 더불어 우리나라에서 몇 안 되는 최고의 명상 포인트라 할 수 있다.

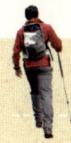

Healing Course

천은사 약사전 → 두부 바위와 적송 → 전망대 → 오십정 → 하산

- **위치**　　강원도 삼척시(688m)
- **길이·시간**　코스 길이 1.3km · 힐링 산행 3시간 30분 소요
- **출발지**　천은사(강남고속버스터미널 삼척 하차, 천은사행 버스 종점)

오대산

오욕에 절은 오장을 씻어낸다

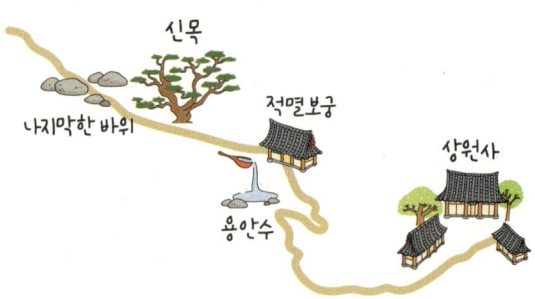

강원도 오대산은 석가모니의 진신 사리가 있는 상원사의 적멸보궁과 월정사의 전나무 숲길로 유명하다. 월정사 숲길을 부안 내소사, 남양주 광릉 수목원과 더불어 한국의 3대 전나무 숲으로 꼽지만 그중에 단연 최고가 아닌가 싶다. 오대산은 우리나라에서 기운이 제일 차다는 설악산 다음으로 강직하고 서늘할 만큼 차가운 기운이 있다. 한여름에도 이른 아침에는 선선하다 못해 한기가 느껴질 정도다.

오대산의 기운은 막힌 가슴을 뚫어주고 오욕에 절은 장을 깨끗하게

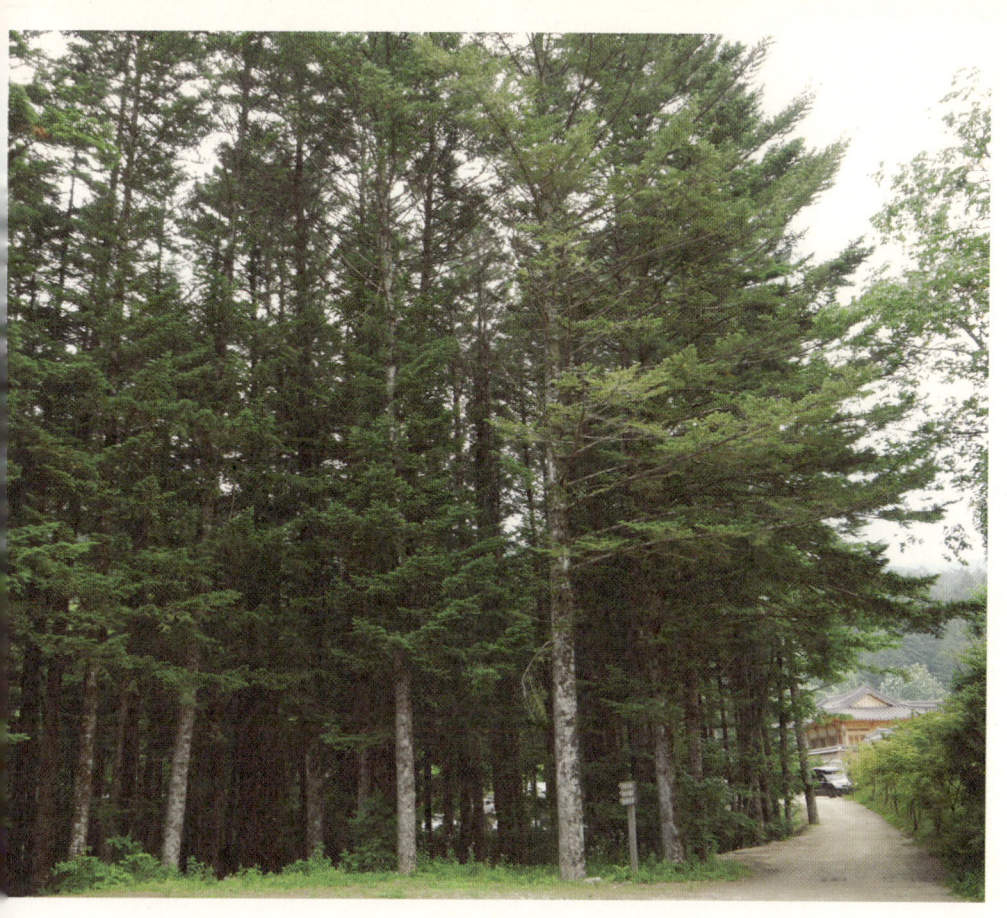

씻어줄 정도로 시리도록 맑은 기운이 있다. 이 기운은 몸과 마음의 차원을 넘어서 혼탁해진 정신과 상처받은 영혼까지 깨끗이 치유해주는 영묘한 힘이 있다.

특히 상원사의 적멸보궁 터는 오대산의 다섯 봉우리에서 분출되는 모든 정기를 갈무리하고 있는 명당 중의 명당이라 할 수 있다. 그래서 맑고 시원한 기운이 흐르고 머무는 곳인 상원사에서 출발하여 산의 정기가 갈무리되고 있는 적멸보궁을 거쳐 비로봉으로 오르는 길이 힐링 코스로써 적합하다.

상원사 입구에는 관대걸이가 있다. 관대걸이는 조선 초에 세조가 피부병을 고치기 위해 상원사 앞 오대천에서 목욕할 때 의관을 걸어둔 곳이다. 단종의 어머니가 꿈에 나타나 세조에게 침을 뱉었는데, 그 자리에 종기가 나더니 악성 피부병으로 번졌는데 어떤 치료에도 효과를 보지 못하고 악화가 되어 이곳까지 찾아왔다고 한다. 피부병에 좋다는 오대천에서 목욕하고 상원사에서 문수보살의 불력에 도움을 받으려 했던 것이다. 그러나 결국 세조는 악성 피부병으로 운명하고 말았다. 한 맺힌 여인의 저주는 불력도 자연의 치유력도 어찌할 수 없었던 것 같다.

상원사 경내를 지나 적멸보궁에서 비로봉으로 오르는 산길에는 기운이 좋은 곳이 많다. 대략 왕복 2시간 정도의 거리로 부담이 없다. 무엇보다 비로봉, 호령봉, 상왕봉, 두로봉, 동대산 다섯 봉우리에서 내려오는 기운이 모인 적멸보궁 한 곳만 가더라도 오대산의 가장 좋은 힐링 에너지를 얻을 수 있다.

우선 상원사는 기운이 맑고 차며 환하다. 그래서 상원사에 들어서면 막힌 가슴이 탁 뚫린 듯 시원해지고 기분이 절로 가볍고 즐거워진다.

특이한 것은 동정각東靜閣 안에 유리벽으로 보관하고 있는 동종(국보 제36호)이다. 통일신라시대에 만들어진 것으로 우리나라 범종 가운데 가장 오래되었다. 용뉴(범종의 용의 모습을 한 고리)의 용은 머리가 크고 입을 벌린 채 마치 종을 물어 올리는 듯한 형상이다. 두 발로 첨판을 움켜진 자세가 역동적인데 유리벽 안에 있지만 범상치 않은 기운을 오롯이 느낄 수 있다. 범종 옆에 있는 비천상에서도 방향에 따라 기운이 달리 나타나지만 맑고 좋은 기운을 발산하고 있다.

Healing Point 1 / 상원사

이유 없이 화가 나고
급한 마음이 생길 때

　상원사 기운의 중심이 되는 곳이 문수전이다. 이곳은 목木의 기운이 강하여 분노나 화를 가라앉히고 간 기능을 좋게 한다. 이유 없이 짜증이 나고 화를 참지 못하고 매사 급한 마음이 생긴다면 마음을 진정하는데 도움이 된다. 평소에 자주 피로를 느끼고 목에 이물질이 걸린 듯 불편하거나 속에 열이 있고 상기가 잘 되는 등 불편한 증상이 있다면 문수전에 들어가 기운을 받는 것이 좋다.

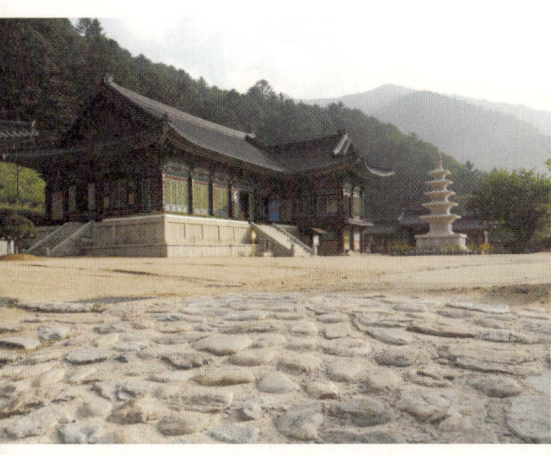

막힌 가슴이 탁 뚫리는 상원사

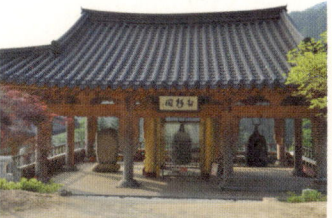

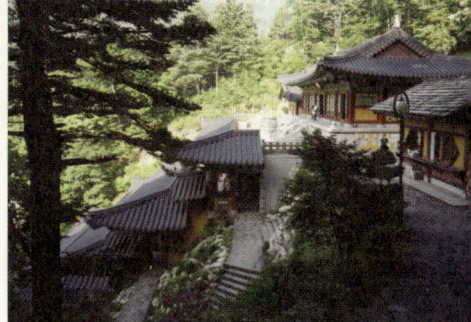

▲ 범상치 않은 기운을 오롯이 느낄 수 있는 동종
▼ 급경사 지역에 지어놓은 중사자암

상원사에서 20여 분을 올라가면 중사자암이라는 암자가 있다. 급경사 지역에 절을 짓다보니 건물의 기와지붕이 계단처럼 층층이 줄지어 있어 언뜻 보면 규모가 크고 웅장해 보인다. 화려한 단청에서 사뭇 이국적인 분위기가 나는 것이 10여 년 전 가족과 함께 봤을 때와는 전혀 다른 분위기이다.

상원사에서 중사자암까지는 편한 산책길이지만 중사자암부터 적멸보궁까지의 10여 분 거리는 가파른 계단길이다. 말 그대로 무념무상의 구도의 길처럼 느껴진다.

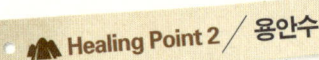
Healing Point 2 / 용안수

속 열을 내리는 최상의 약수

적멸보궁에 거의 이르면 오대산의 정기를 머금은 샘이 나온다. 용의 눈물이라는 뜻을 가진 이 약수는 맛이 특이하다. 우선 빛깔이 투명하고 맑으며 잡냄새가 없고 물 맛이 깔끔하고 목 넘김이 부드러우며 단맛이 나는 것이 이름에 딱 어울리는 약수다.

오대산의 물은 맛이 좋기로 널리 알려졌다. 예로부터 가장 맛이 좋은 물로는 충주의 달천수를 꼽았고, 두 번째로는 오대산에서 나와 한강으로 흐르는 우중수, 세 번째로는 속리산에서 흐르는 삼타수를 쳤다. 그 중 오대산의 용안수는 산의 정기가 모인 중심부에서 솟아나오는 샘물이다. 만약 치유 효능을 논한다면 우리나라에서 으뜸이라해도 손색이 없

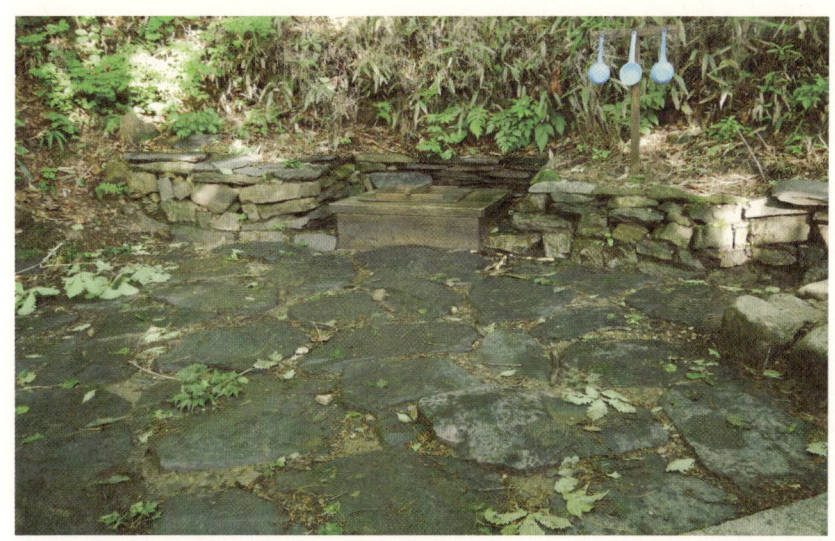
최고의 치유 약수라 손꼽을 만한 용안수

을 정도다. 좋은 약수는 어떤 병증이든 치유 효험을 볼 수 있다. 특히 가슴 속의 열을 내리게 하는 기운이 있어 답답함, 목 걸림, 가슴의 열, 변비, 아토피 증상 등에 빠른 효험을 볼 수 있다. 물을 마시면 아랫배와 단전까지 미끄러지듯 기운이 내려간다. 그리고 몸 전체로 부드럽고 따뜻한 기운이 넓게 퍼지는 것을 느낄 수 있다.

Healing Point 3 / 적멸보궁

상처받은 영혼을 치유한다

상원사와 비로봉 정상의 중간 지점에 있는 적멸보궁에는 석가모니

부처의 진신 사리가 있다. 길 중앙에 커다란 나무가 있고, 좌측으로 129개의 계단을 오르면 나오는 탁 트인 환한 장소가 그곳이다.

태백산의 정암사, 영취산의 통도사, 사자산의 법흥사, 설악산의 봉정암과 더불어 우리나라의 5대 적멸보궁의 하나이지만 상상 외로 소박하다. 전각은 고작 앞면 3칸, 옆면 2칸이다. 그러나 팔작지붕 위의 용머리 형상 때문인지 왜소하다는 생각이 전혀 들지 않는다. 뭔지 모를 위용과 힘이 느껴진다.

적멸보궁 뒤편으로 가면 돌담을 쌓은 작은 구릉지에 50센티미터 가량의 초라하리만치 작고 허름한 비석이 기울어진 채 서 있다. 세존진신탑묘이다. 다른 적멸보궁과는 달리 사리탑이 없는 것이 특이하다. 사리탑 대신인지 탑묘 중앙에는 수마노탑이 새겨져 있다. 그 주변으로 붉은 빛의 아우라를 뿜어내고 있다.

항간에 불탑은 하나의 상징일 뿐 어느 곳에 사리가 모셔져 있는지 아는 이는 없다고 한다. 사리가 어디에 묻혀 있는지는 중요치 않다. 부처님을 친견한다는 불심으로 이곳을 찾는 사람들에게는 아무런 문제가 되지 않는다.

긍정의 에너지가 팍팍 들어온다

풍수학자들은 이곳을 병풍처럼 산봉우리들이 사방을 둘러싸고 있어 마치 용이 여의주를 물고 있는 형국이라고 설명한다. 특히 용의 정수리에 해당하는 최고의 명당자리로 손꼽는다. 조선시대 암행어사 박문수가 천하의 명당이라고 감탄했다 한다.

얼핏 보면 적멸보궁의 터 전체는 실망스러울 만치 기운이 평범하고

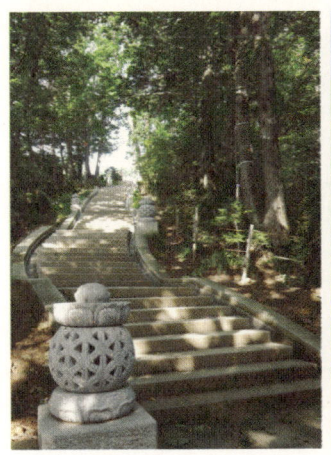
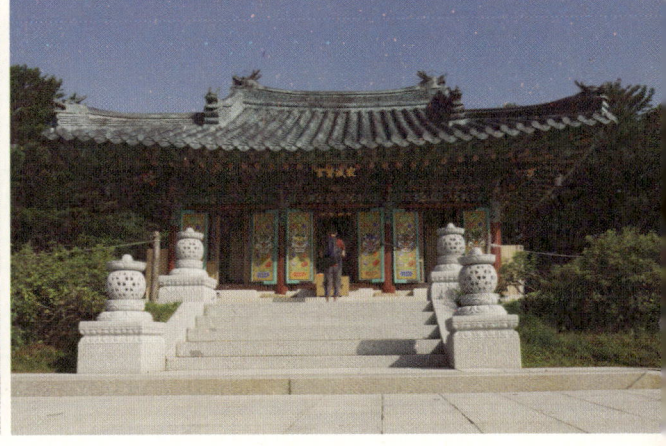

129개의 계단을 오르면 놀라운 기운을 가진 적멸보궁이 나온다.

태풍의 눈처럼 고요하지만 엄청난 에너지가 숨어 있는 적멸보궁

조용하다. 양지바른 작은 언덕 위에 있다는 것 말고는 수풀에 가려 넓게 트인 조망도 없다. 기운 또한 환하고 조용할 뿐 명당자리가 갖추어야 할 강한 에너지가 느껴지지 않는다. 그래서 이곳을 다녀온 대부분의 사람들은 소문보다 기대에 못 미친다는 말을 한다.

그러나 청경 호수와 같이 맑은 음의 기운을 가진 사리는 주변의 양명한 기운을 끌어당기는 놀라운 흡인력이 있다. 오대산의 다섯 봉우리에서 분출되는 기운이 이곳으로 빨려 들어와 적멸보궁 주변에는 엄청난 기운이 강하게 형성되어 있다. 태풍의 눈처럼 고요하고 움직임이 없는 듯하지만 그 속에는 엄청난 에너지가 감춰져 있다.

아쉬운 것은 주말에 워낙 많은 사람들이 찾아오고 조용히 앉아 기운을 느낄만한 공간이 부족하다는 점이다. 하지만 이곳은 오대산 특유의 강한 양의 기운과 시리도록 맑은 적멸보궁의 음의 기운이 조화를 이룬다. 이 영묘한 기운에는 상처받은 영혼을 치유하는 놀라운 힘이 있다.

활력을 일으키는 긍정의 에너지가 강하게 형성되어 있어 의욕을 잃고 마음이 위축되었을 때 이곳을 찾아 기운을 받으면 놀라운 효험을 볼 수 있다.

Healing Point 4 / 신목

소원을 이루게 해주는 신비한 소나무

적멸보궁에서 기운을 받고 비로봉 방향으로 오르다 보면 '비로봉 1.1km'라는 이정표가 세워진 곳이 있다. 이정표 옆에 뻗어 있는 굵은 뿌리가 마치 문어 다리를 닮은 오래된 수령의 소나무가 있다. 오대산의

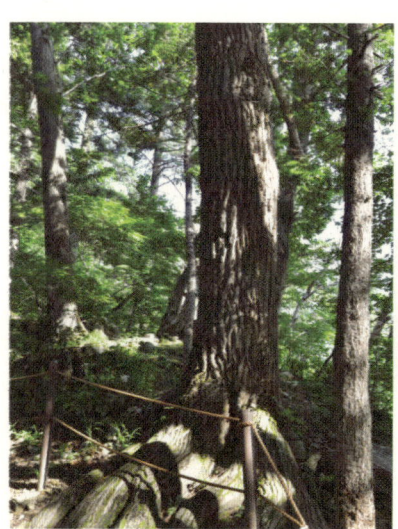

신령스러운 힘을 가진 오대산의 신목

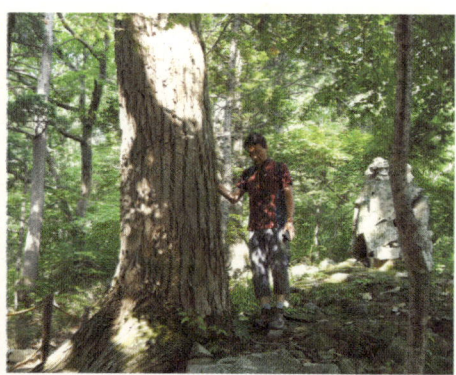

정성을 다해 기도하면 소원이 이루어진다.

신목 중 하나이다.

    소백산이나 태백산의 신목과는 다른 기운을 가지고 있다. 붉은 아우라 대신 흰 빛이 나고, 강한 힘 대신 부드럽고 시원한 기운이 올라온다. 에너지의 파장이 웅, 웅 거리며 일정한 간격으로 진동을 일으킨다. 이러한 기운을 가진 나무는 신령스러운 힘이 있다. 정성을 다해 기도하면 소원하는 것이 이루어지기도 한다.

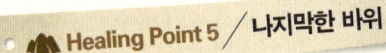

Healing Point 5 / 나지막한 바위

가슴 속에 찬 열을 내려준다

    신목을 지나 20여 분을 오르면 정면으로 낮은 바위들이 보인다. 비로봉에서 능선을 따라 내려오는 정기 일부가 잠시 머물렀다 가는 장소이다. 치유 작용까지 일으키기에는 기운이 풍부하지는 않지만 잠시만 앉아 있어도 심장의 열이 내리면서 가슴이 시원해진다. 잠시 이곳에서 숨을 고르면 비로봉까지 힘들이지 않고 오를 수 있을 것이다.

    바위를 지나 오솔길을 따라 10여 분을 가면 숲 안쪽으로 한 그루에서 두 개의 굵은 가지가 뻗어 있는 참나무가 있다. 쉬어가기 좋아 보이는 곳이지만 기운이 좋지 않은 곳이다. 기운이 탁하고 어지럽게 작용하고 있어서 이곳에 있으면 힘이 빠지고 쉽게 지치는 현상이 일어날 수 있다. 민감하게 반응하는 사람은 어지럽거나 극심한 두통이 오기도 한다. 이런 곳은 주의해서 지나치고 다른 곳에서 쉬는 것이 좋다.

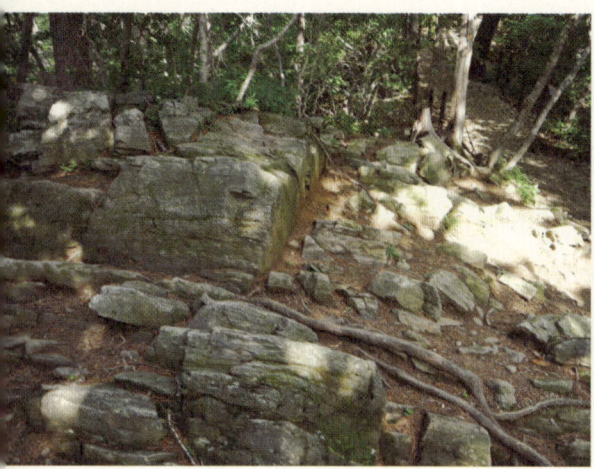
비로봉의 정기가 모였다 흘러가는 바위

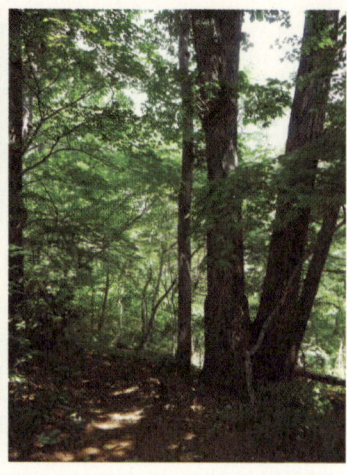
좋지 않은 기운이 나오는 곳으로 두통이 오기도 한다.

급하게 흐르는 물은 받을 수 없다

비로봉 막바지 400미터 구간은 그야말로 깔딱고개다. 등산이 아닌 힐링을 위해 산을 찾은 것이라면 구태여 정상까지 오를 이유는 없을 것 같다.

소백산이나 태백산과 같이 산 정상이 언덕이나 평지처럼 되어 있는 산은 기운이 급하게 흐르지 않아서 정상에서도 산의 정기를 그대로 받을 수 있다. 그러나 이런 몇몇 산을 제외한 우리나라 대부분의 산 정상은 뾰족하게 솟아 있다.

뾰족하게 솟은 산봉우리는 땅의 정기가 강하게 솟구치기 때문에 그 기운을 온전히 받기에는 좋지 않다. 기운이 머물지 않고 바로 아래로 흘러내리기 때문이다. 마치 분수처럼 솟구치는 물을 손으로 받을 수 없는 것과 같은 이치다. 힘있게 솟구치고 급하게 흐르는 물을 받으려고 손을 내밀었으나 결국 손 안에는 마실 물조차 남아 있지 않는 것과 같다.

물을 잘 받아 마시려면 샘처럼 솟으면서 고여 있는 물이나 조용히 흐르는 물을 떠야 한다. 기운이 잠시 머물러 있는 곳(기운이 오래 머물러 정체된 곳은 습하고 탁해져 사기가 형성되어 좋지 않다), 모여 활발하게 움직이는 곳이라야 잘 받을 수 있다. 이러한 기운은 대체로 산 정상보다는 능선을 따라 내려오는 곳에 있는 경우가 많다. 따라서 산의 좋은 정기를 받고 싶으면 능선을 따라 산행을 하는 것이 좋다. 치유를 위해 산을 찾는 것이라면 더욱 그렇다.

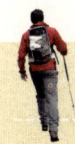

Healing Course

상원사 → 용안수 → 적멸보궁 → 신목 → 나지막한 바위 → 하산

- **위치** 강원도 평창군 진부면, 홍천군 내면(688m)
- **길이 · 시간** 코스 길이 편도 3.2km · 힐링 산행 5시간 소요
- **출발지** 상원사(동서울터미널 진부 하차, 상원사행 버스 종점)

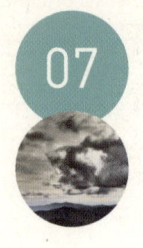

07 태백산
천기와 지기가 조화를 이루다

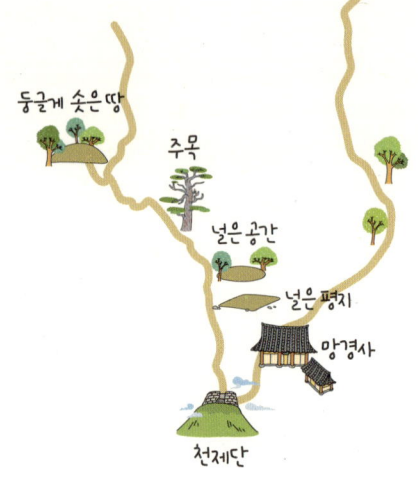

우리나라 산의 대부분은 암반으로 이루어져 작은 산일지라도 만만하게 올랐다가는 혼쭐이 난다. 특히 산 정상이 가까워질수록 바위가 많고 험하고 가파른 곳이 많다. 그러나 태백산은 웅대하지만 바위를 오르는 등 위험하거나 험한 길이 없어 친근하고 편안한 느낌이 든다.

태백산은 신이 내려오는 하늘길이 있다 하여 하늘과 땅과 조상을 숭배해온 민족 신앙의 성지로 추앙받아왔다. 지금도 천제단을 찾아 기도하려는 사람들의 발길이 끊이질 않는다.

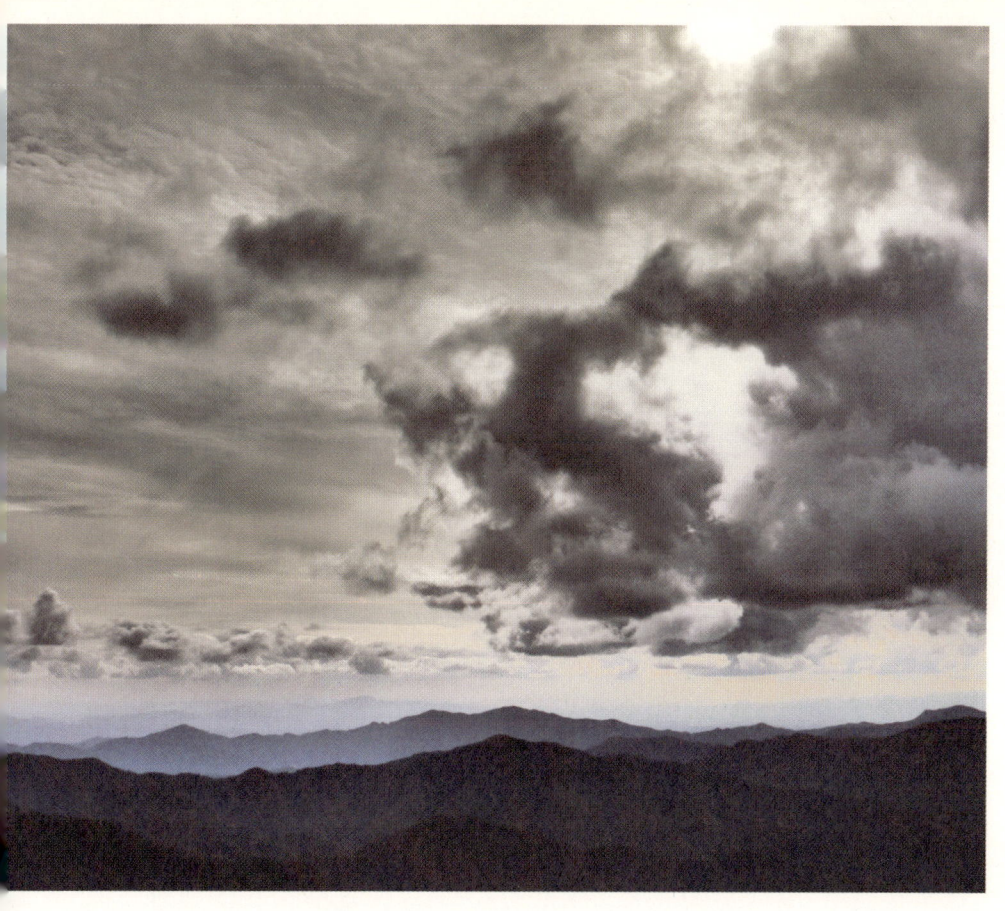

천제단이 있는 최고의 명산

태백산은 강화도 마니산과 함께 천기, 즉 하늘에서 내려오는 기운이 땅에서 올라오는 지기와 조화를 이루고 있는 최고의 영산이다.

특히 태백산 천제단으로부터 내려오는 하늘의 기운은 온 산의 중심이 될 정도로 엄청나다. 태백산에는 강하지만 거칠지 않고 시원하지만 차갑지 않으며 정신을 맑게 해주는 좋은 기운이 많다. 신당(당집)들이 모

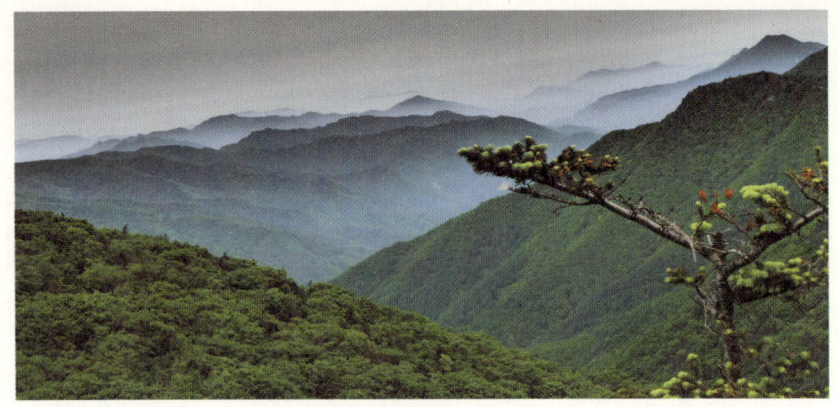

여 있는 특이한 장소가 있지만 음의 기운으로 치우쳐 있지도 않다.

어느 능선 어느 골짜기를 가더라도 한쪽으로 치우침이 크게 없는 태백산은 사람에게 해가 될 만한 곳은 찾아볼 수 없을 정도로 기운이 고르게 좋다. 산이 매우 높아서 싸늘하게 냉기가 돌고 날카로운 기운이 살짝 보이지만 강함 속에 부드러움이, 냉정함 속에 너그럽게 감싸주는 기운이 가득하다. 더욱이 산세가 흐르는 물같이 부드럽고 완만하다. 그림을 그려놓은 듯 자유로운 형상은 마치 인자하게 웃는 모습의 아버지와 같은 느낌이 든다. 만약 힐링에 최고로 좋은 산이 어디냐고 묻는다면 소백산 다음으로 태백산을 꼽을 것이다.

육안으로 보이는 층층이 쌓인 기

태백산 정상으로 오르는 길 가운데 기운이 좋은 코스는 당골 코스와 유일사 코스이다. 유일사 코스는 기운이 밝고 따뜻하여 평소에 의욕이 떨어져 있거나 마음이 괴로운 사람들에게 좋다. 계곡을 따라 올라가는 당골 코스는 기운이 맑고 시원하여 평소에 생각이 복잡하거나 약간 흥분된 상태에 있는 사람에게 적합하다. 태백산은 흙산인데 당골 일대에만 병풍암, 신선암, 장군암 등 기암괴석과 반석이 많다. 특히 계곡 물은 한여름에도 섭씨 5~10도 정도로 차고 맑아 마음을 치유하기에 매우 알맞은 코스라 할 수 있다.

유일사 매표소에서 10여 분 올라가면 숲길을 통해 가는 길이 있고 새로 닦은 산책로로 연결되는 길이 있다. 새로 난 산책길 양옆으로는 하늘을 향해 높이 뻗어 있는 침엽수림이 마음을 시원하게 해준다. 여러 사람이 나란히 걸어도 될 만큼 길이 넓어서 다정히 이야기하며 걷기에 좋다.

그러나 숲 사이로 나 있는 오솔길이 산의 기운을 받기에는 더 좋다. 태백산에서 내려온 기운이 막을 형성하듯 얇게 깔리면서 산비탈을 타고 천천히 흘러내리고 있는 특이한 지역이다. 기를 보는 훈련이 되어 있다면 어렵지 않게 물결이 일렁이는 듯한 얇은 막을 볼 수 있을 정도로 층층이 기운이 쌓여 있다. 마치 태초의 아무도 없는 곳으로 시간 여행을 온 듯한 착각이 든다. 숲이 고요하고 적막하여 복잡한 생각을 잊고 마음을 힐링하기에 안성맞춤이다.

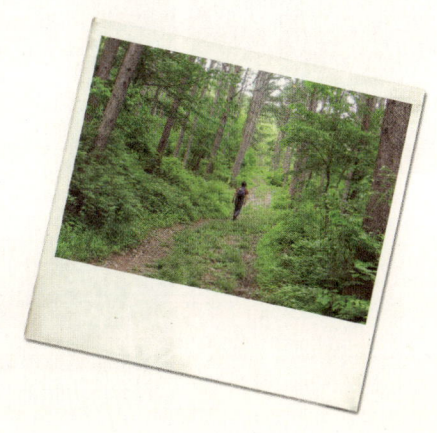

Healing Point 1 / 둥글게 솟은 땅

*배가 차고
자주 체할 때*

숲길을 지나 가파른 구간이 500미터쯤 계속되고 길 끝에 이정표가 나온다. 사길령 매표소에서 올라오는 길과 만나는 곳이다. 이정표로부터 사길령 방향으로 20미터 거리에 산의 정기가 샘처럼 솟아나는 장소가 있다. 왼쪽 길 안으로 들어가면 아담하고 둥글게 솟은 땅이 있는데 특별한 장소를 지키고 있는 것처럼 주변으로 나무들이 감싸고 있다. 어른 세 명이 앉아 쉴 수 있을 정도의 작은 공간이다.

이곳에서 가만히 서 있거나 앉아 있으면 땅에서 따뜻한 온기와 함께

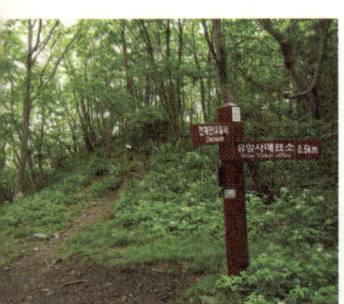

사길령 방향으로 20미터 거리에 있는 둥글게 솟은 땅

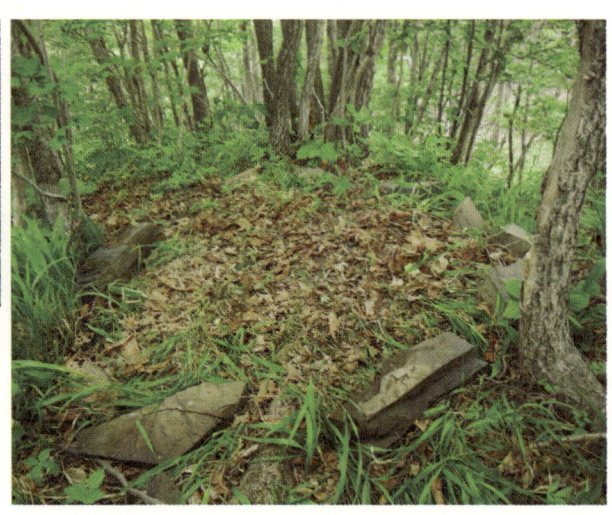

산의 정기가 땅에서 샘물이 솟듯이 나온다.

기운이 올라오는 것을 느낄 수 있다. 온몸이 미세한 전기에 감전되듯 짜릿하다. 산의 정기가 마치 샘물이 솟듯이 땅에서 나온다. 이런 곳이 바로 치유 명당자리다.

몸의 피로를 풀어줄 뿐더러 기력을 회복시켜주는 것은 기본이고 몸의 병을 낫게 하는 효과가 있다. 특히 여기서 나오는 에너지는 비위 기능을 도와주는 특성이 있다. 평소에 배가 차고 소화 기능이 안 좋아 자주 체하거나 가스가 많이 차는 증상이 있는 사람에게 좋은 기운이다.

기운이 빠져나가는 곳을 주의하라

참고로 위의 장소에서 정상으로 80미터 정도를 가파르게 오르면 표식 같은 특이한 나무가 보일 것이다. 정확히 '기역' 자로 굽은 형상을 하고 있다. 언뜻 보면 기린 같기도 하다. 이 나무의 오른쪽을 보면 넓은 공간이 보이는데 주의를 해야 할 곳이다. 가파른 길을 올라가다 나타나는 편안한 공간이라 쉬는 사람들이 많다. 그러나 이곳은 기운이 어지럽고 탁하여 잠시만 머물러도 힘이 빠진다. 오링 테스트를 해보면 누구라도 금방 알 수 있으니 주의하기 바란다.

유일사 쉼터부터 제법 많은 등산객을 만나게 된다. 산책로를 따라 올라온 사람들과 합류하는 지점이어서 사람도 많고 어수선해 보이지만 당골보다는 적은 편이다. 계단을 따라 본격적으로 가파른 산행이 시작되지만 이내 경사가 완만해져 주변을 여유 있게 둘러보면서 오를 수 있다.

잠시 나무 계단을 오르다가 계단이 끝나는 지점부터는 전혀 다른 세상에 들어온 듯하다. 능선을 따라 이어지는 길목의 나무들이 사람을 닮은 형상을 한 것이 재미있다. 바위에 걸터 앉아 있는 나무, 비스듬히 기

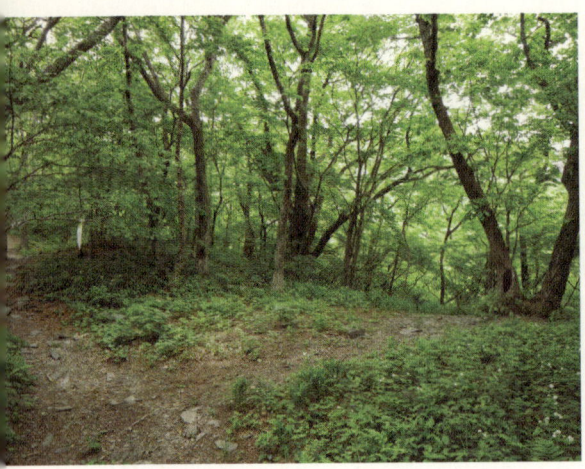
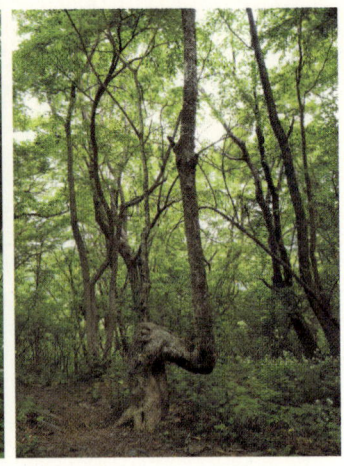

기운이 빠져나가는 곳은 오링 테스트를 통해 알 수 있다.   기운이 빠져나가는 곳의 초입에 있는 나무

대어 앉아 있는 나무, 서로 사랑을 하듯 안겨 있는 나무의 모습이 사람들을 연상케 한다. 주목 군락지에 들어서면 한 그루 한 그루가 조각 작품처럼 모습이 인상적이다.

Healing Point 2 / 태백산의 신목인 주목

오래된 지병, 아토피, 면역 결핍에 효과

능선을 따라 오르면 잘 정비된 휴식 공간이 나온다. 밝고 온화하면서 강한 기운이 형성되어 있는 곳이다. 산 정상 가까이에 너른 평지가 펼쳐져 있고 키가 작은 꽃나무들과 커다란 주목이 어우러져 한 폭의 동화 속 그림 같다. 꽃이 만발한 5월에는 마치 이상한 나라의 앨리스에 온 것만 같고 겨울 눈꽃이 필 때는 눈의 여왕이 사는 곳 같은 환상적인 분위기를 자아낸다. 그곳에서 약 20여 미터 더 올라가면 부드럽게 몸을 휘감는 듯한 기운이 느껴진다. 길 안쪽에 있는 오래된 주목에서 나오는 기운으로 이곳이 두 번째 힐링 장소다.

기운을 따라 10미터 정도 들어가면 비밀의 화원 같은 은밀한 곳에 600년 이상은 족히 넘어 보이는 주목이 서 있다. 홀로 우뚝 솟은 모습이 힘이 넘치고 강렬한 아우라를 뿜어내고 있다. 탁 트인 전망과 어우러져 신비감을 더한다. 주의를 기울이지 않으면 그냥 놓치고 지나가기 쉬워 인연이 닿는 사람만 만날 수 있다.

이 나무가 바로 태백산의 신목이다. 앞은 돌처럼 회백색으로 변해 있지만 뒤로 가면 윤기가 도는 붉디붉은 색을 하고 있다. 붉은 빛이 굉장히 인상적이어서 왜 주목이라 이름을 붙였는지 이해가 된다.

가만히 손을 대보면 기운에 힘이 있고 영묘함이 서려 있다. 외향 못지않게 내면에도 엄청난 기운을 품고 있는 예사롭지 않은 나무이다. 더운 열기와 깊은 곳에서 조용히 올라오는 힘이 느껴진다. 그 기운은 은은하게 몸으로 스며들어 미세한 세포 하나하나까지 자극하는 특별함이 있다. 기운을 받고 있으면 마음이 평온해지며 시간이 멈춰버린 듯 고요한 정적 속에 빠져든다.

살아서 천 년, 죽어서 천 년

나무가 백 년을 살면 영이 서리게 되는데 그 정도 나이가 되면 기운이 차고 드세며 사람에게 함부로 기운을 주지도 않는다. 또 기운이 불안

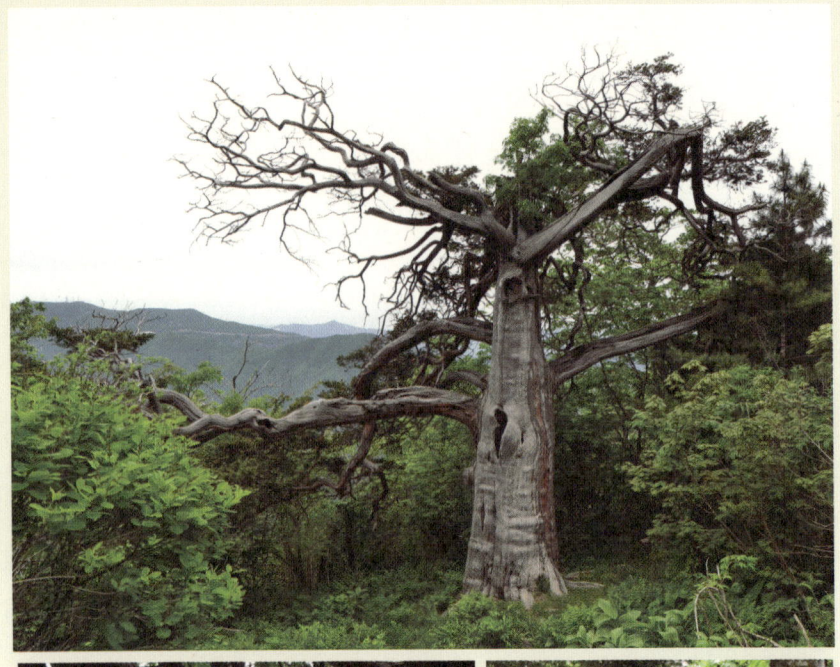

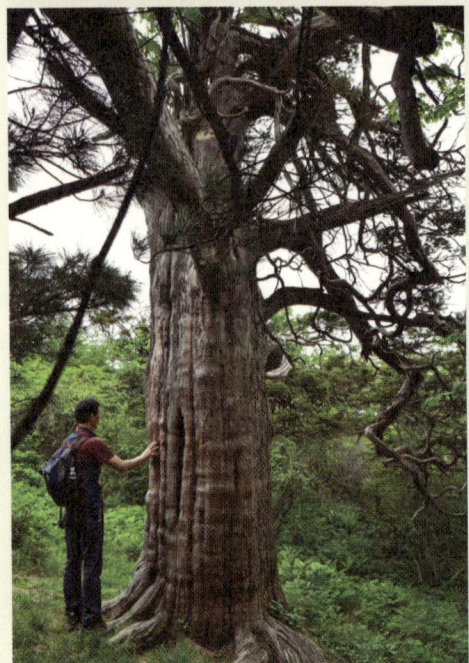
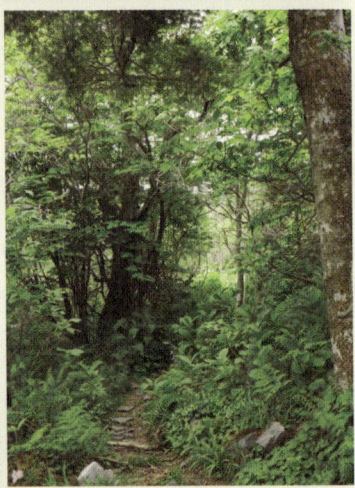

▲ 이상한 나라의 앨리스에 온 것 같은 주목 군락지
◀ 태백산의 신목에는 엄청난 치유 에너지가 있다.

정할 정도로 변덕이 심해서 오래된 나무의 기운을 받는 것이 좋지 않을 때가 있다. 그러나 이 주목은 일반적인 나무와는 다르게 사람에게 도움이 되는 좋은 기운을 가지고 있다. 이런 나무를 만나는 것도 행운이지만 기운을 받는 것은 더더욱 축복이라 할 수 있다.

주목은 한자로 풀면 붉은 주朱 나무 목木, 즉 붉은 나무라는 뜻이다. 비교적 해발이 높은 지역에서 자라며 나무껍질과 속살이 유난히 붉다. 성장이 느린 편이지만 나무 중 수명이 가장 길다. 수명이 다해도 고급가구나 약재 등 그 쓰임새가 다양해 '살아서 천 년, 죽어서 천 년'이라는 별칭이 붙은 나무이다. 예부터 신장염, 부종, 소갈병 등의 치료 약제로 쓰여왔다.

최근 나무껍질에 있는 택솔이라는 성분이 항암제로 효과가 뛰어나다는 연구가 밝혀졌다. '기적의 항암제' '금세기 최고의 약용 식물'로 주목을 받고 있다. 주목에는 갖가지 병에 효험이 있다. 백 번을 우려도 꼭 같은 효과가 있으며 집에 두기만 해도 온갖 질병을 예방할 수 있는 매우 강하고 영험한 치료 기운을 가지고 있는 나무이다.

이 오래된 주목에서 나오는 치유의 기운은 대단하다. 마음과 육체에 모두 작용하는 힘이 있다. 마음의 병이 깊거나 몸에 병이 있다면 이곳을 찾아 기운을 받는 것이 좋다. 특히 오래된 지병이나 아토피, 면역결핍 등의 난치 질환에 치유의 효과가 높다. 이곳에서 장시간(1시간 이상) 기운을 받으면 놀랄만한 효과를 볼 수 있을 것이다.

태백산 신목 앞에서 명상하면 감은 눈앞에 붉은 기운이 선명하게 나타났다 사라진다. 결코 손해볼 일이 없으니 이곳에서 소원을 빌어보는 것도 나쁘지 않을 것이다. 참고로 이런 곳에서 기를 받고 소원을 빌 때는 진심으로 자연에 감사하는 마음을 가지고 해야 한다는 것을 잊어서는 안 된다. 마음을 다해 기도하면 이제까지 느끼지 못하고 보지 못했던 놀라운 체험을 할 수 있을지도 모른다.

이곳에는 또 한 가지의 특별함이 있다. 부부나 연인이 이곳에서 함께 소원을 빌면 처음 만났을 때와 같은 열정을 되찾을 수 있다.

Healing Point 3 / 넓은 공간

*정신적 스트레스로 인한
만성 두통에 좋은 곳*

신목으로부터 약 50미터 올라가면 길 주변으로 작은 공간들이 많아 쉬어 가기 좋은 곳이 나온다. 여기서 좌측으로 들어가 있는 넓은 공간이 있다. 이곳은 천기를 느낄 수 있는 장소이다. 기를 잘 모르는 사람일지라도 몸의 긴장을 풀고 집중하면 정수리 부분으로 무언가 압력이 느껴지거나 찌릿한 정전기의 느낌이 일렁인다.

기운은 머리에서 몸으로 내려오는 것을 느낄 정도로 강하다. 장기 중 폐의 기능을 활성시켜주는 힘이 있어 가슴이 시원해지면서 호흡이 한결 편안해지는 효과가 있다. 특히 스트레스로 호흡이 답답한 사람에게 도움이 된다. 또한 머릿속이 시원해지는 것을 느낄 수 있다. 두뇌의 긴장을 풀어주는 효과가 있어 정신적 스트레스로 인한 신경성 두통, 긴장성 두통이 있는 사람에게 치유 효과가 있다.

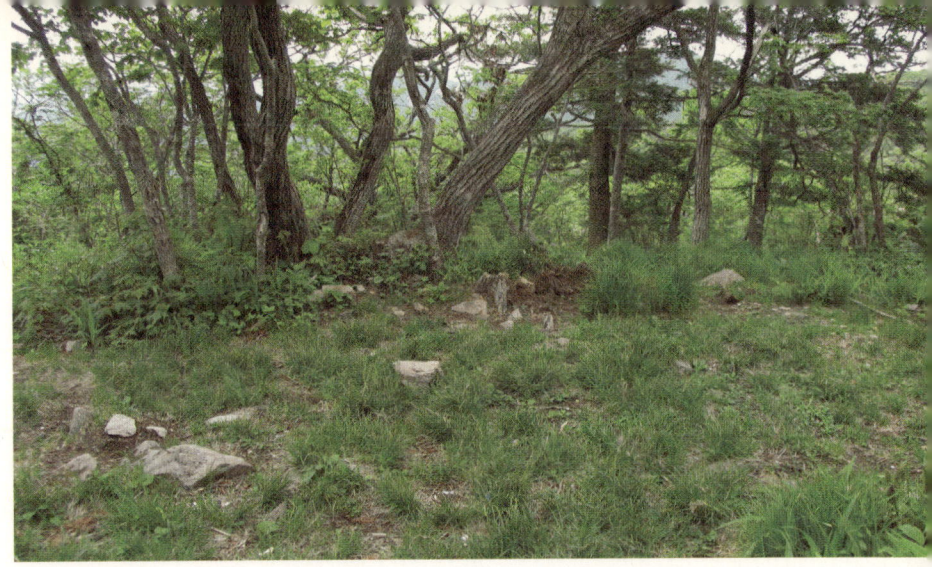

정신적 스트레스로 인한 신경성 두통, 긴장성 두통이 있는 사람에게 치유 효과가 있다.

Healing Point 4 / 널은 평지

마음을 치유하고
집중력을 키우는 명상 포인트

　망경사와 정상으로 올라가는 이정표가 있는 곳에서 약 50미터 정도 올라가면 이번에는 널은 평지가 왼쪽으로 펼쳐져 있다. 등산로에서 약간 벗어나 있으나 가리는 큰 나무가 없어 사람의 눈에 잘 띄지만 어수선하지 않은 곳이다. 마음이 우울하거나 심란할 때 힐링할 수 있는 곳으로 정신이 산란할 때 집중이 잘 되게 해주는 곳이다. 특히 맑고 시원한 기운이 그득하여 깊은 명상에 들어갈 수 있게 해주는 태백산의 명상 포인트라 할 수 있다.

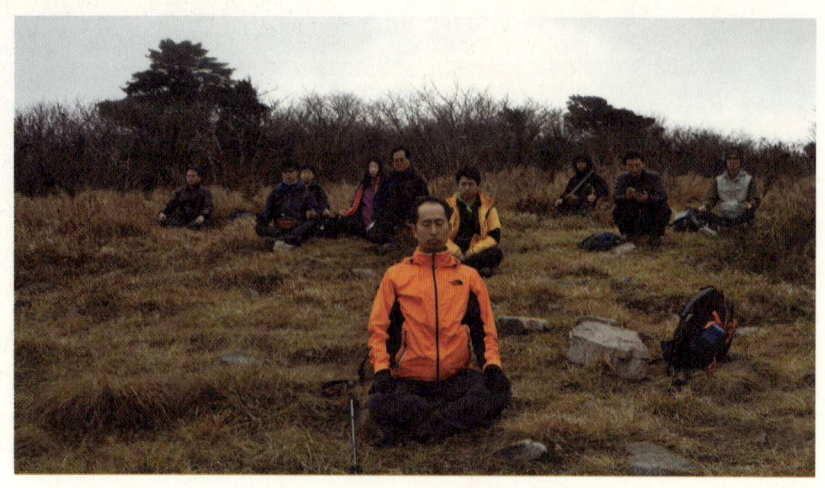

맑고 시원한 기운이 그득하여 깊은 명상에 들어갈 수 있게 해주는 태백산의 명상 포인트

Healing Point 5 / 천제단

하늘에서 내려오는 영험한 기운

태백산 정상의 천제단은 천기가 내려오는 곳이다. 이곳에서 천기를 온전히 체험하고 싶다면 사람들이 적은 시간을 이용하는 것이 좋다. 특히 해가 뜰 때와 질 때, 그리고 정오나 자정이 가장 기운이 강하게 내려오는 시간이다.

그 시간을 맞춘다면 더욱 강하게 천기를 체험할 수 있을 것이다. 태백산의 다른 힐링 장소보다 몇 배 더 강한 기운을 받을 수 있다.

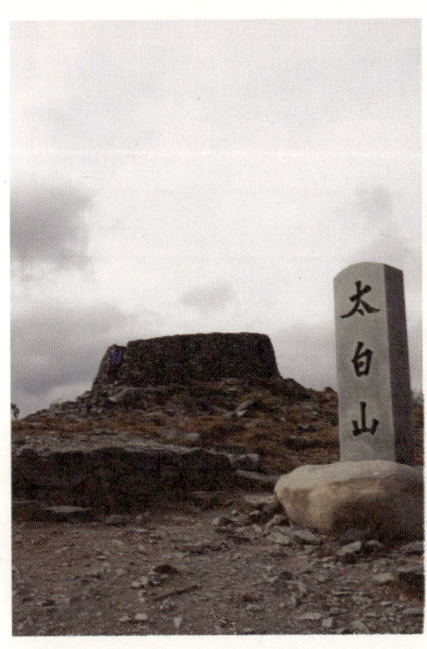
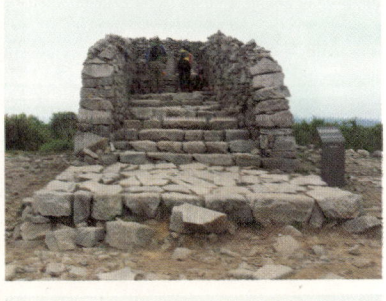
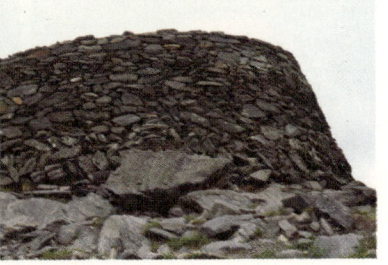

해가 뜰 때와 질 때, 그리고 정오나 자정이 가장 기운이 강하게 내려오는 태백산 정상의 천제단

▲ 태백산 정상의 장군봉
▼ 태백산 정상의 천제단

Healing Point 6 / 망경사

열을 내리고 회복력을 키운다

　태백산 정상에서 장군봉을 지나면 망경사라는 고찰이 나온다. 망경사는 652년 신라 진덕여왕 4년에 자장율사가 창건한 절이다. 태백산 정암사에서 말년을 보내던 중 이곳에 문수보살 석상이 나타났다는 말을 듣고 암자를 지어 석상을 모셨다는 유래가 있다. 태백산 천제단 아래 1,470미터에 있는 우리나라에서 가장 높은 곳에 자리 잡은 절이다.

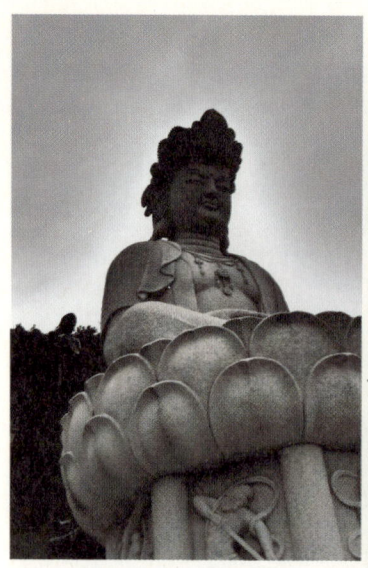
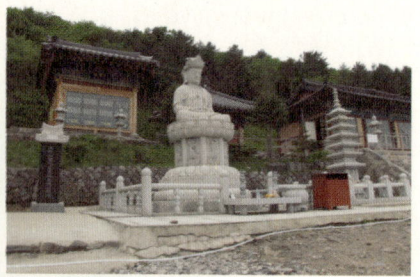

▲▶ 대웅전과 문수보살상 주변에는 막을 쳐
놓은 듯 맑은 기운이 감싸고 있다.

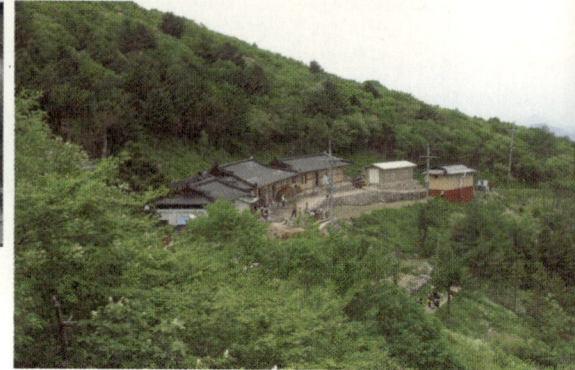

우리나라에서 가장 높은 곳에 자리 잡은 망경사

    차지만 싸늘하거나 날카롭지 않은 맑고 환한 기운이 망경사 안을 가득 채우고 있다. 특히 대웅전과 문수보살상 주변에는 막을 쳐놓은 듯 맑은 기운이 감싸고 있어 마치 유리를 통과해 보는 것 같은 착시 현상이 일어날 정도다. 때때로 볼록렌즈로 사물을 보는 것처럼 두상으로 갈수록 크고 불룩하게 보이기도 한다.

    이마 중앙으로 기운이 들어와 몸 중앙의 임맥이라는 경락을 따라 흘러내려 몸 안의 열을 내려주는 효과가 있다. 그래서 몸에 열이 있거나 간에 열이 있어 병의 회복이 더디거나 불편한 증상을 가지고 있는 사람에게 매우 도움이 되는 장소라 할 수 있다.

아침 햇살을 제일 먼저 받는 약수

　해발 1,470미터에서 솟아오르는 용정약수는 우리나라에서 가장 높은 곳에서 나는 물이다. 용정수는 개천절에 천제를 지내는 제수로 쓰인다. 동해에서 떠오르는 아침 햇살을 제일 먼저 받는 우리나라 100대 명수 중 으뜸이라는 특별한 의미가 있다. 가뭄이나 홍수, 계절의 변화에도 수량이 변하지 않으며 아무리 추운 한겨울에도 얼지 않는다.

　물맛이 시원하고 달지만 뒷맛이 매끄럽지 못하여 예전의 물맛이 아닌 것이 아쉽다. 그러나 산행으로 지친 몸과 마음의 피로를 풀어주고 심장의 열기를 내려주는 기운이 아직 남아 있어 어느 정도 치유의 효과를 볼 수 있다.

　용왕각 주변은 보통 사람이 감당할 수 없을 정도로 기운이 강하기 때문에 제사나 굿 등의 특별한 이유가 아니라면 기운을 받지 않는 것이 좋다. 기운을 감당하지 못하는 사람이 받게 되면 어지럽거나 급격한 피로감을 느낄 수 있다. 때로 몸이 저절로 움직이는 복합 자발공 현상이 일어날 수 있으니 주의하는 것이 좋다.

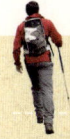

Healing Course

둥글게 솟은 땅 → 주목 → 넓은 공간 → 넓은 평지 → 천제단 → 망경사 → 하산

- **위치**　　강원도 태백시, 경북 봉화군(1,567m)
- **길이·시간**　코스 길이 7km · 힐링 산행 6시간 소요
- **출발지**　유일사(동서울터미널 태백 하차, 현동행 버스 유일사 입구 하차)

08

소백산

사람을 살리는 산이다!

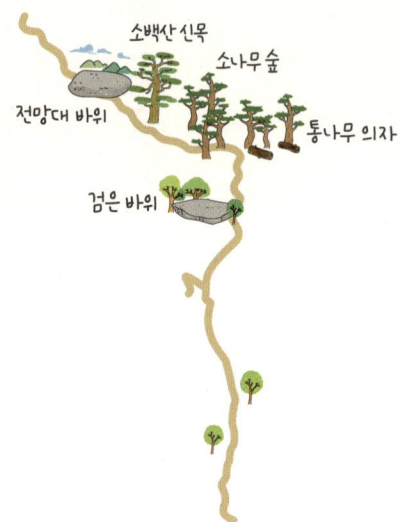

　소백산은 태백산과 더불어 한반도의 허리에 해당하는 산이다. 산 아래에서 올려다보이는 정상은 솟아오른 봉우리가 없고 능선이 편안한 전형적인 토산이다. 정상에 오르면 끝없이 펼쳐진 언덕이 장관이다. 산 능선을 구름이 타고 넘을 때는 하늘에 오른 듯 황홀하기 그지없다. 산 곳곳에는 평화롭고 포근하며 환한 기운이 가득하다. 아름다운 흙빛은 우리나라에서 최고일 것이다.
　봄에는 철쭉이 겨울에는 설화가 아름다워 많은 사람이 찾는다. 부담

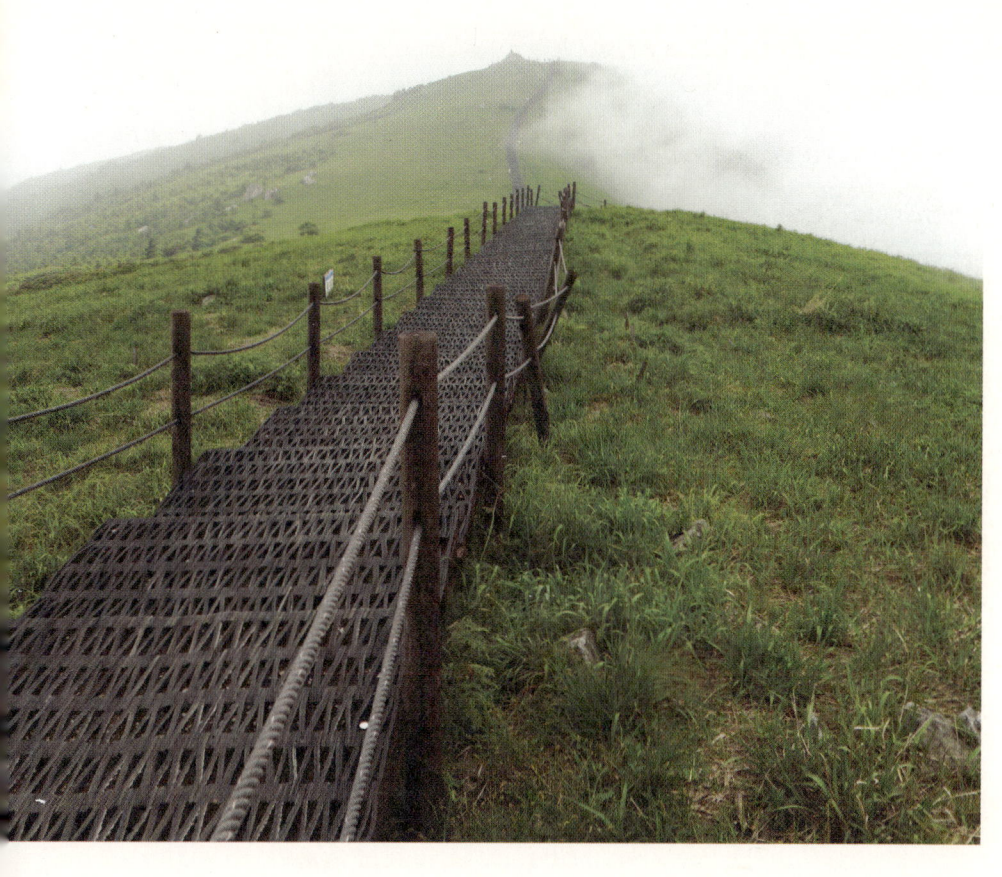

없이 여유롭게 산행할 수 있는 코스도 다른 산에 비해 많다. 소백산은 정상으로 가는 길도 다양하고 처음부터 끝까지 산책하듯 쉽게 오르는 길도 많다. 몸이 약한 사람들도 무리하지 않게 자신의 체력에 맞는 길을 선택할 수 있다는 장점이 있다.

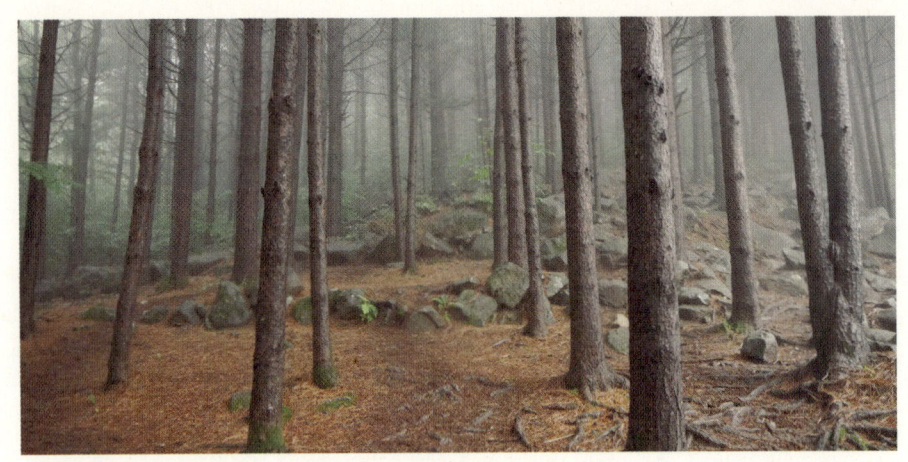

편안하게 감싸주는 어머니 산

　소백산은 지리산, 설악산과 더불어 높고 웅장하며 우리나라에서 세 번째로 넓은 면적을 가지고 있다. 그러나 설악산과 같이 기운이 차지 않고 지리산처럼 기운의 변화가 심하지도 않다. 부드럽고 온화하며 기복이 없는 안정적인 기운으로 가득 차 있다. 소백산을 찾는 모든 이들을 편안하게 감싸주는 어머니와 같은 산이라는 생각을 들게 한다.
　산의 능선과 계곡에 이르기까지 기가 거칠게 작용하는 곳이 없다. 어느 방향으로 산을 오르든 좋은 기운을 받으며 오를 수 있다. 조선 중종 때 천문지리학자인 남사고는 소백산을 보고 갑자기 말에서 내려 큰 절을 하며 '이 산은 사람을 살리는 산이다'라고 감탄을 했다고 한다. 명불허전은 이럴 때 쓰는 말인 것 같다.
　소백산 힐링 코스는 비로사에서 비로봉으로 오르는 길이 좋다. 다른 코스에 비해 사람이 그리 많지 않고 힐링하기에 적합한 장소가 많다. 삼가 주차장에서 비로사까지는 2.8킬로미터 정도의 거리이다. 계곡을 따라 길이 이어져 있어 산책을 하며 사색에 잠기기에도 좋고 여럿이 이야기하며 걷기에도 알맞다. 수량이 얼마나 많은지 계곡을 따라 흐르는 물소리가 마치 천둥소리처럼 요란스럽다.

계곡을 따라 10여 분 정도 오르면 두 갈래 길이 나온다. 오른쪽 길은 달밭골 민박촌으로 가는 길이자 희방사로 넘어가는 샛길이다. 희방사로 가는 샛길은 능선을 따라 석륜암 계곡으로 가는 길인데 주변 경관이 좋다. 수풀이 우거져 운치가 있고 기운이 신선한데다 사람들의 왕래가 적어 걷기 명상을 하기에 적격이다. 왼쪽 길은 비로봉 정상으로 가는 길이다.

비로봉을 향하는 산길로 들어서 잠시 오르면 잣나무 숲이 나온다. 빽빽하게 들어선 곧은 침엽수들이 하늘을 찌르듯이 뻗어 있다. 마치 수많은 나무들이 하늘에 먼저 닿겠다고 경주를 하는 듯하다. 소백산의 이른 아침은 여느 산보다 더욱 오묘한 분위기를 자아낸다. 침엽수 사이로 옅은 안개가 덮였다 사라지기도 하고 그 사이로 햇살이 살며시 스며들기도 한다. 몽환적인 느낌이 드는 것이 마치 신선의 세상을 보여주는 것만 같다.

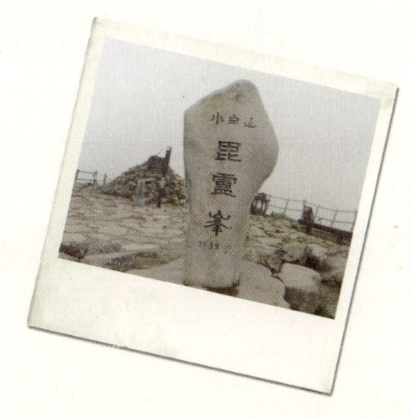

Healing Point 1 / 검은 바위

충혈된 눈과
상기 현상 치유

　잣나무 숲을 오르다 보면 계곡으로 흐르는 물을 사이에 둔 두 개의 큰 바위가 눈에 띈다. 소백산 정기의 일부가 능선을 따라 내려와 잣나무 사이에 있는 검은 빛을 띤 바위에 머물고 있다. 치유의 에너지가 깃든 바위다. 누구든지 바위의 기운을 받으면 기력이 회복하여 힘이 생기게 된다. 몸의 불편한 증상이 가벼울 경우 즉시 치유 효과를 볼 수 있을 정도로 기운이 좋다.

　속의 열을 내려주는 효능이 있어 눈이 충혈되거나 화를 내면 얼굴에

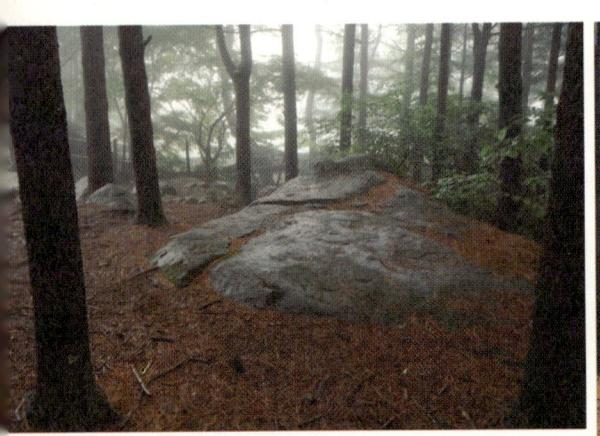

기력을 회복시키는 치유 에너지가 깃든 검은 바위

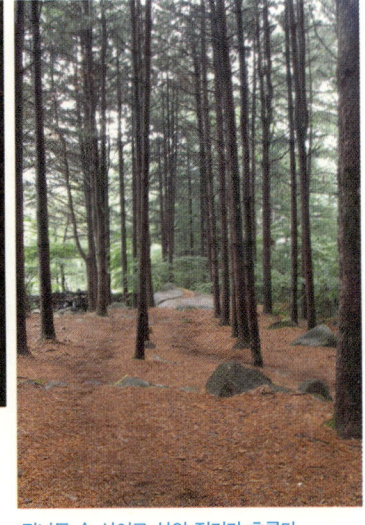

잣나무 숲 사이로 산의 정기가 흐른다.

열이 오르는 상기 현상이 있는 사람에게 도움이 되는 곳이다.

잣나무 숲에서 나와 다시 완만한 산길을 10여 분 정도 오르다 보면 큰 돌로 쌓아놓은 석축이 보인다. 아마도 비로사의 옛터인 듯하다. 안으로 들어가지 못하게 울타리를 쳐놓아 확인할 수는 없었지만 그 옛날 절에서 사용하였고 지금도 달밭골 사람들이 사용하는 약수가 있다고 한다. 관리를 오랫동안 하지 않아 잡풀이 무성한 것이 언뜻 보기에는 음습하지만 주변의 기운이 부드럽고 안정적인 것이 지금의 비로사 터보다는 나은 곳임이 분명하다.

Healing Point 2 / 통나무 의자 주변

평소 심장이 안 좋을 때

'비로봉까지 2.7km'라고 적힌 이정표를 지나 돌계단을 따라 올라가면 능선 길이 시작된다. 여기서부터는 주변이 온통 소나무밭이다. 솔향이 머릿속까지 깊숙이 스며들어 시원하고 마음마저 즐거워진다. 소백산의 정기가 어우러진 매우 부드럽고 따뜻한 기운이 그득하여 저절로 힐링이 되는 듯하다.

기운이 좋은 능선 길을 따라 조금 더 오르면 우측으로 누군가 쉼터를 만들어 놓은 듯 통나무 몇 토막이 의자처럼 둥글게 놓여 있는 곳이 나온다. 몇 사람쯤은 둘러앉아 이야기하며 쉴 수 있을 만한 공간이다. 건장한 소나무들로 둘러싸여 있어 정갈한 느낌이 든다.

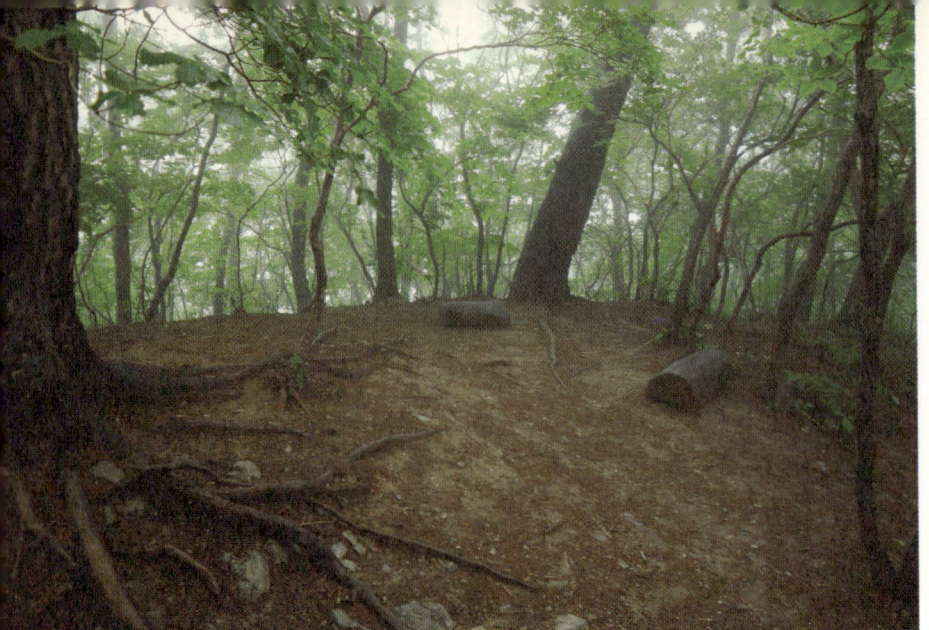

심장을 치유하는 힘이 있는 통나무 쉼터

　힐링 장소를 찾다 보면 수련을 30년 넘게 한 사람보다 일반 등산객들이 더 좋은 곳을 잘 아는 것 같다. 기운이 좋은 장소 가운데 열 곳 중 일곱 곳은 이미 등산객들이 쉼터로 이용하는 자리이다. 대부분의 사람들이 본능적으로 좋은 기운을 알고 있는 것이다.

　이곳에서 나오는 기운은 심장을 치유해주는 힘이 있다. 평소에 심장이 안 좋아 고생을 한다면 여기에 머물면서 기운을 받으면 도움이 될 것이다. 기운을 받다 보면 일시적으로 심장 부위에 둔통이 느껴지거나 명치 부분이 찌르는 듯한 통증, 견갑골 쪽으로 통증이 나타날 수 있다. 이것은 심장을 치유해주는 에너지의 작용으로 나타나는 몸의 반응일 경우가 많다. 시간이 잠시 지나면 불쾌한 증상은 곧 사라지게 되므로 걱정할 필요는 없다.

Healing Point 3 / 소나무 숲

위장이 안 좋아
소화가 안 될 때

거기서 100미터 정도 더 올라가면 소나무가 경계를 만들어 놓은 듯 둘러 있고 뿌리들이 둥글게 원을 만들어 놓은 곳이 있다. 설명하기 어려운 묘한 냄새가 난다. 땅으로부터 산의 정기가 샘물처럼 분출되어 나오는 곳이다. 약간 떨어진 위치에서 그곳을 집중해서 보면 수증기와 같은 옅은 기운이 피어오르는 것이 보인다. 그 정도로 많은 기운이 올라오는 곳이다. 오래된 사찰의 약사전과 같이 치유의 에너지가 있는 곳이다.

어떤 병증이든 치유에 도움이 되겠지만 따뜻한 기운이 온몸에 서서히 들어와 장 가득히 채워지는 것으로 보아 비위 계통이 안 좋은 사람에게 더 효과가 있는 장소라 할 수 있다. 소화가 잘 안 되거나 입맛이 없을

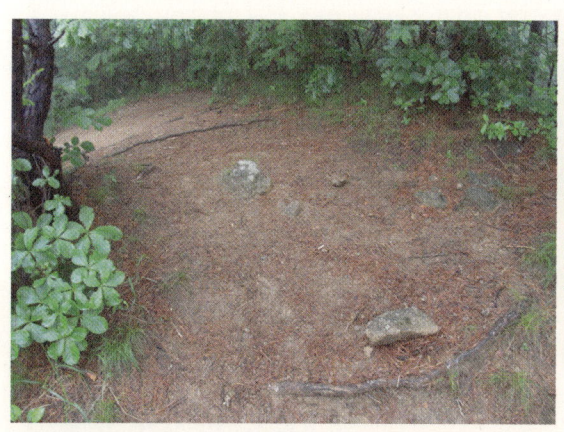

소나무 뿌리들이 둥글게 원을 만들어 놓은 곳

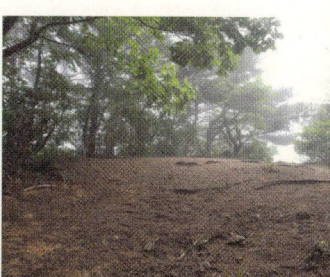

장에 힘을 주는 강한 기운이 샘솟는다.

때, 속이 거북하고 답답할 때, 배가 자주 아플 때, 장이 안 좋아 설사 할 때 이곳에서 기운을 받으면 효과가 있을 것이다.

특히 평소에 장이 안 좋은 사람은 장이 심하게 움직이는 특이한 현상을 경험하게 된다. 그리고 입 안과 몸에서 역한 냄새가 빠져나가며 좋아지게 된다. 장의 움직임을 활성화하는 에너지의 작용이 강할 때 나타나는 생리적 반응이다. 산의 기운을 받아 치유하는 것은 회복도 빠르고 근본적인 치료에 더 도움이 된다.

Healing Point 4 / 소백산 신목

음양의 기운을 맞춰 몸을 치유

다음 힐링 장소는 '비로봉 1.9km'라고 쓰인 이정표 가까이에 있다. 비로사 구 등산로 갈림길(쉼터)로 해발 1,000미터 지점이다. 주변 전체가 상서로운 기운으로 가득 차 있다. 등산로 안쪽으로 넓은 공간이 있는데 그곳에서 나오는 기운이다.

태백산 정상 가까이에 있는 신목처럼 이 거대한 소나무도 사람들의 시선이 잘 닿지 않는 은밀한 장소에 스스로 자신을 감추듯 우뚝 서서 기운을 발산하고 있다. 소백산의 정기가 내려와 머무는 곳에 정확히 위치하고 있다. 영묘한 기운이 감도는 소백산의 신목이다.

우뚝 서 있는 주변의 소나무들은 한결같이 힘이 넘치고 위엄이 있어 마치 신목을 수호하고 있는 장군들을 연상시킨다. 태백산 신목처럼 탁

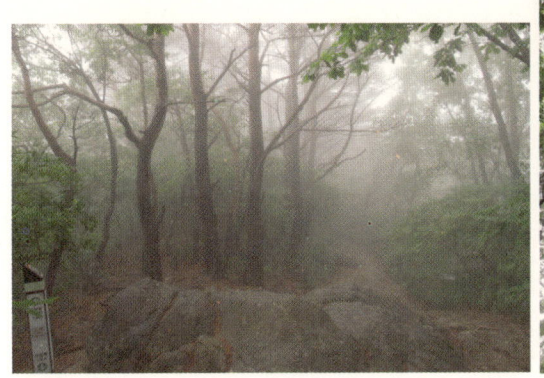
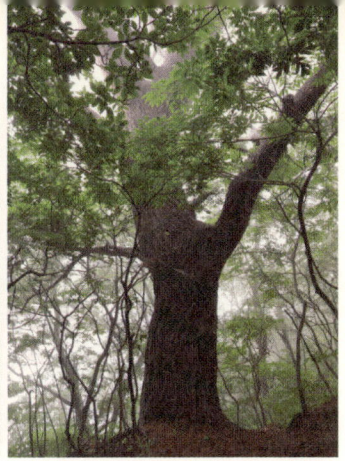

'비로봉 1.9km' 이정표 주변에 상서로운 기운이 가득하다.   소백산 신목인 거대한 소나무

트인 공간에 있었다면 뿜어내는 아우라를 볼 수 있었을 텐데 여러 소나무와 잡목 사이에 가려 보이지 않는 것이 아쉽다.

명산보다 더 유명한 신목 이야기

우리나라에서 신목으로 추앙 받는 나무는 네 가지다. 주목, 느티나무, 은행나무, 적송이다. 일반 나무에 비해 오랜 세월을 사는 나무에는 특별하고도 영험한 힘이 있다고 믿기 때문일 것이다. 그래서 웬만한 마을 어귀에는 오래된 느티나무나 은행나무가 하나씩은 있다.

울진군 기성면 삼산리에 있는 370년 된 느티나무는 높이가 30미터에 이른다. 마을 밖의 나쁜 기운이 들어오지 못하도록 지켜준다고 한다. 한 해의 농사가 잘되는지 안 되는지를 알려준다는 이야기가 전해져 오고 있다.

영험한 기운이 있다고 알려진 은행나무는 1,400년 된 양평 용문산 용문사에 있는 것과 1,000년이 훌쩍 넘어 보이는 영동의 천태산 영국사에 있는 은행나무이다. 신령스러운 기운이 있어 기도를 들어주는 영험함이 있다고 한다.

드물게 오래된 소나무가 신목인 경우도 있다. 산내 와운 마을에 있는 천연기념물 424호로 지정된 소나무다. 지리산을 지켜주는 수호신 역할도 하지만 소원을 들어주는 영험함이 있어 수많은 사람들이 찾아와 소원을 빌고 간다. 또 경북 군위에 있는 소나무는 소원을 이루어주는 신비의 소나무로 방송매체에 소개될 정도로 유명하다.

몸의 균형을 맞춰주는 소나무 신목

소백산의 신목은 태백산의 신목과는 확연히 다른 기운을 가지고 있다. 태백산의 신목(주목)이 강하고 더운 열기를 지닌 강력한 치유의 기운이 있다면 소백산의 신목(소나무)은 기운이 따뜻하고 부드러우며 긍정적이고 진취적인 힘을 주는 기운이 있다. 소나무만이 가지고 있는 특성이기도 하다.

소나무는 한겨울에도 늘 푸르다. 역경과 시련을 견디는 힘과 충절, 선비의 기개를 상징하는 나무다. 그래서 대궐과 왕릉 주변, 문중의 산, 재상의 집 등에 유독 소나무를 많이 심었던 것이다. 중국에서는 관직에 오르게 하는 기운이 있다 하여 집 안에 많이 심었다고 한다.

만약 의욕이 떨어지고 하는 일에 자신이 없을 때 이곳에서 기운을 받으면 힘을 얻을 수 있다. 특히 장수, 합격, 승진 등의 소원을 빌면 이루어지게 하는 영험한 기운이 있다.

소백산 신목이 발산하는 에너지의 특징은 몸의 세포를 자극하고 기를 움직여 전체적인 균형을 맞추는 힘이 있다는 것이다. 반응에 민감한 사람들은 몸이 저절로 움직이는 현상(자발공)을 경험할 수도 있다.

몸의 긴장을 풀고 조용히 기운을 받으면 본인의 의지와는 상관없이 왼쪽이나 오른쪽 일정한 방향으로 움직이는 것을 경험할 수 있다. 의식적으로 거부하지 않는다면 말이다. 이것은 몸 안의 음양 기운이 흐트러졌거나 안 맞을 때 균형을 맞춰주기 위해 나타나는 반응이다. 빠르게 기운이 들어오면서 음의 기운이 부족한 사람은 왼쪽으로 몸이 돌고 양의 기운이 부족한 사람은 오른쪽으로 움직인다. 기운을 골고루 채워주는 것이다.

이곳의 기운은 일정한 방향과 법칙으로 작용하는 것이 특징이며 부작용은 없다. 그러나 신기하다 하여 장난스럽게 기운을 받거나 기운이 좋다 하여 너무 오래 받으면 나중에 습관성이 될 수 있으니 주의하는 것이 좋다.

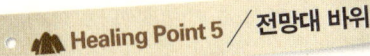

Healing Point 5 / 전망대 바위

피부질환에 도움도 되는 명상 포인트

신목에서 10여 분 정도 올라 철계단을 지나면 오른편으로 큰 바위가 나타난다. 여러 개의 바위가 눌려 빚어진 듯한 양반 바위다. 이 바위를 지나면 작은 마당과 같은 공터가 나온다. 이곳에서부터 돌탑에 이르기까지는 잠시 기운이 불안정하지만 오래지 않아 왼쪽으로 비로봉을 바라볼 수 있는 기운 좋은 전망대 바위가 나온다.

이곳은 경관이 아주 좋아서 잠시 쉬어가기에도 안성맞춤이다. 뿐만 아니라 넓은 바위 위로 안개처럼 기운이 올라온다. 은색의 알갱이들이 사방

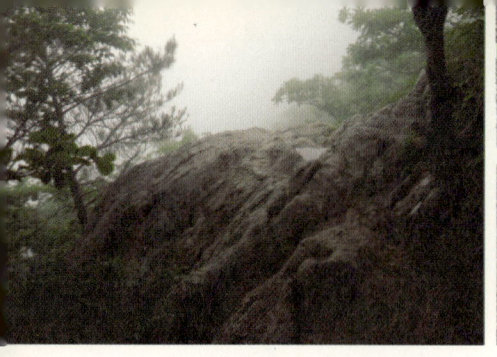 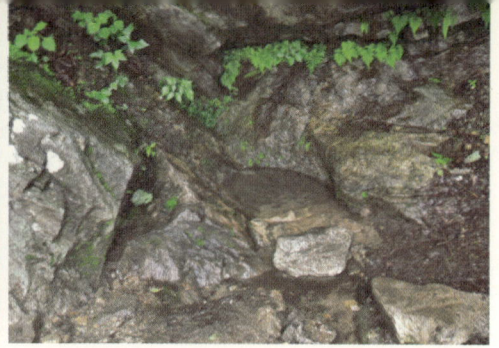

은색의 알갱이들이 사방으로 가득한 전망대 바위　　낙동강 발원지인 작은 샘터

으로 가득 차 있어 기운이 충만한 곳이라는 것을 금방 알 수 있다.

　평소에 폐 기능이 안 좋아서 호흡이 답답하거나 피부병에 잘 걸리는 사람, 조금만 힘들어도 금방 기력이 떨어지거나 한기를 잘 느끼는 사람이라면 이곳에서 치유의 효과를 기대해 볼 수 있다. 공간이 그리 넓지 않은 것이 흠이지만 탁 트여 전망이 좋고 기운이 맑고 시원한데다 주위가 조용하고 아늑하여 깊은 명상에 들어가기에도 적합한 곳이다.

자애로움을 간직한 어머니 산

　정상까지 가는 길에 마지막 철계단을 지나면 암벽 밑에 샘터가 있다. 과연 물을 마실 수 있을까 싶을 정도로 작고 흘러나오는 수량도 적다. 살짝 맛을 보니 뒷맛이 깨끗한 것이 물 맛이 좋다. 나중에 알고 보니 이 샘이 소백산 낙동강의 발원지라고 한다. 해발 1,200미터 되는 곳에 이런 샘이 있다니 신기하기도 하다. 물 맛을 보지 않았다면 후회했을 것이다. 태백산 정상 아래에 있는 망경사의 샘물과는 비교가 안 될 정도로 적은 양이지만 기운의 작용면에서는 훨씬 낫다.

　샘에서 목을 축이고 나서 깔딱고개로 불리는 힘든 구간을 300미터쯤 올라간다. 깔딱고개 중간에 숨을 잠시 돌릴 수 있는 마지막 휴식처가 나오는데 풍기 출신의 산악인 고故 조광래 조난 추모비가 있는 곳이다. 산의 정기가 내려오는 길목에 있어 잠시 쉬어가며 기운을 받기 좋은 곳이다.

잠시 숨을 돌리고 가파른 마지막 계단을 오르면 어느새 하늘 위로 올라와 있는 듯 주위가 환하다. 소백산에서만 볼 수 있는 정상의 너른 초원이 눈앞에 펼쳐진다. 가끔 비로봉에 걸쳐 있는 운무가 자아내는 분위기는 마치 천상에 온 듯 신비롭다. 비로봉에서 국망봉까지 이어지는 능선이 한눈에 들어온다. 광활한 초원이 몸과 마음의 모든 짐을 일순간에 내려놓게 한다.

태백산은 정상 가까이 능선을 따라 아름드리 주목이 장관을 이루고 소백산은 아름드리 소나무가 능선을 따라 수호하듯 서 있다. 태백산이 강하고 우직하며 믿음직한 기운을 가지고 있다면 소백산은 한없이 너그러워 무엇이든 품어줄 것 같은 기운을 가졌다. 여성스러운 산이지만 부드러움 속에 강인함을 품고 있는 어머니와 같다. 어떤 상황에서도 가족을 지켜낼 것 같은 힘 있는 모성을 느끼게 하는 위대한 산이 바로 소백산이다.

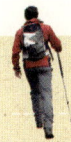

Healing Course

삼가 매표소 → 비로사 → 검은 바위 → 소나무 숲 → 통나무 의자 주변 → 소백산 신목 → 전망대 바위 → 하산

- **위치**   충북 단양군, 경북 영주시(1,439m)
- **길이·시간**   코스 길이 7km · 힐링 산행 6시간 소요
- **출발지**   삼가 매표소(동서울터미널 단양 하차, 삼가동행 버스 종점 하차)

09 주왕산

쏟아지는 기운에 감전되다

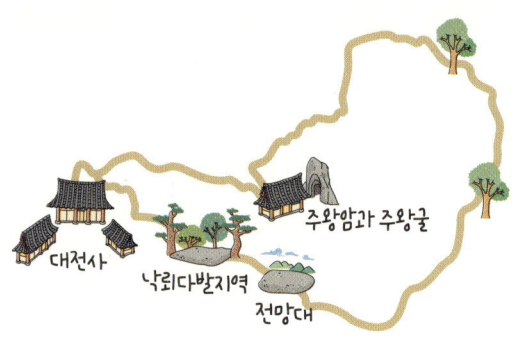

대전사 / 낙뢰다발지역 / 전망대 / 주왕암과 주왕굴

　주왕산은 산으로 둘러싸여 있어 몇 개의 큰 산과 깊은 골짜기를 돌아가야 비로소 그 모습을 볼 수 있다. 산의 생김새가 하도 특이하고 기이해서 이국적인 느낌마저 든다. 설악산, 월출산과 더불어 우리나라의 대표적인 3대 암산이다. 『택리지』의 저자 이중환은 주왕산을 보고 '모두 돌로써 골짜기를 이루어 마음과 눈을 놀라게 하는 산이다'라고 말했다. 주변의 기암괴석이 산세와 잘 어우러진 무척 아름다운 산이다.

　중국 당나라 때 후주천왕을 자처하고 군사를 일으켰던 주왕이 패전

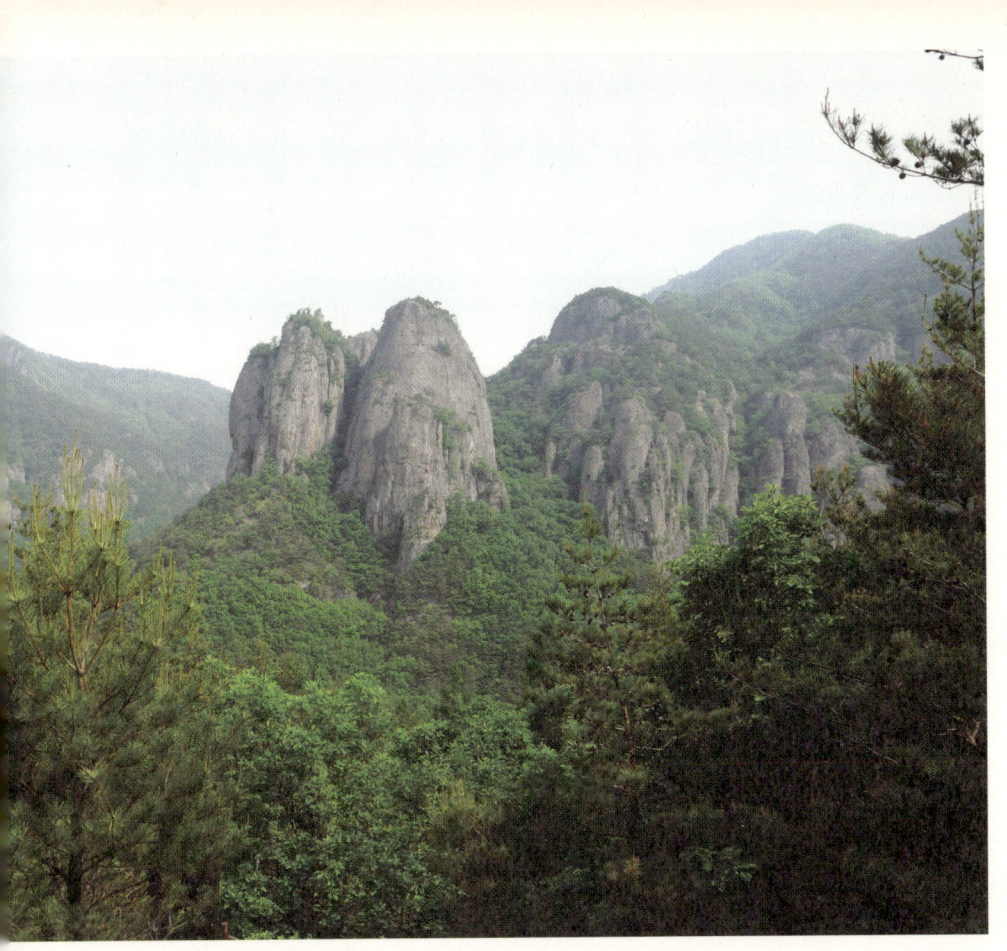

하여 병졸 약 1,000여 명을 이끌고 이곳으로 숨어들어 그 이름이 생겼다고 한다. 그래서 주왕과 얽힌 이야깃거리가 많아 재미를 더한다. 주왕의 딸 이름을 딴 백련암, 청학과 백학이 살았다는 학소대, 주왕과 마장군이 격전을 치렀다는 기암, 주왕의 아들과 딸이 달 구경을 했다는 망월대, 주왕이 숨어 지냈다는 주왕굴 등이 그것이다.

　주왕산의 전체적인 기운은 봉화의 청량산과 흡사하다. 맑고 밝은 기운이 온 산을 덮고 있다. 산 능선을 타고 분출되는 기운은 장관이다. 4월

말에서 5월 초 대지의 기운이 충만할 때 이 산을 찾는다면 그 광경을 어렵지 않게 볼 수 있을 것이다.

주왕산의 힐링 코스는 대전사에서 시작하여 주왕산에 올라 칼등고개를 지나 후리매기로 내려와 폭포로 하산하는 길이다. 기운의 중심이 주왕산 봉우리에서 시작되기 때문에 그 주위를 따라 이동하는 것이 기운을 받기도 좋고, 경관도 즐길 만하기 때문이다.

대전사 보광전 앞에 서면 주왕산의 봉우리가 사찰을 굽어보듯 우뚝 솟아 있다. 거대한 거인족이나 산신을 연상시키는 것이 첫인상부터 예사롭지 않다. 거대한 암반 덩어리가 땅 깊은 곳에 숨어 있다 세상을 구경나오듯 힘차게 오른 모습이 마치 살아있는 듯 생동감을 준다. 산의 기운은 충만하고 강하지만 그 속에는 부드럽고 안정된 기운이 있어 마음을 편안하게 해준다.

주왕산 정상과 기암, 장군봉에서 내려오는 산의 정기는 대전사라는 고찰의 보광전 앞뜰까지 피라미드 형태로 강하게 형성되어 있다. 사방으로 쏟아져 들어오는 기운으로 온몸이 전기에 감전된 듯하다. 중압감이 느껴질 정도로 기운이 충만한 것이 명당, 명혈 자리가 틀림없다.

그러나 안타깝게도 보광전과 탑을 중심으로 형성된 이 보배 같은 기운이 흩어지고 있다. 사방에서 들어오는 기운을 잡아주지 못해 기운이 겉으로 돌고 어지럽게 흩어져 드문드문 불안정하게 느껴진다. 다행히 대광전과 관음전에는 그 기운이 갈무리되고 있어 대전사의 기운이 그나마 잘 보존되고 있었다.

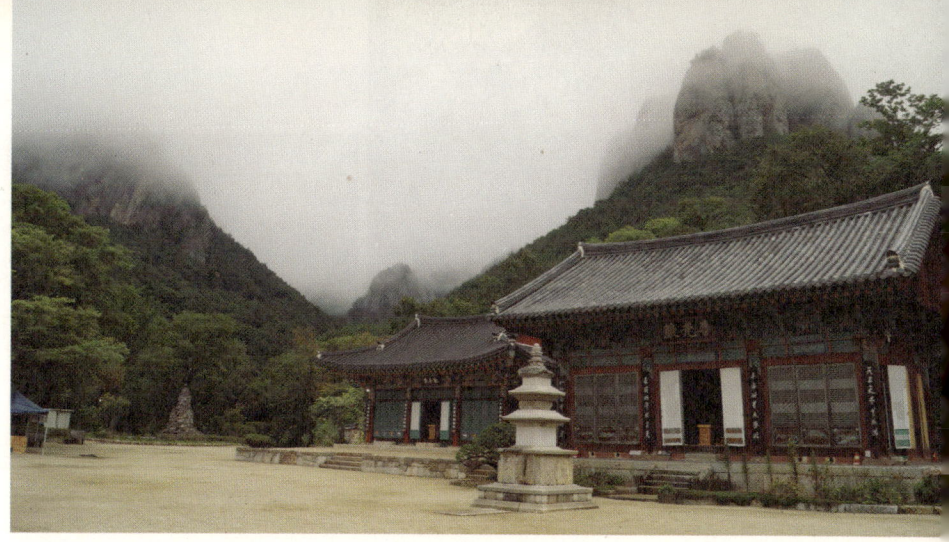

대전사 보광전 앞에 서면 주왕산의 봉우리가 사찰을 굽어보듯 우뚝 솟아 있다.

Healing Point 1 / 대전사

심신의 활력을 높여준다

　대전사의 대광전과 관음전은 주왕산에서 내려오는 정기가 모여 있어 충만한데다 밝은 기운이 가득하다. 이곳의 기운은 천천히 움직이는 성향이어서 20여 분 이상 있어야 제대로 받을 수 있다. 기분이 침체되어 있거나 우울할 때 기분을 즐겁게 해준다. 몸이 무겁고 피로할 때나 컨디션이 안 좋을 때 가뿐해지고 기운이 나는 힐링 효과를 볼 수 있는 곳이다.

　대전사를 나와 계단과 가파른 비탈길을 오르면 잠시 앞이 탁 트인 능선에 접어든다. 나무로 잘 정돈된 길을 오르다 뒤를 돌아보면 맞은 편에 기암이 우뚝 솟아 있다. 거대한 돌덩이를 산에다 꾹 박아놓은 듯한 모습

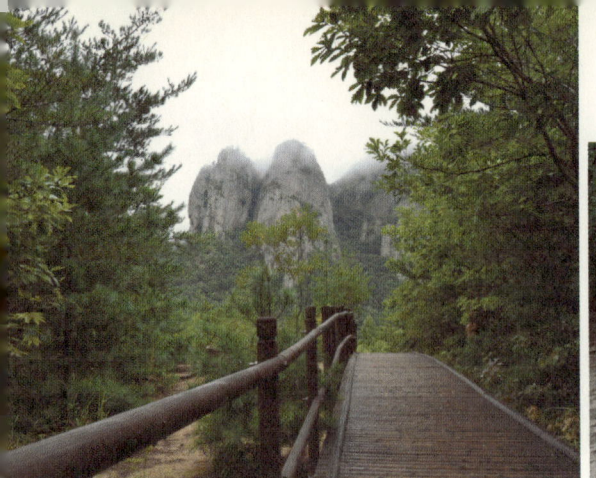 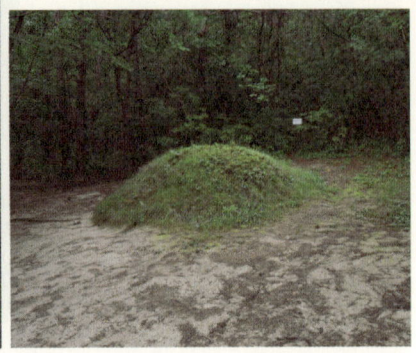

산을 오르다 뒤를 돌아보면 신비한 봉우리가 보인다.   묘가 있어서 아쉽지만 그래도 땀을 식히고 가쁜 숨을 고르며 휴식하기에 안성맞춤인 곳이다.

이 신기하고 놀라울 따름이다. 이곳에 휴식하기 좋은 공간이 있는데 기운이 매우 좋다. 주왕산 봉우리에서 내려온 기운이 모여 있고 기암에서 나오는 기운이 조화를 이루어 힐링하기에 아주 적합하다.

잠시 이곳에서 휴식을 취하기만 해도 몸의 피로가 풀리고 기운이 보충된다. 명상하기에도 좋은 기운이 있는 곳이다. 벤치가 있으면 좋았을 장소에 묘가 있어서 아쉽지만 그래도 땀을 식히고 가쁜 숨을 고르며 쉬어가기에 안성맞춤인 곳이다.

그곳에서 30여 분 정도 산을 오르면 우거진 나무 숲을 지나 다시 환한 능선에 접어들게 된다. 주왕산 정상까지 500미터 남짓 남아 있는 곳이다. 여기부터는 능선을 따라 정상까지 오르게 된다. 능선 위로 올라서니 커다랗고 네모난 표지판에 '낙뢰다발지역'이라고 쓰여 있다. 산 능선이나 정상에 낙뢰의 위험성이 많다는 것은 알고 있었지만 이렇게 크게 주의 글을 써놓은 것은 처음 보았다. 이곳에 유난히도 낙뢰가 많은 모양이다.

Healing Point 2 / 낙뢰다발지역 부근

간기능 증진,
속에 열이 있어 답답할 때

'낙뢰다발지역'이라는 표지판을 보고 우측으로 능선이 끝나는 지점에 다음 힐링 장소가 있다. 소나무와 잡목으로 가려져 있지만 안으로 들어가면 작은 공간이 나타난다. 소나무 가지 사이로 보이는 기암이 서 있는 모습이 신비스럽다. 널찍한 바위도 있어 쉬어가기에도 안성맞춤이다. 더욱이 등산로에서 약간 벗어나 있어 사람들의 눈길이 잘 닿지 않는다. 조용히 휴식을 취하며 기운을 받고 힐링하기에 최적의 조건을 갖추고 있다.

주왕산 정기의 일부가 이곳을 통해 분출되고 있어서 기운이 맑고 강한데다 치유의 기운까지 있다. 기운이 가볍고 시원하여 속의 열을 내리

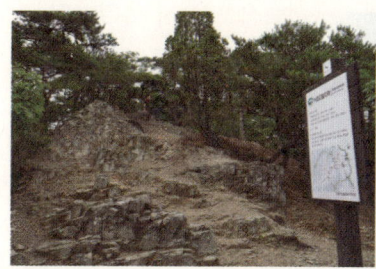

'낙뢰다발지역' 표지판 우측에 작은 공간이 있다.

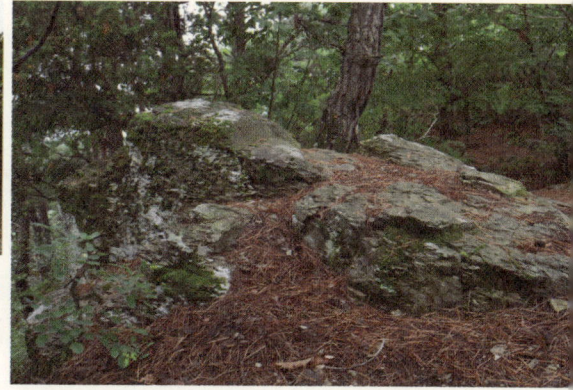

최소 30분 이상 기를 받아야 치유 효과를 볼 수 있다.

게 해주는 작용을 한다. 기가 충만해서 이곳에 잠시만 앉아 있어도 속이 편해지고 피로가 쉬 풀린다.

특히 항시 속에 열이 있거나 목에 뭔가 걸린 듯 답답한 증상, 쉽게 피로를 느껴 활동에 지장이 있는 등 간 기능 이상으로 불편함이나 병증이 있다면 치유에 도움이 될 수 있다. 최소 30분 이상 머물러야 효과를 볼 수 있으며 명상을 한다면 그 효과는 배가 될 것이다.

Healing Point 3 / 이정표 옆 전망대

신장과 비뇨기 계통 질환에 치유 효과

낙뢰다발지역에서 약 50미터 정상 방향으로 오르면 작은 이정표가 나온다. 이정표 좌우로 작은 쉼터 겸 전망대가 있다. 좌측으로 오르면 연화굴과 기암을 내려다보는 장관이 펼쳐지지만 기운이 평범하고 사람들이 많이 드나드는 곳이라 조용하지 못하다. 우측으로 잠시 올라가면 오래된 소나무들로 둘러싸여 있는 작고 조용한 터가 나온다. 산 아래로 펼쳐진 풍광도 훌륭하다.

이곳에는 간간이 내려오는 천기도 있어 명상하기에 좋다. 천기는 특히 머리의 열을 내려주고 정신을 맑게 해준다. 그래서 일반적인 장소에 비해 집중이 잘되기 때문에 명상하기에 좋은 것이다. 더욱이 기운이 은밀하고 조용하게 작용하며 치유의 기운도 있어 몸과 마음을 치유하는 힐링 장소로써 손색이 없는 곳이다.

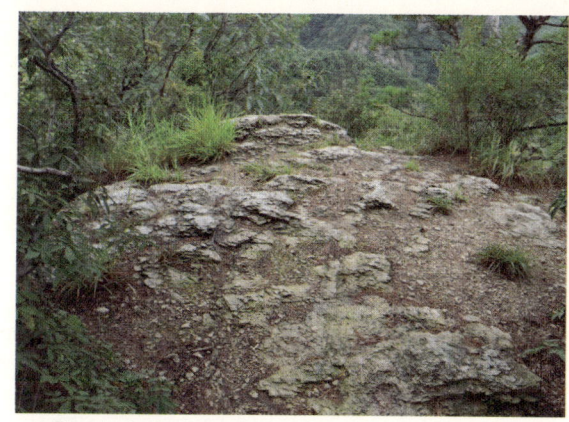

생식기에 힘을 주는 명상 포인트

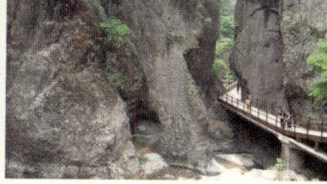

기암절벽 사이로 난 주왕산 힐링 코스

최소 10분은 기를 받아야 효과를 본다

　이곳의 기운은 천천히 느리게 작용해서 약 10여 분 정도 가만히 앉아 눈을 감고 집중을 해야 느낄 수 있다. 조용하고 은근하게 몸으로 스며들어서 수련이 안 된 사람이나 선천적으로 예민하지 않은 사람은 기운을 느끼기가 쉽지 않다.

　기운은 발바닥과 아랫배로 들어와 서서히 채워지면서 몸 전체로 퍼진다. 이러한 기운은 신장이나 생식기에 도움을 주는 특성이 있다. 특히 몸을 따뜻하게 해주는 힘이 있어 평상시 몸이 차거나 시려서 고생하는 사람, 소변이 잘 안 나오거나 잔뇨감이 있는 등 비뇨기 계통에 문제가 있는 사람, 허리가 시리거나 통증이 잦은 사람들에게 효과가 있다. 정신적으로는 기억이 잘 안 나거나 생각이 많아 산만하고 집중력이 많이 떨어져 있을 때 도움이 되는 기운도 있다.

　주왕산 정상을 지나 후리매기 방향으로 가는 길에는 특별한 힐링 장소가 없다. 그러나 계곡을 따라 내려오는 경치가 일품이어서 마음이 절로 힐링이 되는 길이다. 제2폭포를 둘러보고 학소대로 가는 길은 정말 장관이다. 기암괴석과 깊게 흐르는 계곡, 협곡 사이를 지나는 길은 절로 탄성이 나올 정도이다.

Healing Point 4 / 주왕암과 주왕굴

문제 해결을 위한 영감을 주는 곳

주왕산에서 아주 특별한 기운을 느낄 수 있는 곳은 주왕암의 나한전이라는 전각과 주왕굴이다. 주왕암은 계곡을 따라가다 학소대에서 주왕암 방향으로 약 10분 정도 계곡을 따라 오르면 된다. 거대한 암봉 사이에 숨은 듯 있는 것이 상상력을 자극한다. 오래전 길이 없고 수목이 지금보다 더 울창했다면 암자가 있는 계곡 안으로 사람들의 접근이 쉽지 않았을 것이다.

차갑고 서늘한 바람이 불어오는데 전혀 불편하거나 기분이 나쁘지 않은 것이 이상스럽다. 오히려 시원하며 청량한 느낌의 기운이다. 좁고 깊은 계곡을 타고 흐르는 기운은 흐름이 너무 급하고 냉기와 습기가 서려 있어 좋지 않은 것이 일반적이다. 이러한 기운을 받게 되면 몸 안에 있는 정상적인 기의 흐름이 교란되어 어지러움이나 두통, 심리적 불안감 등이 생기게 된다. 그리고 냉기나 습한 기운을 받게 되면 몸의 기운이 빠지고 기의 흐름에 장애가 나타난다. 전체적으로 몸의 컨디션이 떨어지는 현상이 일어난다. 그래서 산행을 할 때 능선이든 계곡이든 기운이 급하게 흐르는 곳이나 너무 차가운 냉기가 머무는 곳, 습한 기운이 많은 곳 등은 피하는 것이 좋다. 그러나 이곳은 의외이다.

맑고 청량한 기운을 받으며 계곡을 따라 철계단을 고불고불 잠시 오르니 암벽에 굴이 나타난다. 중국의 주왕이 큰 뜻을 품고 이곳까지 와서 잠시 피신해있다 고려군의 화살을 맞고 죽었다는 전설이 있는 주왕굴이다.

주왕굴 위로 작은 물줄기가 폭포처럼 내리고 그 물이 고여 다시 계곡을 따라 흘러내려 간다. 암봉 위에 떨어지는 물줄기가 신기하다. 높은 바위 꼭대기에서 흐르는 물이 한번도 그친 적이 없다니 놀라울 따름이다.

주왕굴 안에는 산신을 모셔놨다. 굴의 입구는 상당히 넓은 편이었지만 안은 그리 깊지 않다. 한 명 정도 앉아 조용히 기도할 수 있을 정도로 폭이 좁은 기도굴이다. 굴 안에서 밖을 보면 우물 안 개구리가 세상을 바라보는 모습이 이런 것이 아니었을까 하는 생각이 든다. 갑자기 그곳에 숨어 지내며 하늘 밖에 보이지 않는 바깥세상을 바라보며 자신의 신세를 한탄했을 주왕의 모습이 떠올라 괜스레 마음이 아려온다.

굴 안은 옅은 보랏빛 기운이 은은하게 퍼져 있다. 이 기운은 안쪽의 좁은 굴에서 나오고 있다. 이 보랏빛의 부드럽고 특이한 기운이 계곡에서 만들어진 찬 바람과 만나면서 음습한 기운을 시원하고 청량하게 변화시키고 있다.

잡념이 사라지는 나한전

주왕굴에서 주왕암으로 내려와 나한전으로 간다. 이런 특별한 장소

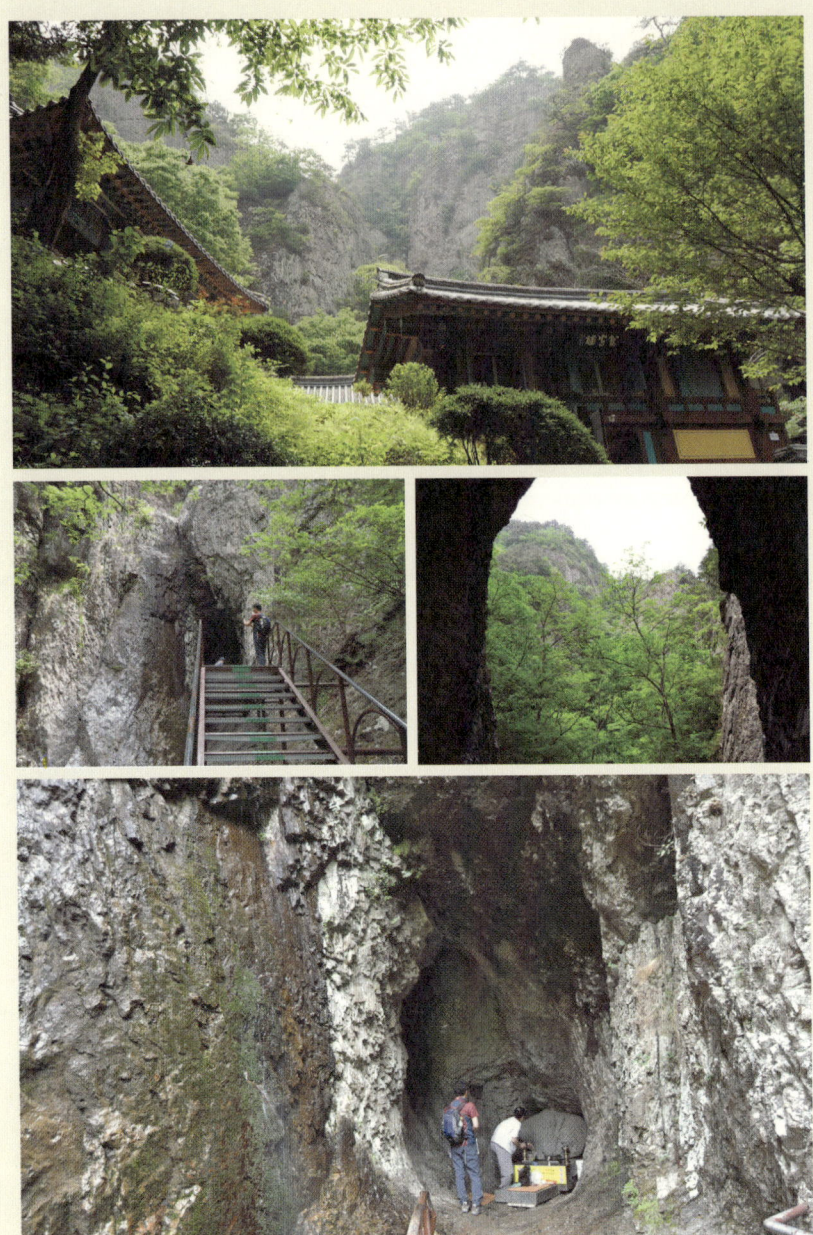

▲ 주왕산에서 아주 특별한 기운을 느낄 수 있는 주왕암
◀ 중국의 주왕이 큰 뜻을 품고 이곳에 잠시 피신해 있다 고려군의 화살에 죽었다는 전설이 있는 주왕굴
▶ 주왕굴에서 본 바깥 풍경
▼ 주왕굴에서는 시원하며 청량한 기운이 나온다.

에는 항상 신령스럽고 영묘한 기운이 있는 경우가 많다. 기운은 생각했던 대로 아주 부드럽고 은은하게 퍼져 있었다. 미세한 파장이 느껴졌다. 머릿속에 많은 잡념이 순식간에 일어났다 사라지더니 알 수 없는 영상이 나타났다 지워지기를 반복했다.

이런 곳은 신령스러운 기운이 있어 영감을 얻기 위한 명상을 하거나 소원을 비는 기도에 효험이 있다. 고민을 해결하는 답을 얻을 수 있고, 자신이 꼭 원하는 소원을 이룰 수 있게 해주는 보이지 않는 신비한 힘이 존재하는 곳이다.

학소대에서 주왕암으로 가는 산책로는 기운을 받으며 마음을 힐링하기에 적격이다. 계곡에서 청량한 기운이 흘러나오고 산에서는 부드러운 기운이 흘러내리고 있다. 또한 산책로를 따라 300미터 정도 가면 좌우측으로 주왕산의 면모를 한눈에 볼 수 있는 전망대가 있다. 망월대이다. 그 위를 올라 보면 병풍 바위, 급수대 등 깎아지른 듯한 암봉이 사방으로 서 있는 것을 가까이서 볼 수 있다. 암봉에서 나오는 기운도 느낄 수 있어 신비감을 더하는 곳이니 꼭 찾아보는 것이 좋다.

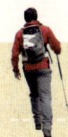

Healing Course

대전사 → 낙뢰다발지역 → 전망대 → 주왕암과 주왕굴 → 하산

- **위치** 경북 청송군 부동면(721m)
- **길이·시간** 코스 길이 5.5km · 힐링 산행 5시간 30분 소요
- **출발지** 대전사(동서울터미널 안동 하차, 청송행 버스, 주왕산행 버스 종점 하차)

팔공산

대한민국 기체험 1번지

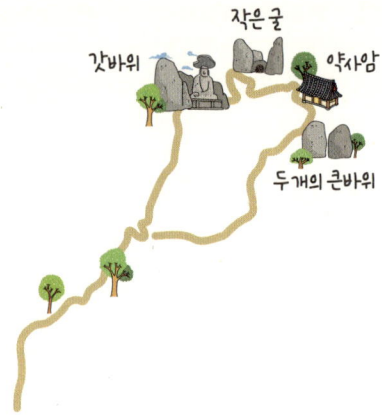

팔공산은 시릴 정도로 맑고 깨끗하며 형용할 수 없는 푸른 빛을 보이는 매우 특이하고도 영험한 기운이 있는 산이다. 태백산맥을 따라 남쪽으로 내려온 백두대간의 정기를 갈무리하여 대구와 경산에 걸쳐 화강암 반으로 형성된 거대한 산 군락을 이루고 있다. 그 기운의 힘은 대단하여 팔공산 4~6킬로미터 앞에까지 밀려와 압력이 느껴질 정도다.

이런 산은 자연의 생기뿐 아니라 사람의 몸을 치유하는 특별한 힘이 있다. 집중력을 높여주는 효과도 커서 마음의 힘을 강하게 해준다. 특히

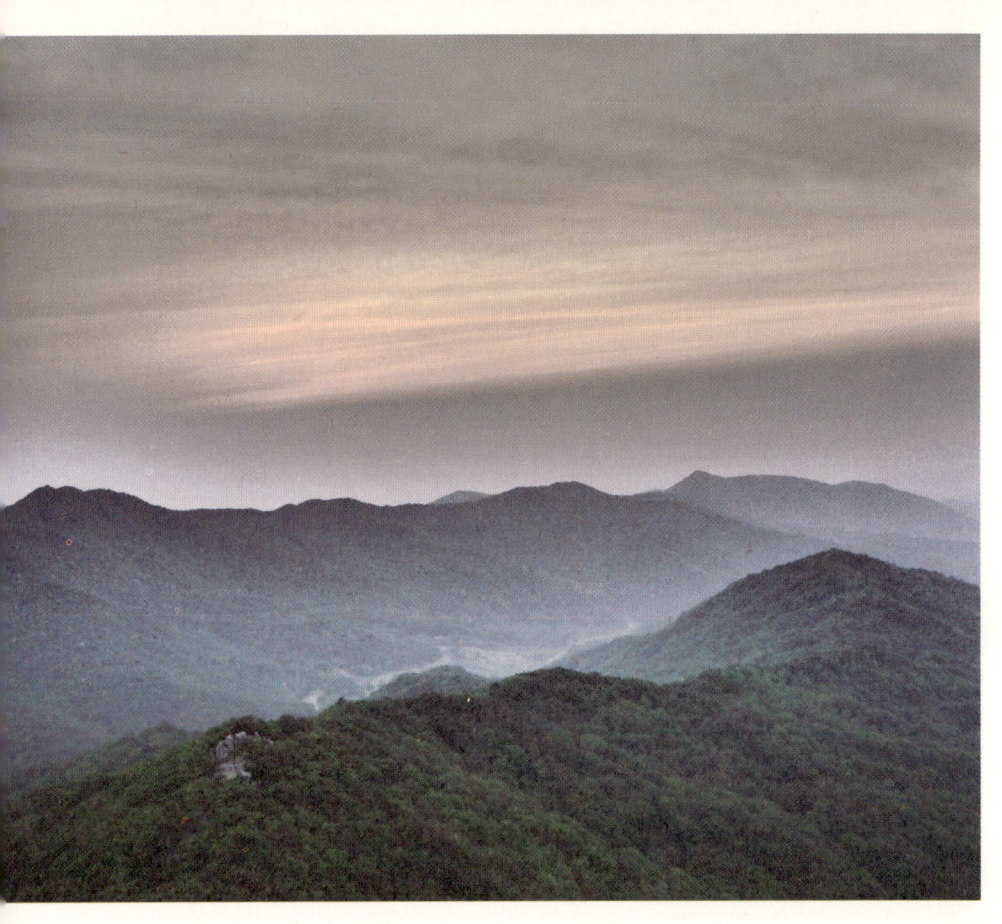

팔공산 갓바위에는 매년 불치, 난치병 환자들을 비롯하여 합격, 취업, 사업 번창, 건강을 비는 수많은 사람들이 각자의 소원을 염원하며 찾는다.

갓바위로 유명한 치유 명당

내가 매년 이 산을 찾는 특별한 이유는 다른 산에 비해 기가 워낙 맑고 명확하여 기를 보지 못하는 사람도 조금만 노력하면 다양한 체험을 할 수 있기 때문이다. 기를 주고 뺏는 바위, 음과 양의 기운 차이를 느낄 수 있는 곳, 사기가 왕성하게 작용하는 곳, 치유 에너지가 나오는 곳 등 여러 가지 기의 특성을 알 수 있는 곳이 많아서 사람들을 이끌고 자주 가곤 한다.

팔공산은 북으로는 경산시, 영천시, 군위군, 칠곡군 등의 경북 4개의 시 군에 걸쳐 있고 남으로는 대구광역시를 경계로 하고 있다. 등산길이 복잡하게 느껴질 만큼이나 다양하다. 그래서 처음 갓바위를 찾아 산에 올랐다가 자칫하면 엉뚱한 곳으로 내려갈 수 있으니 주의를 해야 한다.

팔공산의 힐링 코스로는 자연의 기운을 잘 느낄 수 있고 치유 작용을 일으키는 장소가 많은 대구 주차장에서 관암사 왼쪽 계단으로 갓바위로 오르는 길, 정상에서 계곡을 따라 다시 관암사로 내려오는 길이다.

팔공산 대구 주차장에서 식당가를 지나 10여 분쯤 올라가면 관암사가 나온다. 갓바위에서 내려온 정기의 일부가 머물다 내려가는 장소이다. 대웅전을 마주 보고 오른쪽은 계단으로 오르는 길이고 왼쪽은 계곡을 따라 정상으로 오르는 길이다. 오른쪽 길은 갓바위 정상까지 계단으로만 되어 있어 힘이 들기도 하지만 쉬엄쉬엄 오르며 팔공산의 풍광을 즐길 수도 있고 잠시 쉬어가는 휴식 공간에서 좋은 기운을 받을 수 있다.

Healing Point 1 / 갓바위

*소원을 이뤄주고
문제의 해답을 주는 영험한 기운*

관암사로부터 40여 분 정도 가파른 계단을 오르면 갓바위 정상에 도착하게 된다. 처음 간 사람이라면 산 정상에 우뚝 서 있는 거대한 석조약사불상에 입을 다물지 못할 정도로 감탄하게 될 것이다. 그리고 누가 산꼭대기에 이런 석상을 세워 놓았을까 하는 궁금증이 생길 것이다.

설화로는 세 명의 여승이 산 밑에서 석상을 만들어 도력으로 옮겨 놓았다고 한다. 그래서인지 이곳에서 기도하다가 세 명의 여승을 보았다는 사람들이 많다. 왼쪽으로 약간 기울어진 석조약사불상은 언젠가 쓰러질지 모른다는 불안감보다는 신비감이 앞선다.

불상 앞으로는 100명 이상은 족히 앉아 기도할 수 있을 정도로 너른 광장이 펼쳐져 있다. 실제로 사월초파일이나 입시 철이 되면 갓바위로 오르는 산 정상길에는 밤새 줄을 서서 오를 정도로 많은 사람들이 찾아오는데 그 많은 사람들을 수용할 정도로 넓다.

밤을 새워 기도해도 오히려 솟는 힘

갓바위의 정확한 명칭은 관봉석조여래좌상이다. 좌대의 크기를 포함하여 5미터가 넘는 여래상 머리 위로 갓 모양의 판석을 얹어 놓았는데 아마 이러한 모양에서 갓바위라는 이름이 유래된 것 같다. 불상이 만들어진 시기는 신라 후기로 예측을 하지만 누가 세웠는지는 아직도 알려

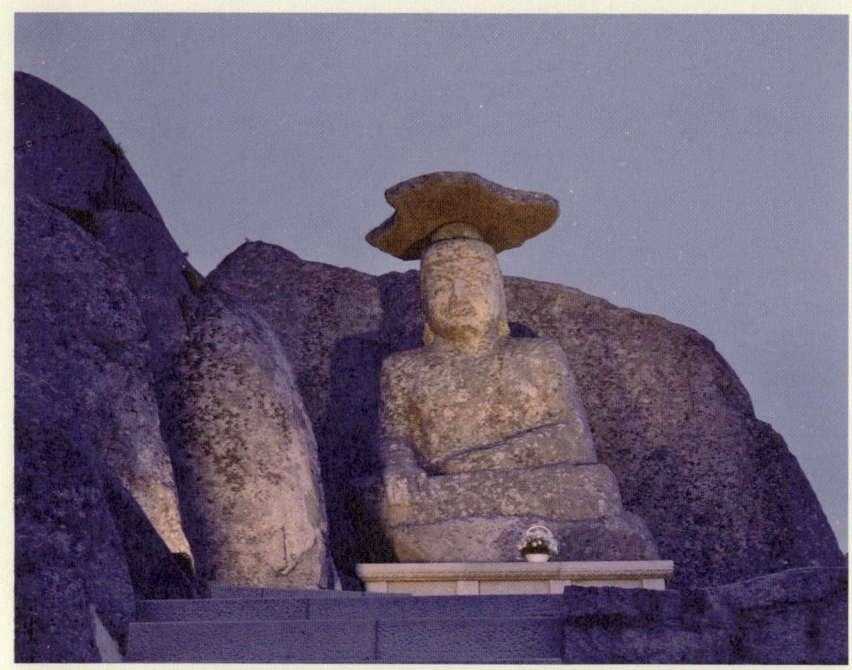

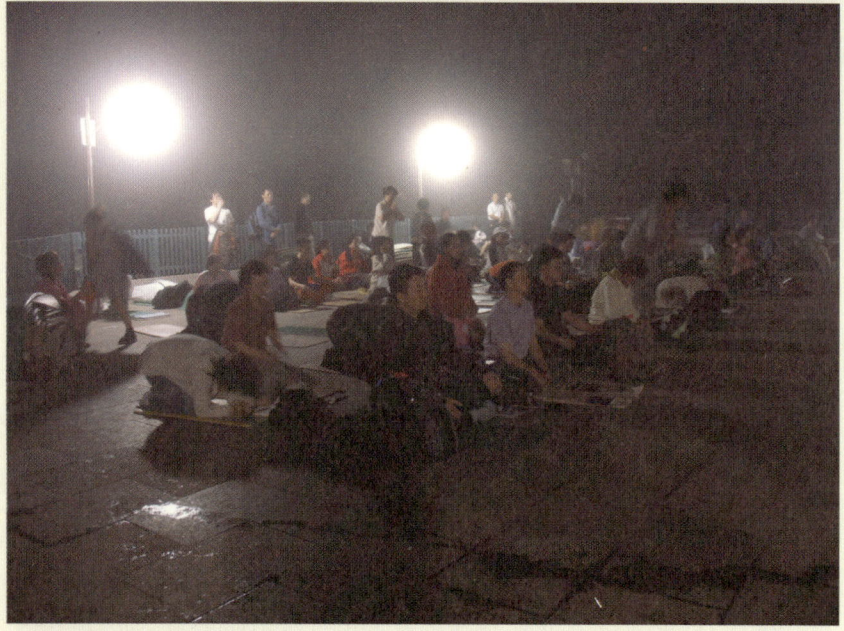

▲ 왼쪽으로 약간 기울어진 관봉석조여래좌상의 위용
▼ 정성을 다해 기도하면 한 사람에게 꼭 하나씩 소원을 들어준다.

지지 않았다.

정성을 들여 기도하면 한 사람에게 꼭 하나씩의 소원을 들어준다는 이야기가 널리 알려져 있다. 매년 입시 때면 수험생을 둔 부모의 치성드리는 장면이 매스컴에 소개되는 유명한 기도처이다.

이곳에서 기도를 한 후 병이 완쾌되었고, 사업이 번창하고 시험에 합격하는 등 기도의 효험을 본 사람들은 수없이 많다. 그 가운데 흥미로운 것은 좋은 인연을 맺은 사람이 많다는 것이다. 실제로 젊은 남녀가 손을 잡고 팔공산 갓바위까지 오르는 것을 많이 볼 수 있다. 이곳에서 좋은 배필을 만나게 해달라는 기도를 하고 원하는 사람을 만난 사례도 적지 않다.

백두대간으로부터 내려온 팔공산 정기의 중심 중 하나가 여기서부터 시작된다. 관봉 주변은 청정한 정기의 순수한 상태를 그대로 유지하고 있다. 기운이 청아하여 푸른 빛을 간간이 띠고 있으며 시린 듯한 느낌이 든다.

이곳에서 기도나 명상을 하면 주변의 청아한 기운이 몸 안으로 빠르게 흡수되면서 몸 전체가 부풀어 오르는 듯한 팽창감과 함께 몸에 있는 탁한 기운이 손과 발로 빠져나가고 맑은 기운이 몸 안에 가득 채워지는 현상이 일어난다. 차츰 청명한 기운으로 몸이 정화되면 정신이 맑아지며 의식이 또렷해지는 것을 느낄 수 있게 된다. 이러한 현상은 기도를 마친 후에도 오랜 시간 유지된다. 이곳에서 밤을 꼬박 새워 기도해도 이상할 정도로 피곤함을 느끼지 않는다고 체험자들이 입을 모아 말한다.

사실 특정 장소에 형성되어 있는 기운을 느끼려면 많은 훈련이 필요하다. 모든 신체적 감각을 동원하여 집중하지 않으면 좀처럼 느끼기가 어렵다. 그러나 이곳은 다르다. 관봉 주변에서 발산되는 땅의 정기가 워낙 강하기도 하지만 그 기운이 바로 흘러내리지 않고 머물러 있는 곳이어서 다른 산과는 달리 일반인들도 집중만 한다면 쉽게 느낄 수 있는 곳이기 때문이다.

갓바위에서 기를 제대로 받는 요령

　석조여래상 앞 어느 곳이든 상관없다. 적당한 장소를 찾아 몸의 긴장을 충분히 푼 후 눈을 감고 몸의 감각에 집중한다. 그리고 10여 분 정도 지나 모든 의식을 양 손바닥에 집중하면 손바닥이 부풀어 오르는 듯한 팽창감과 함께 시리도록 차가우면서 아릿한 통증 등 생전 경험해 보지 못한 새로운 감각이 느껴질 것이다. 기운의 중심에서만 느낄 수 있는 반응이며 맑고 깨끗한 기운이 충만한 곳에서만 느낄 수 있는 팔공산 기의 특징이다.

　이러한 기운을 받으며 명상을 하게 되면 몸과 마음의 긴장이 풀리고 평온을 찾으며 집중력이 높아진다. 보통 때보다 수월하게 깊은 명상 상태에 들어갈 수 있게 된다. 왜 명상을 하는지 이해를 못하는 사람이나 명상을 해보았지만 깊은 명상 상태를 아직 경험하지 못했다면 이곳에서의 수련이 도움될 것이다.

　그리고 이곳에서 기도를 하게 되면 정신력이 증폭되는 현상이 일어나서 염원하는 에너지의 파장이 극대화되어 기도의 효과가 높아진다. 더구나 갓바위 주변을 둘러싸고 있는 푸른 광채를 띠고 있는 신비하고도 영험한 기운은 자신이 결정하기 어려운 문제에 대한 해답을 얻는데도 도움이 된다.

　갓바위 석조여래상과 그 주변의 바위에는 고도로 응집된 기운이 모여 있어서 다른 곳보다 기를 보는 것이 어렵지 않다. 특히 동이 틀 무렵에는 관봉 주변으로 기운이 강하게 발산된다.

기를 잘 보려면 암봉과 하늘의 경계에 초점을 맞추어야 한다. 그 경계선을 가만히 바라보면 하늘의 색보다 더 짙푸른 색을 보게 될 것이다. 일정한 두께로 막을 형성한 듯 보이는 것이 있는데 이것이 제일 처음 보이는 기의 층이다. 여기서 조금 더 집중해서 보면 그 주변으로 시루떡처럼 쌓아놓은 듯한 여러 층의 기층, 연무처럼 피어오르는 기운, 떠도는 빛나는 작은 알갱이 등 다양한 기의 형태를 보게 된다. 이것이 우리가 눈으로 볼 수 있는 기라는 것이다. 여러 번 연습하면 기의 형태뿐만이 아니라 파스텔 톤의 연한 색이 연무처럼 퍼져 있는 기의 색도 구분할 수 있게 된다.

Healing Point 2 / 암벽 사이 작은 굴

음기가 강해 병세가 악화될 수 있는 곳

갓바위에서 오른쪽으로 하산하는 길로 들어서 3~5분 정도 계단을 따라 내려가면 양 갈래 길이 나온다. 하나는 선본사의 산신각을 지나 경산 방향으로 내려가는 길이고 다른 하나는 약사암을 지나 관암사가 있는 대구 방향으로 내려가는 길이다. 여기서 대구 방향으로 가는 오른쪽 길로 10여 분 정도 내려오면 좌측으로 크게 출입금지라는 현수막이 보인다.

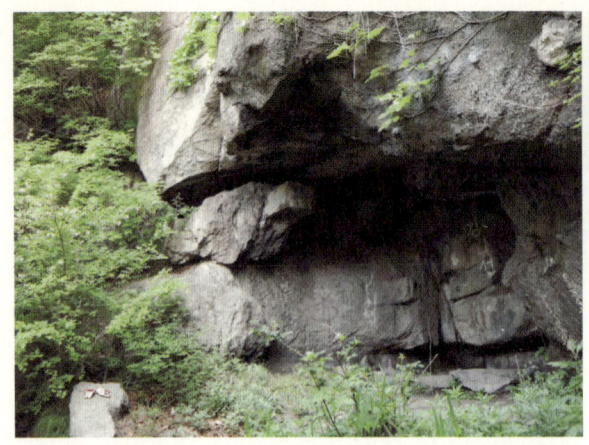
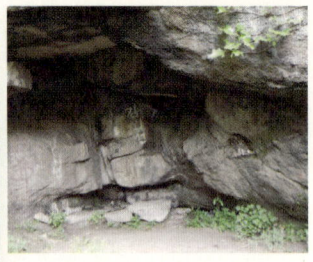

음기 체험 장소

병이 있는 사람은 병세를 더욱 악화시킬 수 있으니 이런 곳은 산행할 때 꼭 피해야 할 장소라 할 수 있다.

바위 사이로 올라 조금 안으로 들어가면 시커멓게 생긴 큰 암벽 사이로 작은 굴이 있다. 그 주변에는 습기가 가득하고 잡풀이 무성해 한눈에 보아도 음침해 보인다. 이곳은 음기가 강하게 형성되어 있는 장소이다. 여기저기 촛불을 켜놓은 흔적과 땅을 고른 자리 등이 있는 것으로 보아 누군가 이곳의 기운을 받기 위해 밤새 기도했음을 알 수 있다.

이런 곳의 기운은 너무 거칠고 탁하고 음습하여 특별한 목적을 가진 사람들 외에는 맞지 않으니 피하는 것이 좋다. 이런 기운을 보통 사람들이 받으면 몸의 기의 흐름을 방해하고 혼탁하게 하여 마음이 불안해진다. 심하면 속이 불편해지거나 두통, 가슴이 답답해지는 부작용이 생길 수 있다. 물론 이러한 현상은 오래가지 않는 것이 보통이지만 혼탁하고 음습한 기운이 너무 강할 경우에 병의 원인으로 작용할 수도 있다. 병이 있는 사람은 병세를 더욱 악화시킬 수 있으니 이런 곳은 산행할 때 반드시 피해야할 장소이다.

참고로 기운이 좋다, 나쁘다 하는 것은 보편적으로 그렇다는 것임을 밝혀둔다. 위와 같이 일반 사람에게는 기운이 나쁜 곳이지만 특정한 사람에게는 잘 맞을 수도 있다. 그러나 대부분의 보통 사람에게는 기운이 맞지 않아 부작용을 일으킬 수 있으므로 나쁜 기운이라고 하는 것이다.

Healing Point 3 / 약사암

*체기가 심하고
소화기 계통이 약할 때*

음기가 나오는 장소에서 다시 5분 정도 내려오면 약사암이라는 작은 암자가 나온다. 보통 가파른 계곡은 기운이 거칠고 강하게 흐를 수 있다. 그러나 약사암은 가파른 계곡 사이에 자리 잡고 있지만 치유의 기운이 형성되어 있다.

땅에서 솟아오르는 기운과 약사여래불 정면에서 나오는 기운, 약사불 오른쪽 용천샘에서 나오는 기운이 합쳐져 좋은 기운으로 작용하고 있기 때문이다. 약사여래불에서 부드럽고 온화한 기운이 안개처럼 피어오르고, 용천샘 안은 따뜻하고 포근한 기운으로 가득 차 있으며, 땅에서 올라오는 기운은 뜨겁고 강해서 마치 둥근 돔과 같은 에너지 장을 형성하고 있다. 누구나 조금만 집중하면 땅에서 따뜻하고 솜털처럼 부드러운 기운이 올라오는 것을 느낄 수 있다.

약사암에는 비위에 도움이 되는 토±의 기운이 있다. 뱃속에서 온기가 서서히 돌면서 기운이 채워지고 장기가 움직이는 것을 느낄 수 있을 정도로 치유의 기운이 강하게 작용하는 곳이다.

평소에 자주 체하거나 배에 가스가 많이 차는 증상, 배가 이유 없이 자주 아픈 증상, 소화가 잘 안 되거나 배에서 소리가 나고 속이 답답한 증상, 묽은 변을 보는 등 소화기 계통이 안 좋은 사람에게 치유 효과가 탁월한 곳이다. 그 외에 평소 비위 기능이 안 좋아 고생하는 사람도 효과를 볼 수 있다.

이곳은 치유 작용을 일으키는 기운 외에 신비체험을 하게 하는 기운도 있다. 약사암에서 기도 중에 여래불 좌측으로 연꽃이 핀 것을 보았다

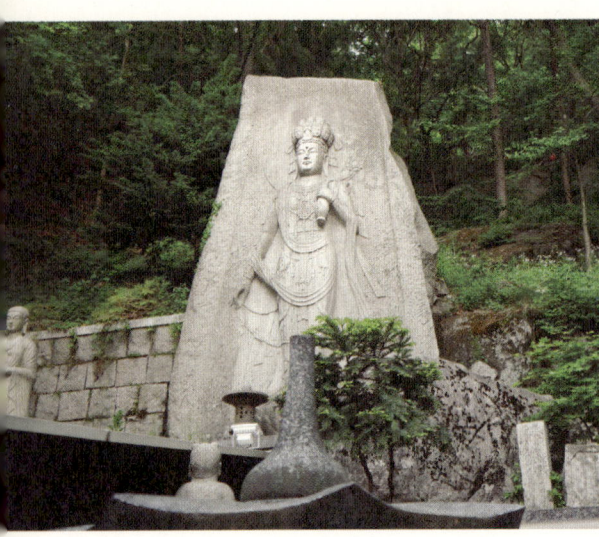

약사여래불에서 부드럽고 온화한 기운이 피어오른다.

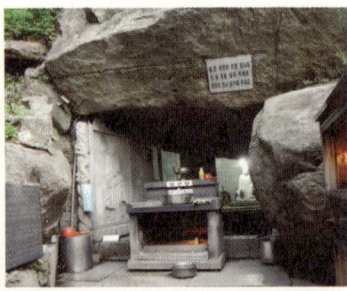

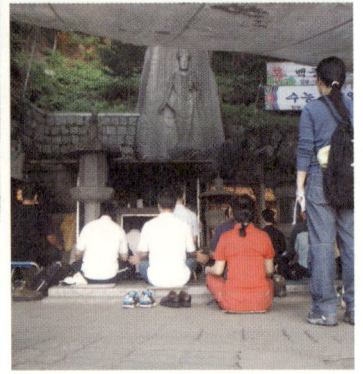

▲ 용천샘 안은 포근한 기운으로 가득하다.
▼ 누구나 조금만 집중하면 기운을 느낄 정도로 강한 에너지가 흐른다.

거나 용천샘 안에서 노니는 두 마리의 황금빛 용을 보았다는 흥미로운 이야기가 전해진다.

한편 약사여래불 왼쪽에 있는 용궁 약수터에서 나오는 샘물을 마시고 속병을 고쳤다는 사람들이 많이 있다. 속이 거북하거나 약간의 체기가 있을 때 이 물을 마시면 소화제를 먹은 듯 속이 금방 편해지는 것을 느낄 수 있다. 치유의 기운을 강하게 머금고 있어서 마치 약을 먹은 것과 같은 효과를 주는 샘물이다.

Healing Point 4 / 두 개의 큰 바위

기를 주는 바위, 기를 뺏어가는 바위

약사암에서 나와 대구 방향으로 200미터 정도 가면 묘 앞에 큰 바위 두 개가 나란히 서 있다. 기를 주고 빼앗는 것을 체험할 수 있는 신기한 바위다. 한 장소에서 반대되는 성질의 기운을 가진 바위가 있는 곳은 찾기 어려운데 바로 그런 곳이다. 하나는 좋은 기를 주는 바위이고 다른 하나는 기를 뺏어가는 바위이다. 기운이 좋은 곳과 그렇지 않은 곳을 비교해 볼 수 있는 특별한 장소다.

두 바위의 기운을 느껴서 몸이 변화하는 반응을 살펴 좋고 나쁨을 알아낼 수 있으면 좋겠지만 그렇지 않으면 오링 테스트를 해보는 방법도 있다. 한 사람은 기를 주는 바위에 손을 대고 오링 테스트나 근육 테스트 자세를 취하고 다른 한 사람이 힘이 들어가는지 빠지는지를 확인하

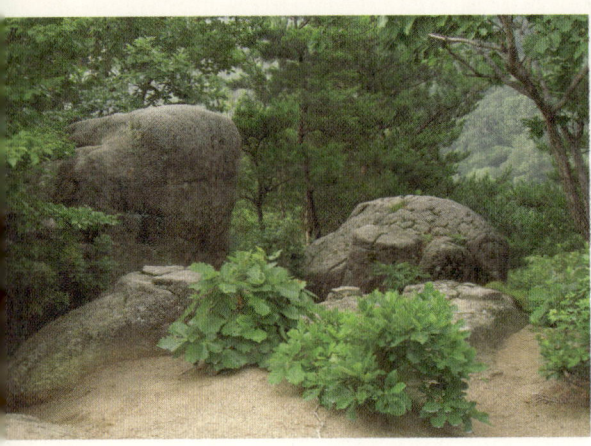
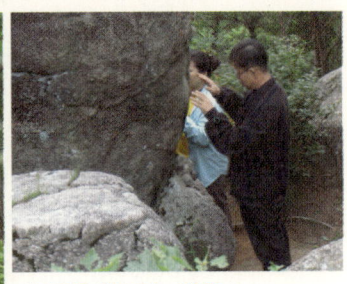

기 체험을 하고 있는 사람들

기운이 좋은 곳과 나쁜 곳을 비교해 볼 수 있는 장소(왼쪽이 기운을 주는 바위이고, 오른쪽이 기운을 빼앗는 바위이다.)

면 된다. 누구나 실험해보면 거의 100퍼센트에 가깝게 기를 주는 바위와 기를 빼앗는 바위를 식별해낼 것이다.

나쁜 기운을 알아야 피할 수 있다

좋은 기운을 주는 바위는 우리 몸에 생기를 줄 뿐만 아니라 치유 작용까지 일으키는 힘이 있다. 몸에 있는 탁하고 나쁜 기운을 내보내고 맑고 깨끗한 기운으로 정화시켜 준다. 몸 안에서 이와 같은 작용이 일어나게 되면 건강에도 도움이 되고 병을 치료하는 효과도 나타난다. 실제로 산행 도중 급체를 한 동행인이 좋은 기운을 주는 바위 위에 2~3분 앉아 있는 것만으로 회복된 것을 목격한 경험이 있다.

그러나 나쁜 기운을 받게 되면 기를 뺏어가 몸 안의 기를 부족하게 만들기도 하고 기의 흐름을 교란시키거나 균형을 흩트리기도 한다. 결국 나쁜 기운을 받게 되면 건강에 이롭지 못하고 병이 있는 사람은 병세를 더욱 악화시키는 원인이 될 수 있다.

　산행을 하는 이유가 친목이나 단순한 여행을 위한 것이기도 하지만 사람들이 산을 찾는 특별한 이유는 건강을 위한 목적이 가장 크다. 그런데 산의 기운을 잘 알지 못해 나쁜 기운을 받게 되면 도리어 기를 빼앗기고 심지어 작은 병이 더 악화될 수도 있다는 것을 알 수 있는 좋은 체험 장소이다.

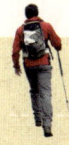

Healing Course

팔공산 대구 주차장 → 관암사 → 갓바위 → 작은 굴 → 약사암 → 두 개의 큰 바위 → 하산

- **위치** 　　　대구광역시 동구 군위군, 영천시 신녕면(1,193m)
- **길이·시간** 　코스 길이 5km · 힐링 산행 4시간 소요
- **출발지** 　　갓바위 출발점(동대구역에서 401번 버스 종점 하차)

11 관룡산
오행의 기운을 고르게 갖춘 산

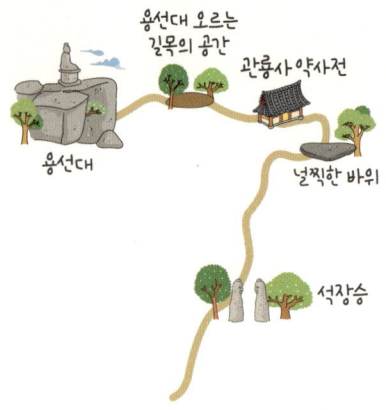

관룡산은 화왕산과 함께 경남 창녕을 대표하는 산이다. 주변의 산세는 둥글고 완만한 데 비해 관룡산은 암반이 병풍처럼 솟아 있어 돋보인다. 마치 설악산의 일부를 떼어다 놓은 것 같기도 하고 아름다운 수석을 보는 것 같기도 하다. 산 중턱에는 안개가 피어올라 작은 구름을 이루곤 한다. 그러다가도 이내 하늘로 사라지는 현상이 마치 용이 승천을 하는 모습을 상상하게 한다.

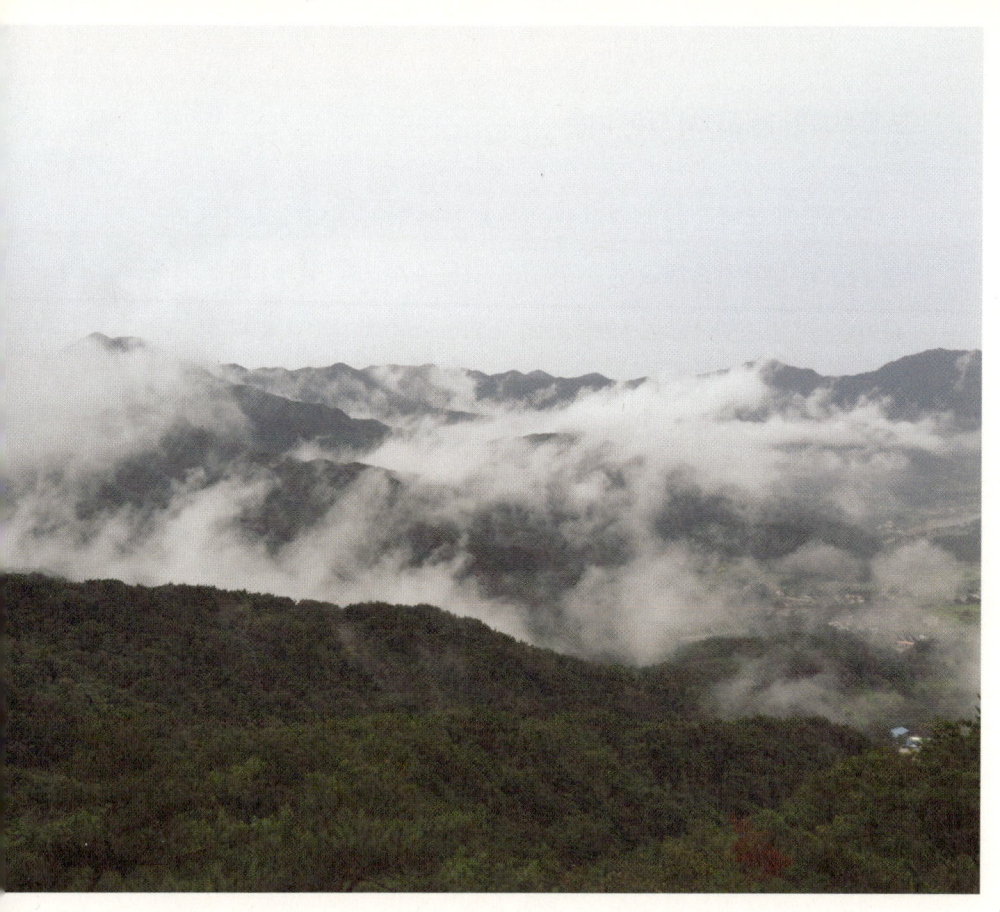

아홉 마리 용이 하늘로 오르다

 관룡산에 얽힌 유래 또한 흥미롭다. 어느 날 원효대사가 제자들을 데리고 수련을 하다 관룡산 기슭에서 한 줄기 빛을 보았다. 기이한 생각에 빛을 따라가 보았는데 아홉 마리의 용이 승천하고 있었다. 아홉 마리의 용을 보았다 하여 산의 이름을 볼 '관觀' 자를 써서 관룡산 또는 구룡산으로 부르게 되었고 절 이름도 관룡사로 지었다고 한다.

독특하지만 편중되지 않은 기운

관룡산의 옆에 있는 화왕산火旺山은 이름에 불이 들어가 있어서 화火의 기운이 강한 산으로 오해할 수 있으나 실은 수水의 기운이 매우 강한 산이다. 너무 강한 물의 기운을 누르기 위한 풍수적인 조치로써 일부러 이름에 불을 넣은 것이다. 큰불이 나서 중단되었지만 매년 대보름이면 열렸던 화왕산 억새 태우기 축제도 물의 기운이 너무 강하여 그 기운을 누르기 위해 시작되었다고 한다.

우리나라 풍수의 비보진압神補鎭壓(부족한 기운을 보충하고 강한 것을 누르기 위해 어떤 방책을 쓰는 것)을 보여준 단적인 예라 할 수 있다.

이렇게 기운이 한쪽으로 너무 강하게 편중된 산은 개성이 너무 강해 불편함을 주기도 한다. 특히 편중된 기운과 절대적으로 맞지 않는 사람이 이런 산에 가게 되면 다시는 산에 가고 싶지 않을 정도로 힘들게 느껴지기도 한다. 산의 기운 역시 산 저마다의 특유의 성향이 있으면서도 오행의 기운이 고루 갖춰져 있어야 한다. 너무 편중되지 않은 선에서 자신만의 기운을 형성하고 있는 산이 힐링에 좋은 산이라 할 수 있다.

관룡산과 화왕산은 연결되어 있어 같은 속성을 가졌지만 기의 질적인 면을 본다면 전혀 다른 성향을 가지고 있다. 즉 급류를 일으키며 흐르는 강과 조용히 천천히 흐르는 강이 분명히 다른 것처럼 기운은 같지만 성향이 다르다는 뜻이다. 화왕산이 거칠고 급하게 흐르는 강이라면 관룡산은 조용히 흐르는 강물로 비유하면 될 것이다.

우리는 거칠고 급하게 흐르는 강을 보면 공포감을 일으켜 긴장하게 되지만 부드럽고 조용하게 흐르는 강을 보면 평온함을 느끼며 이완된다.

따라서 단순한 산행이 아니라 힐링이 목적이라면 거칠고 강한 기운이 많은 화왕산보다는 부드러운 물의 기운을 가진 관룡산을 찾는 것이 더 좋다고 할 수 있다.

관룡산의 정기는 산정상에서부터 여러 능선을 타고 내려온다. 그 중 하나는 용선대의 능선 끝에 이르러 잠시 멈췄다가 관룡사로 내려간다. 기운이 관룡사로 모여 있다가 주변으로 퍼져 흘러가기 때문에 사찰 주변에 흥미롭고 신기한 기운을 체험할 수 있는 곳과 치유 효과를 얻을 수 있는 곳이 많다.

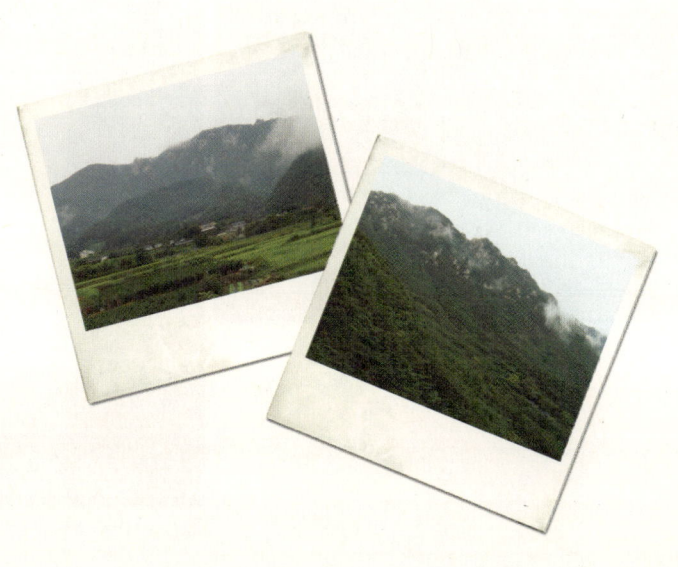

Healing Point 1 / 석장승

경계를 체험할 수 있는 곳

관룡사로 가는 옛길 입구에 마주 보고 서 있는 석장승이 있다. 절을 지켜주는 수호신답게 왕방울 눈에 앙다문 입술 사이로 날카로운 송곳니를 드러내고 있지만 익살스럽게 보이는 것이 정겹다.

사찰 입구에 세워져 있는 장승이나 돌 비석은 경계를 나타내는 것이 아니라 수행이나 기도를 하기 위해 절을 찾는 사람들을 보호할 목적으

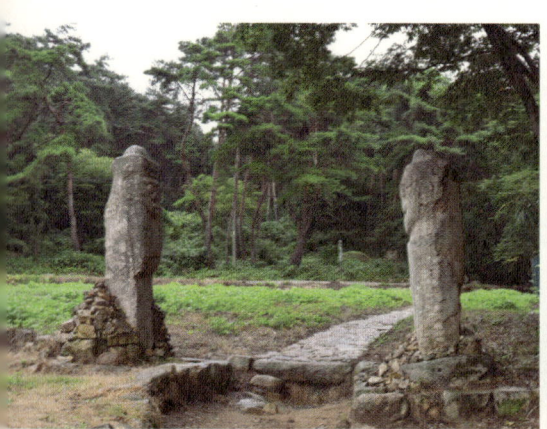

사람을 보호하기 위해 기운의 장을 쳐놓은 경계

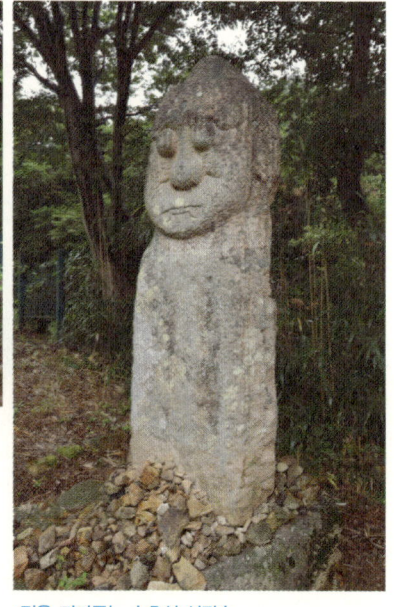

절을 지켜주는 수호신 석장승

로 세워놓은 경우가 많다. 단지 상징적인 표식을 하기 위해 세워놓은 것이 아니라 실제 그런 힘을 가지고 있다는 것은 놀랍고 신비롭다. 기운의 장을 쳐놓은 결계인 것이다.

석장승 사이를 통과할 때마다 투명한 막을 지나는 것 같은 느낌을 받게 된다. 마치 거미줄을 뚫고 지나가는 것과 같은 느낌이다. 사실 웬만큼 기 감각 훈련이 되어 있지 않으면 사찰의 경계에 있는 결계를 찾아내기는 어렵다. 그러나 이곳은 다른 사찰에 있는 결계에 비해 힘이 많이 남아 있어 조금만 집중하면 느낄 수 있다.

최근 다시 가보니 많은 것이 바뀌었다. 길을 정비하는 공사를 하면서 석장승의 위치도 바뀌었다. 하나는 그대로인 것 같은데 다른 하나는 거리를 조금 더 벌려 세워 놓았다. 좁은 길을 넓히려고 그랬던 것 같다. 그 때문인지 여간 집중하지 않으면 결계의 기운을 느끼기가 어렵다. 아마 시간이 더 지나면 남은 기운마저 서서히 사라지게 될 것 같다.

Healing Point 2 / 널찍한 바위

기를 빨아들이는 바위 체험

관룡사로 들어서기 직전 냇가 쪽에 평평하고 널찍한 바위가 있다. 평상처럼 평평하고 널찍한 바위는 큰 나무 아래에 있어 항상 그늘이 지고 개울가 옆이라 시원하기 이를 데 없다. 하지만 이곳은 사기邪氣를 체험할 수 있는 장소이다. 이 바위는 주변의 기운을 강하게 빨아들이는 성질

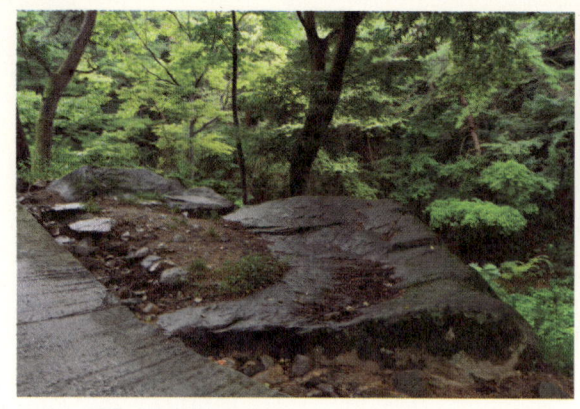
주변의 기운을 강하게 빨아들이는 곳

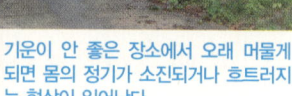
기운이 안 좋은 장소에서 오래 머물게 되면 몸의 정기가 소진되거나 흐트러지는 현상이 일어난다.

을 가지고 있어서 잠깐만 있어도 몸에 좋지 않은 영향을 준다. 이런 장소에서 오래 머무는 것은 상당히 좋지 않으니 삼가는 것이 좋다.

명산에도 사기가 있다

　살면서 가끔 설명하기 어려운 일들을 경험하기도 하고 또 주변으로부터 듣기도 한다. 예를 들어 무척 건강했던 사람이 이사하고 난 다음 날 아침에 아무런 이유 없이 몸이 아프거나 심하게는 반신불수가 되었다는 이야기 같은 것이다. 대체로 이런 불상사가 일어나는 것은 새로 이사한 장소의 기운이 너무 강해 맞지 않거나 수맥이 흐르거나 음기가 너무 많은 곳일 때다.

　기운이 안 좋은 장소에서 오래 머물게 되면 몸의 정기가 소진되거나 흐트러지는 현상이 일어난다. 특히 이런 곳에서 잠시라도 잠을 청하는 것은 절대 금물이다. 깨어있을 때는 그나마 소진되는 기운을 스스로 조절하여 방어할 수 있다. 그러나 잠이 들었을 때는 이러한 기능이 약해져 언제든 위험한 상황이 올 수 있다. 무더운 여름날 선풍기를 틀어놓고 자다가 사망하는 것과 같다.

사람의 체온, 즉 온기를 유지하는 것은 몸의 정기가 하는 것이다. 그런데 계속되는 선풍기 바람으로 체온이 내려가 정기가 부족해져 몸의 온기를 유지할 수 없어 죽음에 이르게 되는 것이다.

기를 빨아들이는 장소에 있으면 몸의 정기가 순식간에 빠져나가고 특히 몸에 병이 있는 경우, 특히 신장이나 간 기능이 안 좋은 사람들은 얼굴색이 검게 타들어가며 다리에 힘이 풀리는 현상이 일어난다. 평소에 병이 없는 건강한 사람도 몸 상태가 갑자기 떨어지거나 어지럽고 속이 불편해진다. 나쁜 기운의 영향을 받으면 반드시 나타나는 반응이다.

산행을 하다가 미심쩍은 곳이면 오링 테스트나 근육 테스트를 통해 기운이 나쁜 곳인지 알아보는 지혜가 필요하다. 명산에도 이런 장소는 항상 존재한다는 것을 잊지 않는 것이 좋다.

Healing Point 3 / 관룡사 약사전

만성 신장 질환에 효험이 있는 곳

관룡사 안에는 기도하면 병을 낫게 해준다는 영험하기로 소문난 약사전이 있다. 대웅전을 지나 20~30미터를 가면 왼쪽으로 내려가는 작은 돌계단이 있고 그 옆에 오래된 오층석탑과 작은 약사전을 볼 수 있다. 약사전과 오층석탑은 대웅전과 함께 관룡사 기운의 중심이 되는 곳

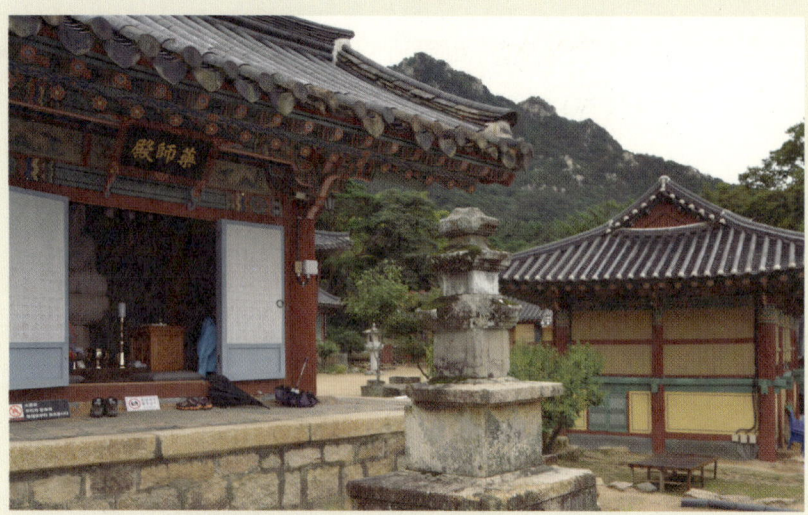

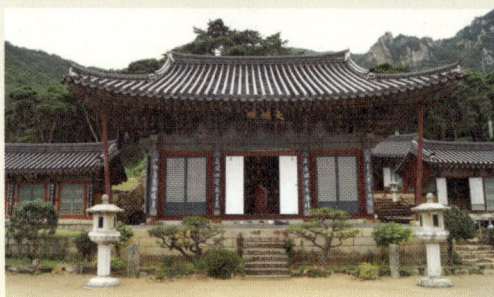

▲ 신장과 비뇨기 계통 질환이 있는 사람에게 치유 기운을 주는 약사전

◀ 관룡산의 기운이 빠져나가지 않도록 보존하고 지켜주는 대웅전.

▼ 오층석탑 주변으로 기운이 돌면서 치유 에너지 장을 형성하고 있어 굳이 약사전에 들어가지 않더라도 기운을 받을 수 있다.

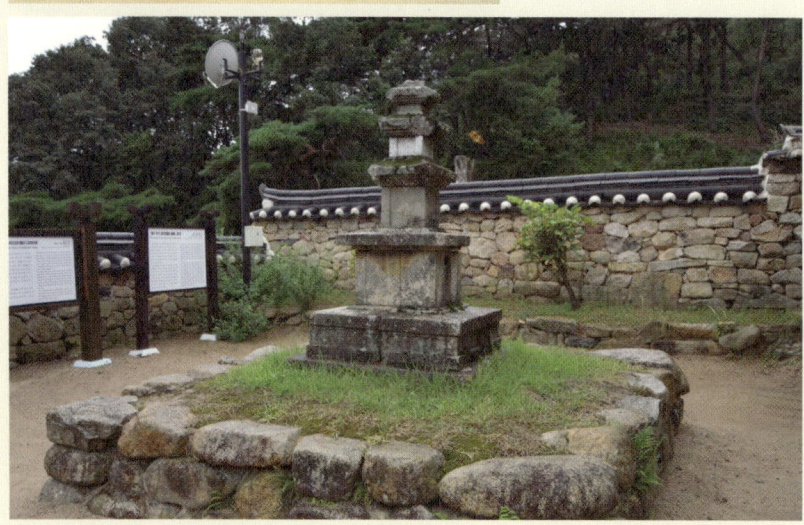

이다. 관룡산에서 내려오는 여러 줄기의 정기가 이 사찰로 모여 특유의 기운을 형성하게 되는데 그 기운을 빠져나가지 않게 보존하고 지켜주는 것이 대웅전과 약사전 앞의 오층석탑이다.

오층석탑 주변으로도 기운이 돌면서 치유 에너지 장을 형성하고 있어 굳이 약사전에 들어가지 않더라도 기운을 받을 수 있다.

약사전에서 제대로 기운을 받는 법

팔공산의 약사암처럼 치유 기운을 조용하게 느끼고 싶다면 약사전에 들어가 석조약사여래불상을 정면으로 보고 앉아 있으면 된다.

힘을 빼고 앉아 있으면 먼저 약사여래불상 정면에서 봄처럼 따뜻한 기운이 밀려오는 것을 느낄 수 있다. 그때 기운을 거부하지 말고 가볍게 몸을 맡기면 뒤로 넘어질 듯 몸이 휘청거리는 신기한 체험을 할 수 있다. 기가 강하게 밀려올 때 느낄 수 있는 현상 중 하나이다.

10~20여 분 정도 앉아 있으면 기 치유를 받는 것처럼 편안해지면서 몸이 이완된다. 그리고 몸으로 들어온 기운이 점차 허리까지 올라와 따뜻한 온기가 돌기 시작한다. 이러한 반응은 지면에서 올라오는 기운이 회음을 타고 몸으로 들어와 신장에 그 기운이 머물며 치유 작용을 일으킬 때 나타나는 반응이다.

치유 기운이 있는 곳에서 기운을 받으면 모든 질병에 효과를 볼 수 있다. 이곳은 특히 신장에 효과가 있는 기운이 많다. 그래서 신장, 방광 등 비뇨기 계통의 질환이 있는 사람에게 더욱 도움이 되는 곳이라 할 수 있다. 만성 신장 질환을 앓는 사람도 치유 효과가 있을 정도로 기운이 좋은 곳이다.

Healing Point 4 / 용선대 오르는 길목의 공간

기력 회복을 돕고
신장에 좋은 기운

관룡사를 지나 용선대로 오르는 길에 어른 7~8명 정도가 앉을 수 있는 곳이 나온다. 이곳에도 약사전과 비슷한 기운이 모여 있다. 신장 외에도 성 기능 향상에 도움을 주는 기운이 있는 곳이다. 이곳에서 명상이나 사색에 잠기면 좋고 따뜻한 계절이라면 가볍게 수면을 취하는 것도 좋다. 병이 없다 하더라도 기력 회복에 도움이 되고 피부가 투명해질 정도로 맑고 부드러워지니 시간을 내어 기운을 받아보는 것이 좋겠다.

종종 치유 기운이 나오는 곳에 있으면 신체나 장기의 어느 한 부분이 아프거나 뻐근한 느낌이 드는 등 이상 반응이 나타나는 경우가 있다. 예를 들어 심장이 안 좋으면 심장 부위에 약한 통증이 생기고, 대장이 안 좋으면 아랫배가 갑자기 찌르는 듯 아프며, 어깨가 안 좋은 사람은 어깨

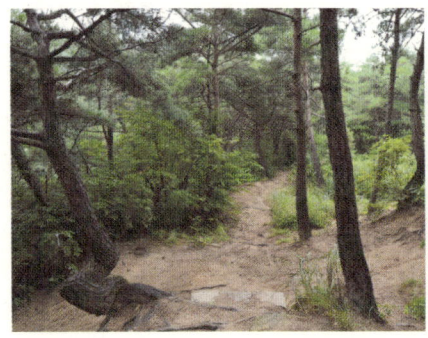 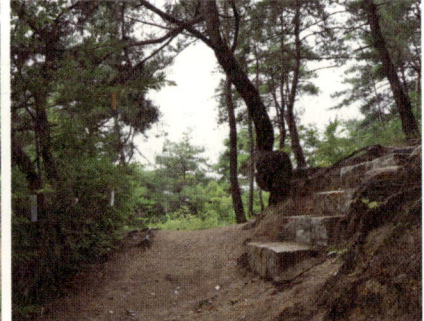

용선대로 오르는 길에 약사전과 비슷한 기운이 모여 있는 공간이 있다.

가 뻐근하거나 쑤시는 듯한 통증을 느끼게 된다. 이것은 치유 작용으로 나타나는 몸의 반응이다.

만약 치유 기운이 나오는 곳에서 기를 받을 때 이런 경험을 하게 되면 반응을 하는 장기나 근육의 기능에 이상이 있기 때문이라고 해도 틀리지 않다. 우리 몸에 들어온 치유 기운이 정체된 기혈을 풀어주는 과정에서 나타나는 반응이기 때문이다.

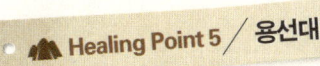

Healing Point 5 / 용선대

잡념이 사라지는 최고의 명상 포인트

용선대로 오르는 길은 능선을 따라 이어져 있어 기운이 밝고, 내려다보이는 경관도 좋다. 20여 분 정도 산을 오르면 산의 능선 끝 부분에 바위를 겹쳐 쌓아놓은 듯한 넓고 큰 화강암 바위가 나타난다.

용선대에서 보면 마치 뱃머리에 서서 주변을 둘러보는 것만 같다. 누가 이 자리를 찾아 용선대라 칭하였는지 존경스러운 마음마저 드는 관룡산 최고의 명당이 아닌가 싶다. 우측 아래로 내려다보이는 너른 평지와 작은 시골 마을 위로 옅은 구름이 깔려있는 것이 거대한 바다 위에 떠있는 듯한 착각을 불러일으킨다.

용선대 위 바위 끝에는 화강암으로 된 석조여래좌상이 있다. 통일신라시대 후기에 세워진 오래된 역사를 간직하고 있는 여래불이다. 여래불은 동쪽의 해를 바라보고 있는데 그 앞으로 관룡사가 있다. 자애로운

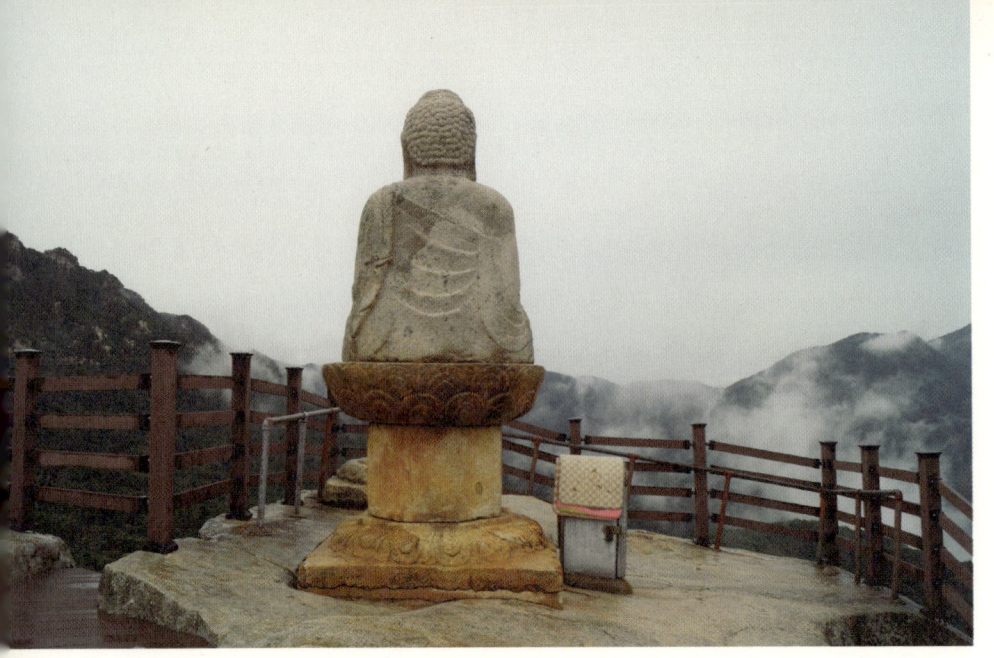

통일신라시대에 세워진 석조여래좌상이 있는 이곳은 우리나라 최고의 명상 포인트다.

어머니의 마음으로 그곳을 내려다보는 것 같다. 자세히 살피니 용선대의 기운이 석조여래좌상에서 모아져 관룡사로 내려가고 있었다. 아마도 사찰의 기운을 북돋기 위해 석조여래불을 그곳에 세운 것이 아닌가 싶다.

용선대는 산의 정기 중 일부가 능선을 따라 내려와 동쪽에서 올라오는 양명한 태양의 기운과 조화를 이루고 있는 곳이다. 잘 갈무리된 기운은 조용하고 차분하며 찬란하고 맑다. 우리나라 최고의 명상 포인트라 해도 과언이 아닐 것이다. 만약 명상 장소를 새롭게 찾으려 한다면 이러한 기운을 표본으로 하여도 전혀 손색이 없을 정도로 좋은 장소라 할 수 있다.

이곳에 같이 간 사람들은 한결같이 저절로 명상이 된다고 말한다. 또 너무 편안해서 마냥 머물고 싶다고 입을 모아 말한다.

이곳은 마음을 평온하게 해주고 깊은 사색에 잠기게 하는 특별한 기운이 있는 장소이다. 복잡한 생각을 정리하고 싶거나, 마음이 산만하거나 어수선할 때, 잡념이 많이 생길 때 이곳에서 잠시 눈을 감고만 있어도 도움이 된다. 잡념이 빠르게 사라지고 마음이 편안해져 안정을 찾게 해준다.

특히 용선대에는 부드러운 수水의 기운 외에도 흐르는 기운이 매우 맑고 깊다. 그래서 마음을 집중하면 좀처럼 시간가는 줄 모르고 깊은 명상 상태에 들어갈 수 있다.

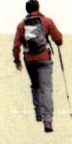

Healing Course

관룡사 입구 → 석장승 → 널찍한 바위 → 관룡사 약사전 → 용선대 오르는 길목의 공간 → 용선대 → 하산

- **위치**   경북 창녕군 창녕읍(739m)
- **길이·시간**   코스 길이 1.5km · 힐링 산행 2시간 소요
- **출발지**   관룡사 입구(남부터미널 창녕 하차, 관룡사 입구 하차)

조계산

음양의 기운이 정확히 나뉘어진 산

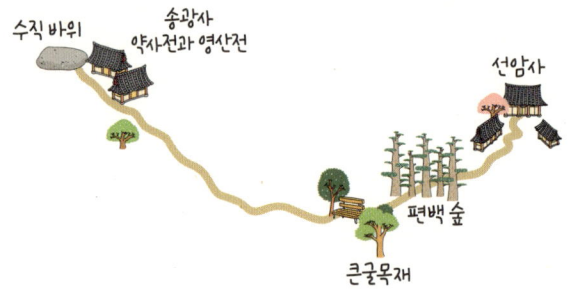

조계산은 그리 높지 않아 아담하다. 험하고 거친 암반이 없어 위압감이나 경외감보다는 마을 앞산과 같은 친근감을 느끼게 한다. 산 능선을 따라 내려오는 기운도 마치 이슬비가 소리 없이 내리는 듯 조용하게 흐른다. 산 어디에도 거칠거나 사악한 기운이 느껴지지 않는다.

조계산은 조계천이라는 계곡을 사이에 두고 뻗은 능선이 동서로 나란히 대칭을 이루고 있는 매우 흥미로운 산이다. 그러나 더욱 관심을 끌게 하는 것은 장군봉에서 큰굴목재 기점으로 내려오는 기운을 중심으로

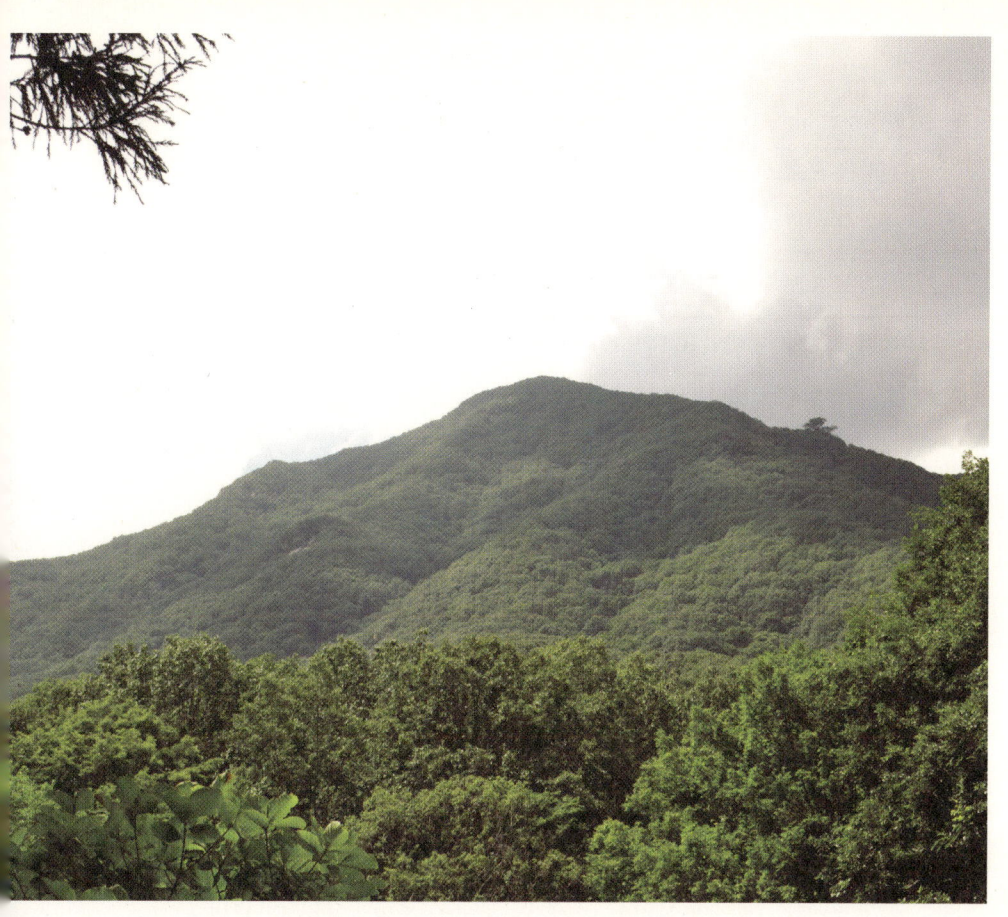

동과 서의 기운이 극명하게 구분된다는 것이다. 하나의 산에서 음양의 기운이 정확히 반으로 나누어져 있으니 신기하다. 이러한 산은 조계산뿐일 것이다.

   조계산은 고개를 살짝 든 듯한 봉우리와 부드럽게 펼쳐진 능선이 마치 큰 새가 날개를 펼치고 바람에 의지한 채 떠 있는 형상이다. 멈춘 듯 고요하고 그윽하여 포근함과 아늑함을 주지만 내면에는 엄청난 기운을 간직하고 있다. 마치 땅속 깊은 곳에 엄청난 에너지를 품고 있지만 겉은 평화로운 휴화산과 같다.

처음 조계산을 찾았을 때 아름다운 산 아래에 그림처럼 자리를 잡고 있는 산사를 보고 몇 번을 감탄했는지 모른다. 신라말 도선국사가 최고의 절터를 발견하고서 기쁜 나머지 사흘 밤낮을 춤을 추었다는 감동을 이해할 수 있을 것만 같다.

조계산에 가면 항상 거쳐 가야 할 곳이 있다. 송광사와 선암사라는 두 절이다. 어디로 오르든 꼭 만나게 되는 사찰이다. 조계산을 가본 사람들은 송광사와 선암사의 분위기가 확연히 다르다는 말을 한다. 산 하나를 두고 능선을 기준으로 동쪽에는 태고종 유일의 태고총림 수련 도량인 선암사가 있고 서쪽에는 우리나라 삼보사찰의 하나로 승보사찰의 근본 도량인 송광사가 자리를 잡고 있다. 둘 다 우리나라 불교 역사와 함께한 유서 깊은 고찰이다.

송광사는 대웅전과 기타 전각들이 치밀하게 짜여 있다. 참선과 지혜를 함께 닦는 곳이다. 선암사는 절의 규모는 우리나라에서 몇 손가락 안에 들 정도로 큰 규모이지만 아기자기하고 아름다운 산사의 모범 답안을 보는 듯하다. 송광사가 반듯한 선비의 모습이라면 선암사는 양반댁 아리따운 규수와 같은 모습이다.

집은 주인의 기운을 닮는다

기운으로 표현하자면 조계산 아래 서쪽에 있는 송광사는 환하고 밝은 온화한 양의 기운을, 동쪽에 위치한 선암사는 청명하며 시원한 음의 기운을 형성하고 있다.

사찰마다 지니고 있는 이러한 분위기는 절터와 사찰의 규모, 모양에 따라 결정된다. 거기에 더해 독특하고 개성적인 분위기는 그 안의 사람들의 마음과 의식에 의해 결정된다. 의식이나 성품, 성향 등에서 나오는 정신 에너지가 기운으로 작용하기 때문이다. 그것이 결국 전체적인 기운의 질을 형성하는데 결정적인 역할을 한다.

터가 좋고 집이 근사해도 주인의 성품이 매몰차면 집안의 분위기가 차갑게 바뀌는 것과 같다. 또 같은 집인데도 주인이 바뀌면 전혀 다른 기운을 느끼게 된다. 아마 이런 것은 누구나 경험했을 것이다. 사람의 의식이나 성품에서 일어나는 생각의 에너지는 일정한 파장을 만들어낸다. 우리가 느끼지 못할 뿐 그 파장은 사람에서 사람으로 전달되며 주변에도 영향을 미치게 된다. 이심전심, 텔레파시 같은 것이 일어나는 것과 같다. 개개인의 생각이나 집단의 의념이 주변의 기운을 변화시키기도 하고 때로는 전혀 다른 기운을 만들 수도 있다.

산사도 이와 다르지 않다. 사찰마다 가지고 있는 독특한 기운은 절터에서 비롯되지만 절을 세운 사람이나 그 안에서 수행하는 스님들의 의식과 성품이 함께 어우러져 만들어진 기운이다. 그것이 분위기로 표출되는 것이라고 보면 된다. 송광사와 선암사는 사찰의 분위기가 어떻게 다르게 만들어졌는지 비교해보는 재미가 있다.

송광사에서 선암사로 넘어가는 명품 산행길

조계산은 두 개의 사찰에서 느껴지는 대조적인 기운도 흥미롭지만 송광사에서 선암사로 넘어가는 산행길이 편안하고 아름다워서 더욱 마음에 담고 싶다. 송광사에서 송광굴목재를 지나 큰굴목재로 해서 선암사로 넘어가는 길은 참으로 아름답다.

대략 4시간 반 정도의 거리로 만만치 않지만 고개가 적당히 완만하고 주변의 계곡이 수려하여 산책하는 기분으로 산행할 수 있다. 계곡을 따라 흐르는 물이 맑고 물소리가 청량한데다 아담하고 아늑한 것이 세파의 시름을 내려놓고 걷기에 아주 좋은 힐링 코스이다.

송광사 매표소를 지나 속세의 번뇌를 씻고 가라는 청량각에 이르면 기운이 한없이 조용하고 편안하다. 계곡을 따라 걷는 오솔길이 제법 울창하여 운치가 있고 사색을 하며 걷기에 더없이 좋은 길이다.

오솔길 끝 지점의 다리를 넘어서면 잘 닦인 널따란 길과 함께 탁 트인 정면으로 조계산 연산봉 일대가 보인다. 이곳부터 다시 기운이 바뀐다. 감탄이 절로 나올 정도로 아늑하고 찬란하며 생기가 넘친다. 흙길을 따라 걸으면 오른쪽으로 부도전이 나타난다. 송광사의 기운을 닮았는지 환하고 부드러운 기운이 가득하다.

일주문을 들어서면 왼편에 수령이 오래된 커다란 향나무가 있다. 기운이 얼마나 강렬한지 멀리서도 그 힘을 느낄 수 있다.

나무에는 나무마다 나름의 특이한 기운을 가지고 있다. 소나무는 따뜻하고 솜털처럼 부드러운 느낌이다. 대나무는 차갑고 서늘한 느낌을, 버드나무는 시원하면서 따뜻한 느낌을 동시에 주는가 하면 주목은 강하고 뜨거운 느낌을 준다. 향나무는 보통 열기가 있고 거친 느낌인데 이곳의 향나무는 특이하다. 주목처럼 강하고 소나무처럼 부드러우며 따뜻한 기운을 가지고 있다. 이런 나무는 만나기가 쉽지 않으니 꼭 기운을 느껴 보아야 한다.

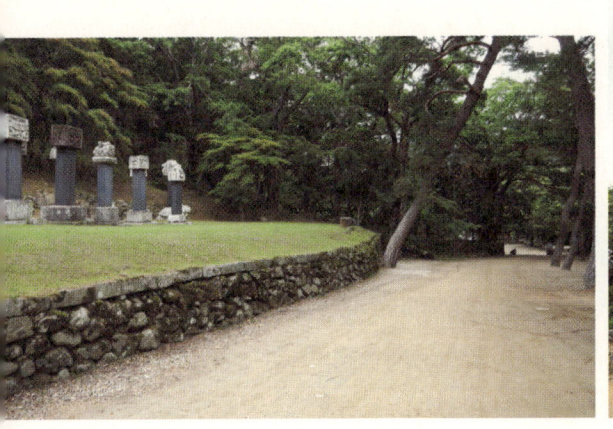
환하고 부드러운 기운이 가득한 송광사 부도전

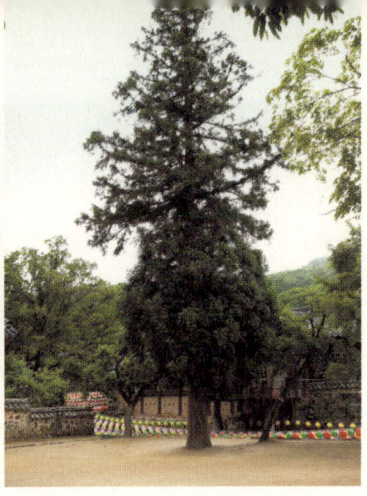
일주문을 들어서면 오래된 향나무가 있다.

Healing Point 1 / 수직 바위

기도를 이뤄주는 영기가 서린 바위

일주문에 들어서자마자 오른쪽에 수직 바위가 있다. 약간 어두워 보이지만 예사롭지 않은 기운이 나오는 바위이다. 절벽 한 부분을 도려낸 듯 직각으로 서 있다. 조계산에서 내려오는 정기와 함께 영기가 서려 있다. 기운이 부드럽고 힘이 있으며 붉은 기운과 따뜻한 기운이 섞여 나오고 있다. 신령스러운 기운이 있는 곳에서 나타나는 특별한 현상이다. 집중해서 느껴보면 물결이 이는 듯한 느낌이나 약한 울림 현상과 같은 파동을 체험할 수 있다. 마음을 편안하게 해주고 영험한 기운이 있어 기도가 잘 되는 곳이다.

특히 부드럽고 선한 기운이 있어 이곳에서 기도를 하면 주변 사람들

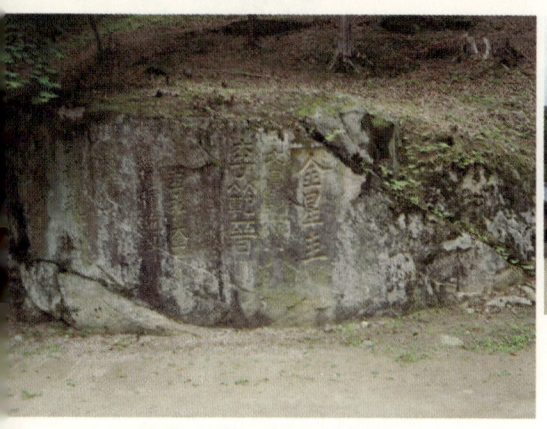
절벽 한 부분을 도려낸 듯 직각으로 서 있는 수직 바위

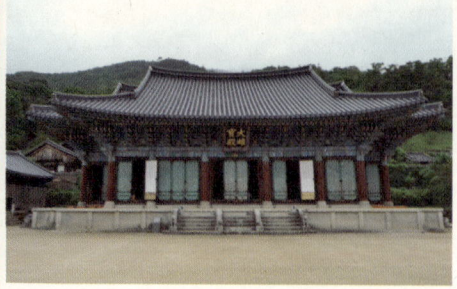
완벽하게 기운을 보전하고 있는 대웅전

과 좋은 인연을 맺게 된다.

　팔공산 갓바위에서 나오는 기운이나 태백산의 신목에서 나오는 기운에는 못 미치지만 기도를 이뤄주는 데는 부족함이 없다. 가까이에 이와 비슷한 기운을 가지고 있는 바위가 있다. 소원을 들어준다는 거북 바위로 산청의 동의보감촌 내에 있는 귀감석이라는 바위이다. 지금도 많은 사람들이 소원을 빌기 위해 이 바위를 찾는다고 한다. 송광사 일주문에 있는 수직 바위의 기운도 이에 못지 않으며 어떤 면에서는 더 강하고 영험한 기운이 있으니 비교해보는 것도 흥미롭겠다.

　우화각을 건너 경내에 들어서면 너른 마당 앞에 대웅보전이 나타난다. 송광사의 대웅보전 앞에는 대부분의 사찰에서 흔히 볼 수 있는 탑이 없다. 보통 대웅전 앞에 탑을 세우는 이유는 풍수적인 측면을 고려한 경우가 많다. 사찰 내에 기운이 부족하면 보완을 하거나, 좋은 기운이 흩어지는 것을 막는 방책이다. 그러나 송광사에는 사찰 내에 모여든 좋은 기운이 안정적으로 잘 보전되고 있다. 뿐만 아니라 더욱 빛이 나며 온화한 기운을 유유히 발산하고 있다. 다른 방책이나 비책이 필요 없는 완벽한 사찰이라 해도 과언이 아닐 것이다.

Healing Point 2 / 송광사 약사전과 영산전

열을 내리고 마음을 안정시킨다

송광사 경내의 기운이 밝고 부드러워 어느 곳에서 기운을 받아도 좋다. 하지만 치유의 목적이라면 약사전과 영산전 두 곳이 더 좋다. 특이하게도 약사전이 앞마당 좌측 모서리 후미진 곳에 있다. 알고 보니 그곳 땅으로부터 올라오는 치유 기운이 대단하다. 산과 사찰을 찾아다니면서 항상 느끼는 것이지만 옛 선인들의 지혜와 안목에 숙연해진다.

따뜻하고 부드러운 기운이 아래로부터 올라와 몸 전체를 감싸며 퍼

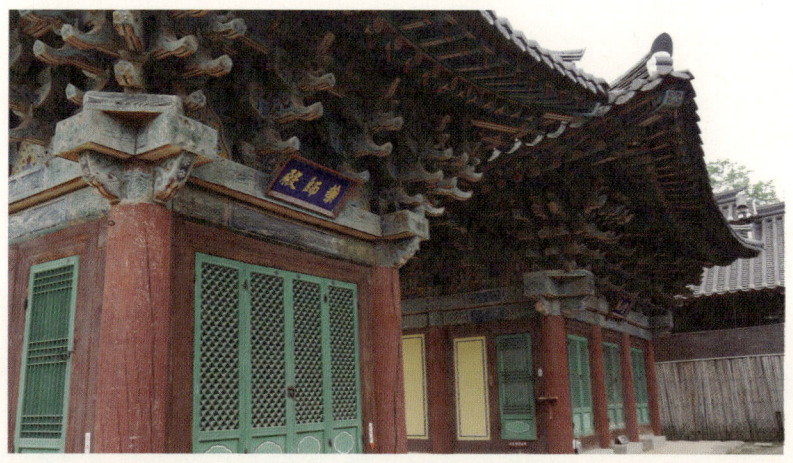

부드럽고 강한 치유의 기가 나오는 약사전과 집중력을 높여주는 영산전

진다. 마음을 안정시키고 열을 내려주는 기운이 있다. 특히 심장이 안 좋은 사람에게 효과가 있으니 이곳에서 장시간 기도를 하거나 명상을 하면 도움이 될 것이다.

약사전 바로 우측으로 붙어 있듯이 세워져 있는 영산전은 약사전과 기운이 다르다. 약사전은 따뜻한데 이곳의 기운은 차다. 이러한 기운은 정신 작용을 도와 집중력을 높이고 내면의 의식을 각성시키는 힘이 있다. 자신의 잠재력을 높이는 데 도움이 되는 곳이다. 약사전은 몸의 치유를 돕고 영산전은 정신 작용을 높여주는 각각 다른 성질의 기운을 가지고 있다. 두 전각이 가까이 있으면서도 전혀 다른 성향의 기운을 뿜어내고 있는 것이 놀랍다.

송광사에서 나와 후원으로 가는 왼쪽 길로 가다 보면 빽빽한 대나무 숲을 지나게 된다. 복잡한 생각을 비워줄 정도로 맑고 시원한 기운이 가득하다. 도심지에서는 이런 기운을 전혀 느낄 수 없다. 기운을 충분히 받고 느끼며 천천히 걸어가는 것이 좋다. 몇 시간의 휴식을 취한 듯 몸이 한결 가벼워지고 머리와 심장에 쌓인 열이 내려가서 정신이 맑아진다.

숲을 지나 갈림길에 들어서면 이정표에 '남도 삼백리길 수석정 삼거리'라고 적혀 있다. 이정표를 따라 아랫길로 가면 곧 가파른 계단이 나온다. '천년불심길'이라고 적혀 있는데, 정말이지 도를 닦는 심정으로 올라야 하는 길이다. 계곡을 따라 오르는 길은 힘이 들지만 녹색의 터널을 걷는 듯 사방으로 우거진 숲이 지루함을 가셔준다.

고개 정상(해발 720m)에서 잠시 시원한 바람을 맞으며 휴식을 취한 뒤 선암사로 향하는 길로 하산한다. 고개를 지나면서 주변의 나무와 분위기가 확연히 바뀐다. 풍광이 달라 마치 다른 산에 온 것 같다. 평지나 다

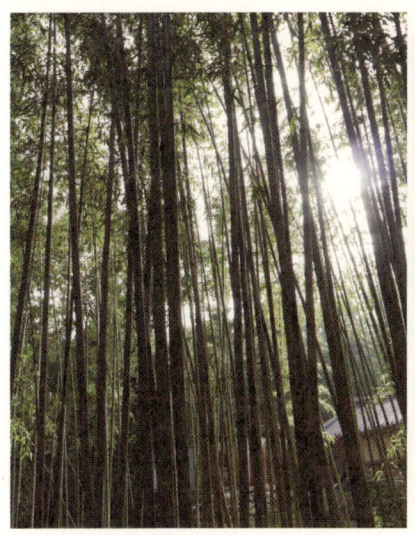
머리와 심장의 열을 내리는 대나무숲

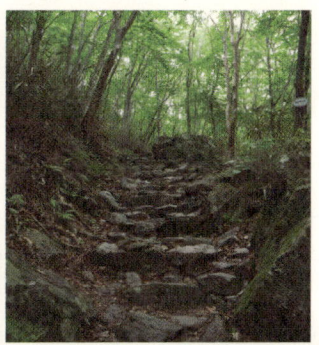

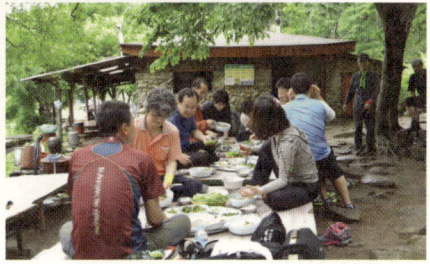

▲ 도를 닦는 심정으로 올라야 하는 천년불심길
▼ 1979년부터 등산객의 허기를 달래준 명물 '보리밥집'

름없는 길을 따라 25분 정도 걷다 보면 지친 몸과 허기진 배를 달래줄 조계산의 명물 '보리밥집'이 반겨준다. 1979년부터 문을 열었다는 오래된 식당으로 지금도 조계산의 쉼터 역할을 톡톡히 해주고 있다.

Healing Point 3 / 큰굴목재

피로를 풀어주고 기력을 회복시키는 곳

보리밥집에서 선암사 방향으로 20여 분 정도 가면 가파른 돌계단이 나온다. 이 돌계단을 넘어서면 장군봉을 따라 내려오는 능선으로 오르게 되는데 이곳이 큰굴목재이다.

장군봉과 송광사, 선암사로 가는 세 갈래 길이 있음을 알려주는 이정표가 세워져 있다. 쉬어가라고 벤치가 놓여 있다. 수풀이 우거져 산 아래의 경치는 볼 수 없지만 양명한 기운이 가득하고 장군봉에서 능선을 따라 내려오는 기운이 부드러워 힐링을 하기에 적합하다.

산의 정기가 고스란히 본래의 성질을 유지한 채 내려오고 있어 기운의 질이 매우 좋다. 이곳에서는 잠시 휴식을 취하고 빨리 이동하는 것보다 충분히 머물다 가는 것이 좋겠다. 이러한 기운은 우리 몸에 부족한 기운을 보충해주는 효과가 있다. 몸의 피로 회복이나 기력 회복에 상당히 도움이 된다.

Healing Point 4 / 편백 숲

간기능 향상에 좋은 곳

큰굴목재에서 40여 분 정도 계곡을 따라 내려오면 개울 쉼터를 지나 산길 끝에 편백림 쉼터가 있다. 피톤치드가 풍부한 편백 숲이 펼쳐져 있는 곳이다. 약간 비스듬한 지형에 여기저기 벤치가 있어 쉬어가기에도 좋다.

기운이 청량하고 편안해서 삼림욕을 하기에도 좋고 사색을 하거나 명상을 하기에도 좋다. 벤치에 누워 하늘을 감상하는 것도 묘미다. 하늘 끝까지 오를 기세로 뻗어 있는 편백들이 마치 머리를 모으고 나를 바라보

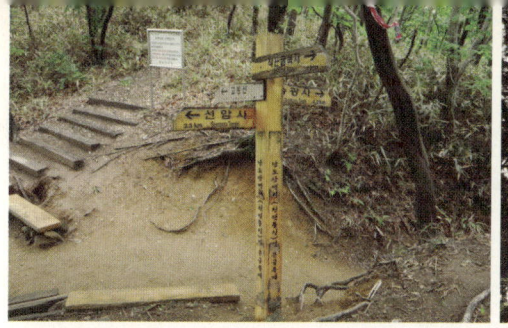
장군봉과 송광사, 선암사로 가는 세 갈래 길을 알려주는 이정표

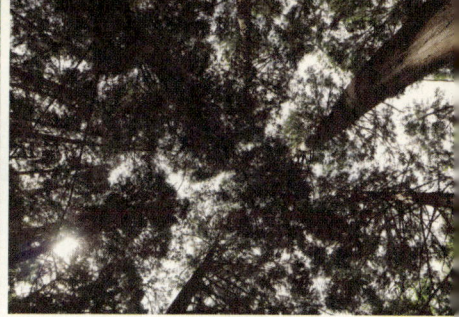
편백 숲에 누워 하늘을 올려다보면 막혔던 기운이 시원하게 뚫린다.

는 듯한 몰아의 경지에 빠지게 한다.

편백나무에서 나오는 향이 뇌 속의 찌든 때를 몰아내고 머릿속을 말끔히 청소해주는 듯하다. 계곡을 따라 내려온 산의 기운이 갈무리되어 있으며 편백 숲의 기운이 치유 에너지를 만들어내고 있는 장소이다. 특히 기운이 시원하고 맑아서 간 기능 향상에 도움이 된다.

Healing Point 5 / 선암사

마음에 응어리진 한을 풀어준다

편백 숲을 나와 조금 내려가면 저만치 선암사가 보인다. 선암사는 신라의 도선국사가 창건한 사찰로 신선이 바둑을 두던 바위가 있어 지어진 이름이라 한다. 마치 신선들이 살았던 마을처럼 아기자기하게 꾸며진 정원이 너무 아름다워 눈길을 어디에 두어야 할지 모를 지경이다. 담 사이를 연결하는 작은 문을 지나 이곳저곳을 둘러보니 흡사 작은 마을을 거니는 것만 같다.

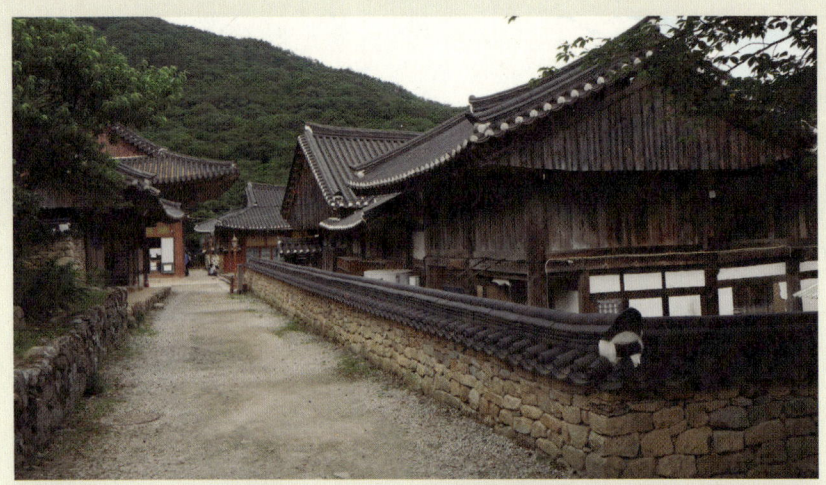

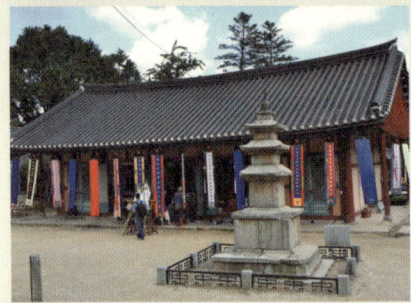 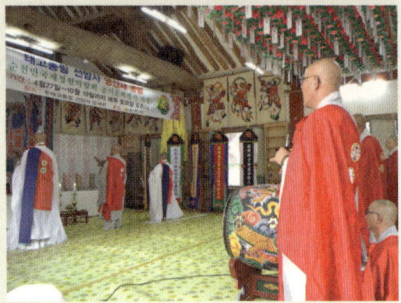

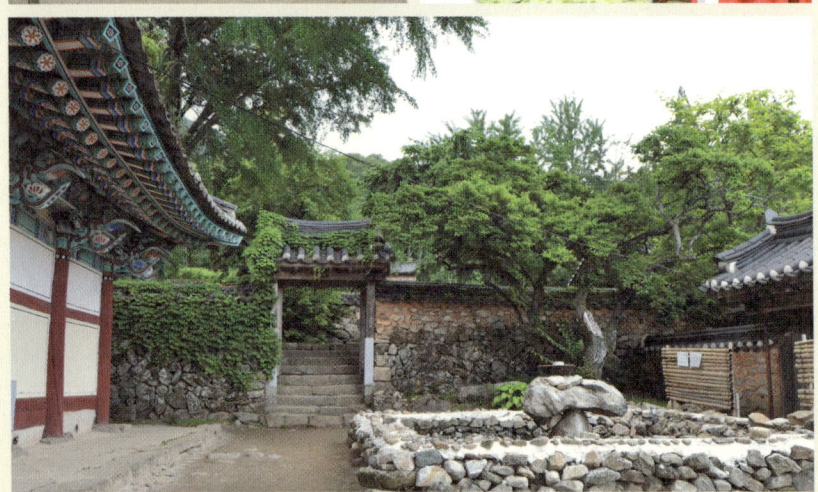

▲ 신라의 도선국사가 창건한 선암사
◀▶ 깊은 한을 풀어주거나 상처를 씻어주는 영험함이 있다.
▼ 시리듯 차며 투명하고 맑은 음의 기운이 흐른다.

선암사에는 다른 사찰에 비해 유독 연못이 많고 돌우물도 16개나 된다. 태고종의 특성상 각 건물이 독립적이어서 우물이 많은 것이다. 또 풍수상으로 불의 기운이 많아 화재로 인한 피해를 막고자 우물을 많이 만들었다고 전해진다.

그러나 지금은 불의 기운을 전혀 찾아볼 수 없다. 세월이 흐르고 인위적으로 만든 연못과 많은 우물이 그 기운을 바꾼 것 같다. 불의 기운보다는 시원하거나 차가운 음의 기운이 더 강하게 나타난다. 선암사는 대체로 시리듯 차며 투명하게 맑은 음의 기운이 주류를 이루고 있는데 특히 사찰 내의 원통전이 그 기운의 중심이다.

이런 기운은 깊은 한을 풀어주거나 상처를 씻어주고 영혼을 달래는 영험함이 있다. 그래서 죽은 사람을 달래기 위한 제나 의식을 하기에 적합하다. 정신적, 심리적인 치유를 원하는 사람은 원통전을 찾으면 도움이 된다. 영혼에 상처를 입었거나, 마음에 응어리진 깊은 한이 있다면 이곳을 찾아 장시간 기도하거나 명상을 하면 놀라운 효험을 볼 수 있을 것이다. 뇌혈관 질환이 있거나 정신적인 스트레스가 많은 사람들에게도 도움이 되는 기운이 있다.

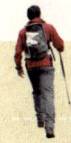

Healing Course

송광사 입구 → 수직 바위 → 송광사 약사전과 영산전 → 큰굴목재 → 편백 숲 → 선암사

- **위치** 전남 순천시 송광면(884m)
- **길이·시간** 코스 길이 7.3km · 힐링 산행 5시간 30분 소요
- **출발지** 송광사 입구(강남고속버스터미널 순천 하차, 송광사행 버스 종점 하차)

13

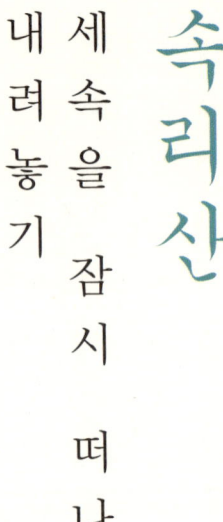

속리산
세속을 잠시 떠나 내려놓기

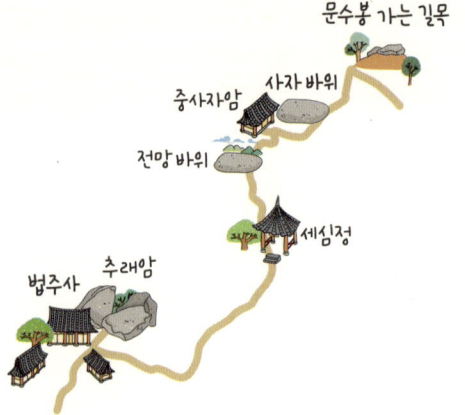

　속리산은 세속을 떠나 머물고 싶다는 생각을 하게 만든다. 법주사 매표소에서 일주문을 지나 세심정으로 향하는 길은 푸른 나무들이 숲 터널을 이루고 있다. 보고만 있어도 자연에 동화되어 잠시나마 찌든 세파를 잊게 한다. 개울을 따라 흐르는 맑은 물소리가 명상 음악처럼 들린다. 틱낫한 스님이 월정사 전나무 숲에서 하셨다는 걷기 명상을 이곳에서 해도 좋을 듯하다.

　속리산은 충북 보은과 상주시에 걸쳐 있는 웅대한 산이다. 천왕봉을

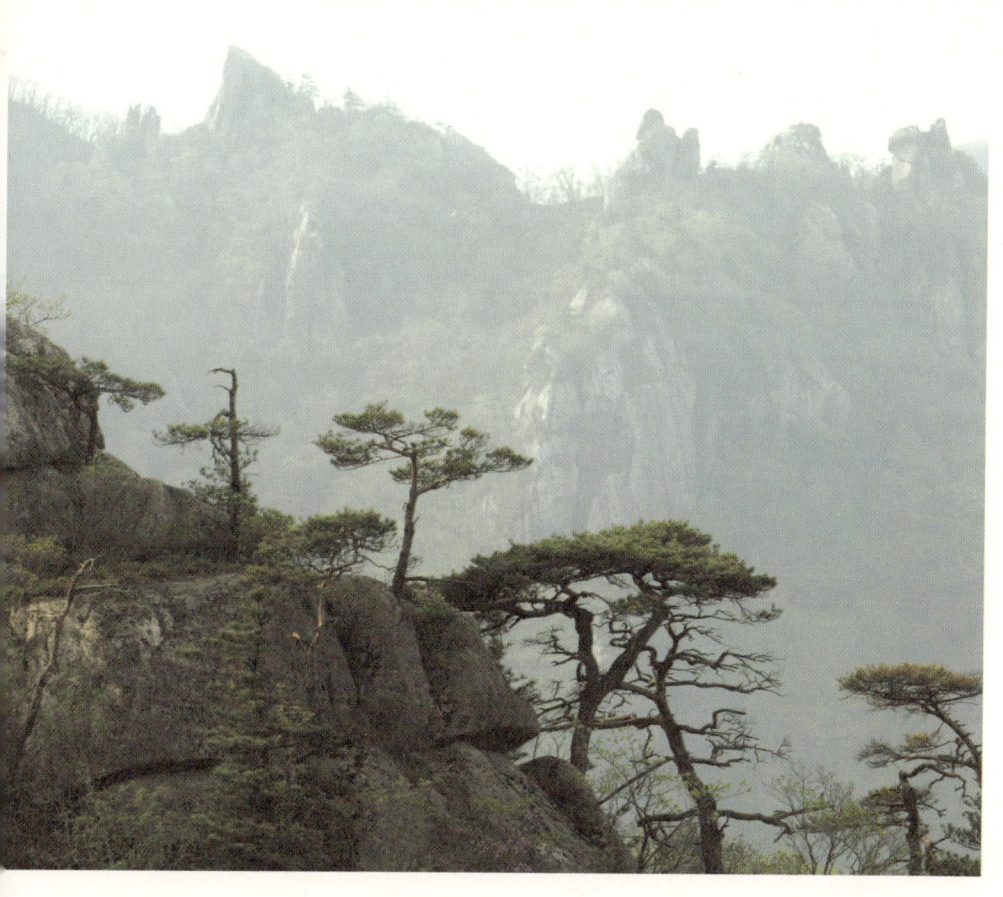

비롯해 비로봉, 길상봉, 문수봉 등 8개의 봉우리에서 내려다보이는 풍광이 아름답고 곳곳에 널려있는 기암괴석도 볼거리이다. 그러나 무엇보다도 속리산의 진짜 매력은 계곡을 따라 흐르는 물이 아닌가 싶다. 물이 어찌나 맑고 투명한지 바라보는 것만으로도 마음의 상처가 아무는 듯하며 탁한 장 속까지 깨끗하게 씻어주는 듯하다.

세파에 찌든 때를 씻어준다

속리산은 밝고 맑은 기운이 충만한 산이지만 가야산, 지리산과 더불어 기이하고 오묘한 기운이 있는 특별한 산이다. 이런 산에서 기도나 수련을 하게 되면 실제로 신비로운 체험을 하는 경우가 종종 있다. 기가 센 곳은 좋은 기운과 불안정한 기운이 함께 존재하는 경우가 많다. 그러나 속리산은 워낙 기운이 밝고 맑아서 불안정한 기운을 삽시간에 잠재운다. 거칠고 날카로운 기운, 어지럽고 드센 기운, 음습하고 차가운 기운이 드물게 나타나는 비교적 안정된 기운을 가진 산이다.

특히 법주사에는 정상에서 내려온 모든 정기가 갈무리되어 있다. 그 기운이 수정교를 경계로 사찰 내에 넓게 퍼져 있다. 법주사는 너른 평지에 일정한 규칙 없이 전각들이 들어서 있다. 하지만 결코 산만하게 느껴지지 않는다. 경내에 들어서면 마치 조명을 밝힌 듯 환하여 모든 전각이 한눈에 들어온다.

매표소에서 일주문을 거쳐 수정교까지는 기운이 불안정하여 부드럽고 편안한 기운과 거칠고 어지러운 기운이 교차해서 나타난다. 그러나 수정교에 이르면 기운이 안정적으로 작용하기 시작한다. 여러 가지 복잡한 생각들이 줄어들고 마음도 고요해진다.

수정교에서는 평범한 사람들도 집중하면 기운의 경계를 느낄 수 있다. 수정교를 거의 건널 즈음 마치 커튼을 드리운 것처럼 구분되는 결계가 쳐져 있다. 결계를 지나며 느껴지는 것은 미세한 온도 차이, 혹은 거미줄을 치고 나가는 듯한 기분이다. 이런 기운은 해가 질 무렵이나 자정, 해뜨기 직전에 더욱 민감하게 느껴진다.

오래된 산사를 다니다 보면 이러한 경계가 있는 것을 간혹 보게 된다. 특히 주변의 기운이 불안정하거나 변화가 심한 곳에서 많이 볼 수 있다. 사악한 기운이 경내로 들어오지 못하도록 불력이 높은 고승이 사찰을 세우면서 경계석을 세워놓는다. 일종의 액을 막고자 하는 장치인 셈이다. 세월이 흘러 그 가치를 모르고 개보수하는 과정에서 결계가 훼손되기도 한다. 실로 안타까운 일이 아닐 수 없다. 수정교의 경계석이 예전 위치는 아닌 것 같지만 결계의 기운이 아직은 그대로 보존되어 남아 있다.

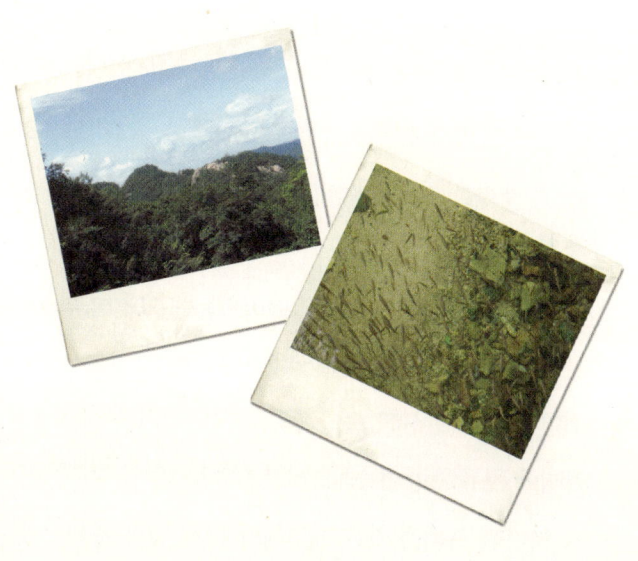

Healing Point 1 / 법주사

마음의 깊은 상처를 어루만져주는 곳

법주사에서 제일 기운이 좋은 곳은 팔상전과 원통전이다. 마음이 조급하거나 근심이 많은 사람, 어수선하고 심란하여 안정이 잘 안 되는 사람이라면 잠시 머물러 기운을 받으면 좋다. 특히 마음에 깊은 상처가 있어 쉽게 치유를 못하고 있다면 효과를 볼 것이다.

Healing Point 2 / 추래암

위장병에 효험이 있는 곳

법주사 좌측에는 고려시대 불상인 마애여래의상이 있는 추래암이 있다. 추래암은 암자가 아니라 바위이다. 원래 이 바위는 바로 위에 있는 수정봉 꼭대기에 있었다고 한다. 그런데 속리산 산신이 수정봉과 어울리지 않는다고 산 아래로 밀어버렸는데 그것이 지금의 추래암이 되었다는 유래가 전해진다. 이 바위에서 나오는 기운은 법주사의 약사전보다 뛰어나다. 북한산의 승가사의 약사굴 안에서 나오는 기운과 같아서 위장병에 치유 효험이 있다.

이러한 기운은 치유 에너지가 커서 사찰 경내에 있을 때에는 그곳에

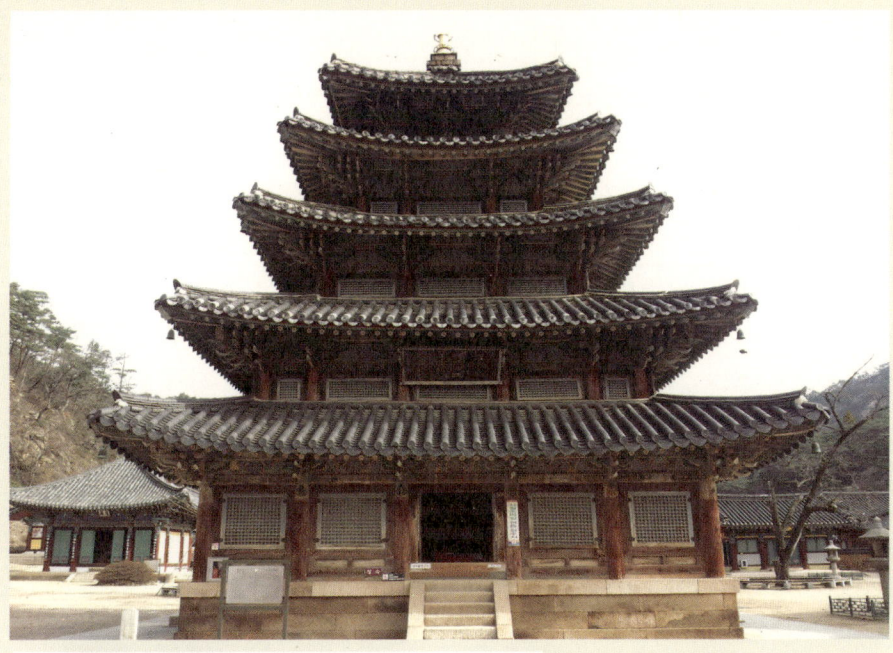

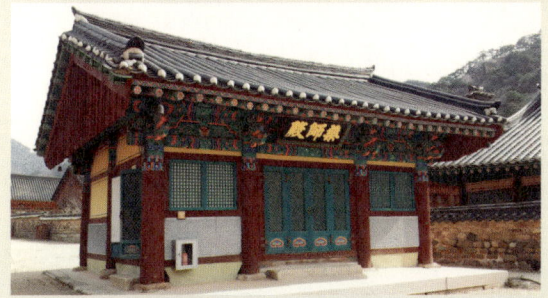

▲ 법주사 최고의 기운이 있는 팔상전은 마음의 깊은 상처를 치유하는 효과가 있다.

◀ 법주사 경내의 약사전에도 치유 에너지가 있다.

▼ 위장병을 낫게 하는 추래암

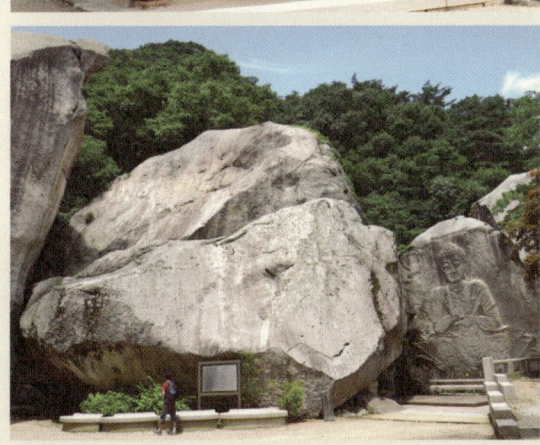

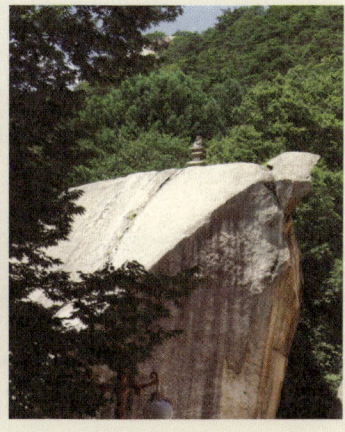

속리산 **233**

약사전을 세우는 것이 보통이다. 법주사는 경내에 약사전이 따로 있으니 두 개의 치유 장소가 있는 셈이다. 이곳에서 기운을 받게 되면 몸이 빠르게 치유되고 회복된다. 어느 병증이나 치유의 효과를 볼 수 있는데, 추래암의 기운은 특히 복부를 중심으로 움직인다. 비위가 좋지 않은 사람이 더욱 효과를 볼 수 있는 치유 장소라 할 수 있다.

법주사를 나와 세심정까지 계곡을 따라 걸으면 길 양쪽 나무들이 터널을 이루고 있다. 산뜻한 기분이 드는 한 폭의 그림같은 길이다. 굳이 산행을 하지 않고 세심정까지 산책만 해도 저절로 힐링이 된다. 길 왼편의 저수지는 물이 매우 맑아 바닥이 훤히 보인다. 저수지 둘레의 산에는 소나무 숲이 우거져 있다. 물속에 비친 숲 그림자가 얼마나 또렷한지 어느 것이 숲이고 어느 것이 물 그림자인지 혼란에 빠질 정도다.

저수지를 지나 작은 돌다리를 건너 계곡을 따라 걷게 된다. 청아한 소리를 내며 흐르는 물소리를 들으면 마음이 차분하게 가라앉는다. 신선한 공기가 폐 깊숙이 들어와 몸의 탁한 기운을 씻어내니 무거웠던 가슴이 가벼워진다. 울창한 나뭇가지 사이로 반짝이는 아침 햇살은 마치 수많은 요정들이 모여 춤을 추는 것만 같다.

탈골암은 세계 최초의 성형 약수

세심정을 지나 '복천암 1.1km'라고 적힌 이정표가 있는 곳에 이르면 갈림길이 나온다. 왼쪽 길은 탈골암으로 가는 길이고, 오른쪽 길은 복천암을 지나 정상으로 오르는 길이다.

탈골암 약수에 얽힌 재미있는 이야기가 전해온다. 신라 김씨의 시조인 알지는 자신의 용모가 닭과 비슷함을 한탄했다. 그러던 중 속리산에

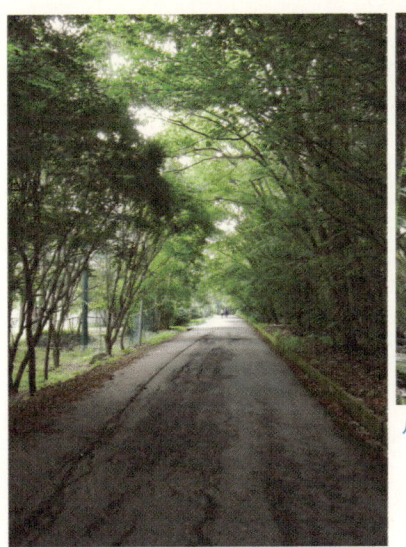
세심정으로 가는 나무 터널

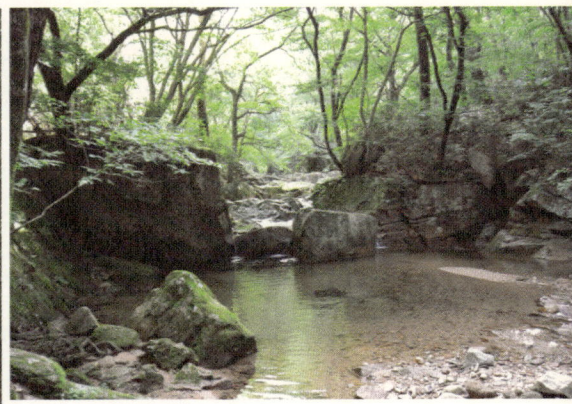
세조가 피부병을 고쳤다는 목욕소

좋은 약수가 있다는 말을 듣고 달려가 약수를 마셨더니 용모가 아름다운 모습으로 변하였다고 한다. 아마도 세계 최초로 성형의 효능을 보인 약수가 아닐까 싶다.

복천암 쪽으로 가는 길을 오르면 '목욕소' 안내 표지판이 보인다. 세조가 법주사에서 국운의 번창을 기원하는 대법회를 연 후 피부병을 치료하기 위하여 목욕하고 효험을 봤다는 곳이다. 물이 어찌나 맑고 투명한지 명경지수明鏡止水가 따로 없다.

속리산에서 발원한 물이 동으로는 낙동강, 남으로는 금강, 서로는 남한강으로 흘러간다. 예로부터 조선 3대 명수 중 하나로 꼽히는 삼타수三陀水가 바로 이곳 속리산의 주봉인 천왕봉에서 시작된다. 이곳 목욕소는 물이 깊지 않고 바닥에 고운 모래가 깔려 있다. 바위들이 삼면을 살짝 가려주어 그 옛날 세조가 호젓하게 목욕하기에 좋았을 것 같다.

Healing Point 3 / 세심정

*두뇌 기능 활성화,
집중력을 키운다*

목욕소를 지나 조금 더 오르면 '복천암 0.5km 지점'이라고 적힌 이정표가 나타난다. 이정표를 막 지나면 세심정이 나온다. 세심정은 세속을 떠난 산에서 마음을 씻는 정자란 뜻을 담고 있다. 세심정에는 두 개의 절구가 있다. 예전에 물레방아를 돌려 곡식을 빻아 밥과 떡과 곡주를 만들었다고 한다. 주변에 400여 개의 작은 암자와 토굴이 있어 속리산의 비범한 기운을 받아 공부하려는 많은 고승과 도인, 학자들이 모여들었고, 이들에게 숙식을 제공했다고 한다. 그 가운데는 고위관리도 있어 나라의 중대사를 논하기도 했는데 곡식은 국가에서 제공되었다고 한다.

이곳은 물처럼 차고 부드럽게 작용하는 기운이 있어 두뇌 기능을 활성화하는 데 도움이 된다. 정신이 산만하고 어수선할 때, 잡념이 많을 때, 사소한 일에도 생각이 너무 많을 때, 주의력이나 집중력이 현저히 떨어져 있을 때 이곳을 찾으면 머릿속이 명료해지고 맑아지는 것을 느낄 수 있다.

치유 기운도 있으니 잠시 쉬면서 기운을 받는 것이 좋다. 평상시에 몸이 차거나 시려서 고생하는 사람, 소변이 잘 안 나오거나 불편한 사람, 허리가 시리거나 통증이 잦은 사람에게 효과가 있는 곳이다.

세심정에서 500미터를 오르면 복천암이 나온다. 복천암 바로 아래에 있는 작은 다리 기둥에는 '이 뭣고'라는 화두가 새겨져 있다. 성철 스님

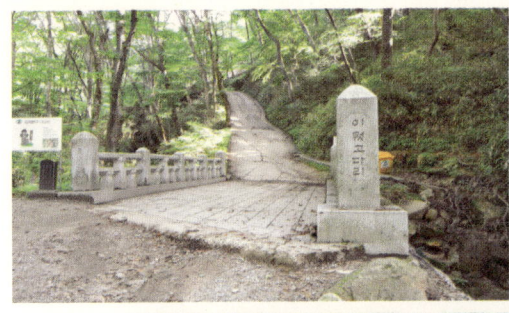

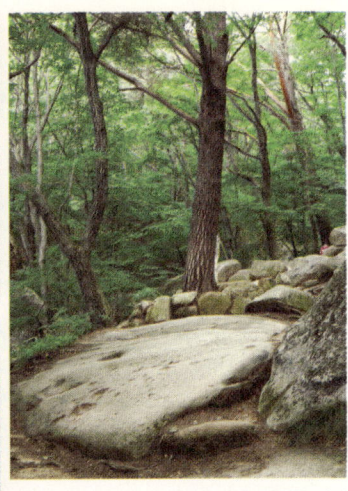

좋은 기운을 받고 쉬어가기 좋은 평평한 바위와 잘 생긴 소나무 한 그루

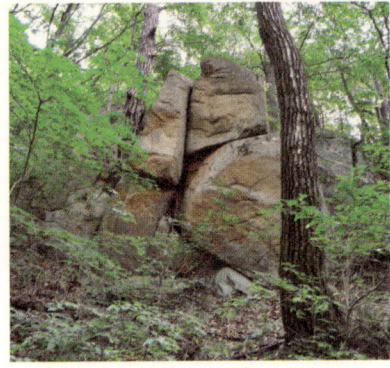

▲ 복천암 아래의 '이 뭣고' 다리
▼ 다정히 얼굴을 맞대고 있는 듯한 노부부 바위

이 써서 유명한 화두이다. 복천암은 선승이 많이 배출된 도량이다. 극락보전 옆 큰 바위틈에서 나오는 석간수가 유명하다.

오르는 길 중간중간 속리산의 명성답게 기암괴석이 정말 많다. 그중에 인상적인 것은 노부부 바위이다. 할딱고개가 시작되기 전 평지구간 왼쪽 숲을 유심히 보면 노부부가 다정하게 얼굴을 맞대고 있는 듯한 모습을 연상시키는 바위를 볼 수 있다.

복천암을 지나면 본격적인 산행길이 시작된다. 얼마 오르지 않아 평평한 바위와 잘 생긴 소나무 한 그루가 눈에 들어온다. 이곳의 기운이 좋으니 잠시 기운을 받고 가는 것이 좋다.

Healing Point 4 / 전망 바위와 중사자암

잡념을 없애주는 명상 포인트

할딱고개를 넘으면 보현재가 나온다. 휴게소를 지나 다시 나무계단을 오르면 '문장대 1.8km 지점'이라는 이정표가 있다. 이곳에 뿌리를 양옆으로 넓게 뻗은 소나무가 있다. 소나무 뒤 숲으로 들어가면 밝고 넓은 바위 전망대가 나타난다.

등산로에서 약간 벗어나 있어 가는 길이 까다롭지만 탄성이 절로 나올 정도의 절경을 만날 수 있다. 바위에서 올라오는 기운이 어찌나 강력하고 신선한지 몸에서 전율이 느껴질 정도이다. 관룡사의 용선대처럼 기운이 위아래에서 동시에 들어와 빠르게 채워지는 곳이다.

이곳은 몸에 부족한 기운을 충전해줄 뿐만 아니라 정신을 맑게 하고

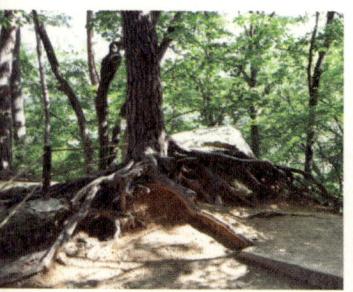

바위 전망대 입구

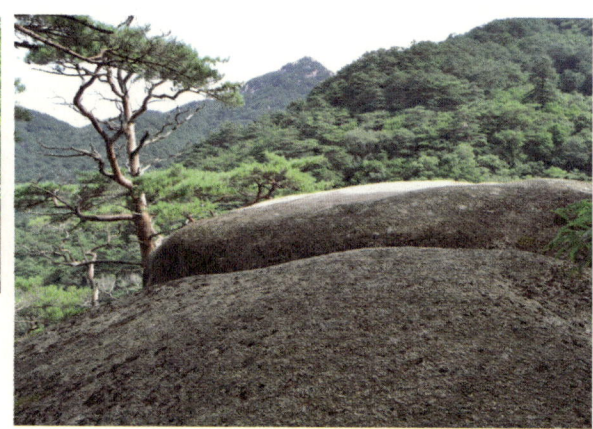

강력한 기운이 몸속에 빠르게 채워지는 바위 전망대

집중력을 키워준다. 만약 마음속에서 수없이 떠오르는 잡념을 가라앉히고 싶다면 이곳에서 명상하는 것이 도움이 될 것이다.

큰 공부 터인 중사자암

오르막길이 끝나고 내리막길을 조금 가면 철다리가 나온다. 다리를 건너면 좁은 길로 들어서게 된다. 마치 비밀의 정원으로 들어가는 관문과 같은 길을 지나면 갈림길을 만난다. 왼쪽은 중사자암으로 가는 길이고, 오른쪽은 문장대로 올라가는 길이다.

중사자암으로 가는 좁은 길 입구에 암자를 지키는 듯한 커다란 바위가 있다. 마치 흰곰 같기도 하고 강아지 같기도 한 것이 귀엽다. 곧이어 양지바른 넓은 절터가 나오는데 중사자암 입구이다. 등산로에서 약간 벗어난 곳에 터를 잡아 한적하고 조용한 것이 오래간만에 깊은 산중에 있는 암자를 만난 듯 정겹다. 주변의 부드럽고 밝은 기운이 마음을 편안하게 해주는 곳이다.

바위 앞의 계단을 오르면 암자의 작은 전각이 나타나는데 오랜 역사에 비해 규모가 초라할 정도로 소박하다. 법당의 정면 앞마당에는 아담한 비석이 세워져 있다. 사찰의 연혁을 기록한 사적비로 보인다. 마침 법당에서 기도를 하고 있어 방해되지 않도록 조용히 뒤로 돌아가 바위 틈에서 나오는 약수를 맛보았다. 깔끔하고 목 넘김이 부드러운 것이 속리산의 물맛이 좋다는 명성에 손색이 없는 약수다. 위장을 편하게 해주며 아랫배까지 기운이 내려가는 훌륭한 약수이다.

암자 앞으로 펼쳐져 있는 전망도 빼어나다. 풍수를 보면 보현봉, 향로봉 등의 기암 봉우리들이 암자를 감싸고 있고 뒤로는 문장대가 높이

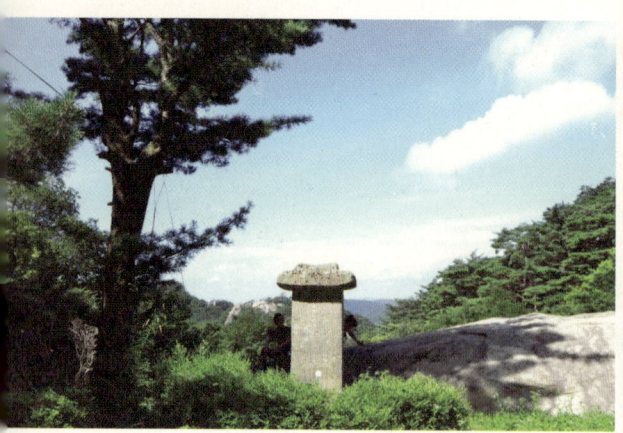

양명한 기운이 중사자암을 밝게 비추고 있다.

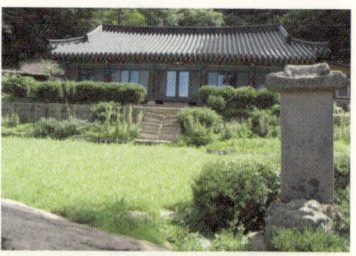

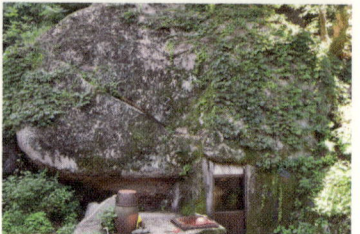

▲ 마음 공부하기에 적합한 중사자암
▼ 중사자암의 약수

솟아 있어 천혜의 명당이다. 볕이 잘 드는 양명한 곳이고 뒤에는 깎아지르는 암벽이 받쳐주고 좌우의 능선이 암자를 감싸고 있다. 기운이 평화롭고 조용하여 성품이 조용한 사람이 차분히 수행하거나 공부하기에 적합한 곳이다.

Healing Point 5 / 사자 바위

기도에 효험이 있고, 근기를 증진한다

중사자암 법당 앞에 사자 바위가 있다. 바위에 올라서자 발아래에서 올라오는 기운이 가슴 위까지 차오르고 위에서 내려오는 천기가 머리로부터 쏟아져 내린다. 천기와 지기가 만나 강한 기운이 형성되어 있는 곳이다. 속리산에서도 몇 안 되는 기도 터이다.

기운에 힘이 있어 심지를 굳건하게 하고 수련이나 공부를 지속할 수 있도록 의욕을 갖게 해주는 곳이다. 신념을 강하게 하는 기운이 있어 소원을 빌고 기도를 하면 효험을 볼 수 있는 곳이다.

사자 바위 또는 감투 바위로 불리는 바위 전면에는 '불佛'자가 커다랗게 음각되어 있다. 이 바위는 신라시대 때 산신에게 제사를 지내던 신당 터였다고 하는데 바위에는 일부러 판 것으로 보이는 홈이 있다. 이곳에 꽃을 꽂아두고 기도를 하면 관직에 오른다고 해서 고시생을 둔 부모들이 많이 찾는 곳이라고 한다. 감투 위에 꽃을 꽂은 형상이니 장원급제의 의미인 듯하다. 수능 때가 다가오면 이 한적한 산중의 암자에도 꽃을 들고 찾는 이들이 많을 듯싶다.

중사자암을 나와 문장대로 향하는 길은 그리 험하지 않아 산행에 부담이 없다. 다만 냉천골 휴게소를 제외한 중간 중간의 휴식 장소는 기운이 좋지 않다. 산 아래로 내려오는 기운이 너무 급하여 어지럽고 어수선

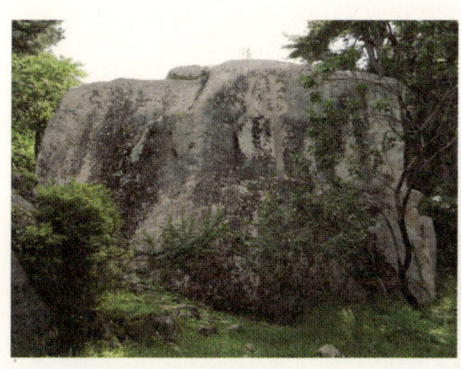
천기와 지기가 만나는 사자 바위

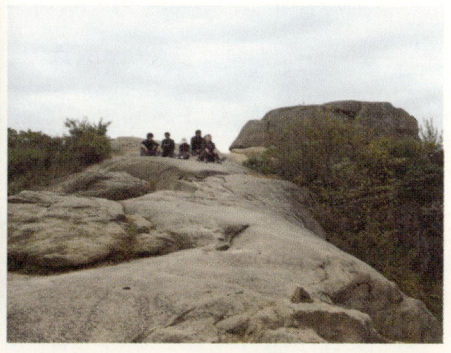
문장대 오르기 전에 있는 넓은 암반

한데다 음습하다. 이런 기운이 있는 곳은 산을 오르느라 지친 기운을 더욱 소진시킨다. 냉천골 휴게소에서 잠시 쉬었다가 바로 문장대로 오르는 것이 좋다.

냉천골에서 약 20여 분 오르면 문장대 관리소가 있는 능선에 도착한다. 오른쪽에 넓은 암반이 있다. 맑은 기운이 가득하며 바위에서 올라오는 특유의 강인한 힘을 느낄 수 있다.

Healing Point 6 / 문수봉 가는 길목

간 기능 증진 및 몸의 빠른 회복을 돕는다

문장대에서 내려와 신선봉 방향으로 가다가 문수봉 3분의 2지점 등산로에서 약간 안쪽으로 들어가 있는 곳이다. 바위가 살짝 둔덕을 이뤄 어른 7~8명이 앉을 수 있는 공간이다. 속리산 정기의 일부가 이 바위를 통해 분출되고 있어 기운이 충만하고 맑으며 시원하다.

가만히 있으면 기운이 신속히 채워지면서 머리와 가슴이 시원해지고 속까지 편해진다. 오행 중에서 목木의 기운이 있을 때 나타나는 현상이다. 기운이 강하여 기를 잘 느끼지 못하는 사람도 모자를 쓴 것 같고 몸 전체가 약한 전기에 감전된 듯한 느낌을 받게 된다. 치유 기운이 매우 강한 장소이다.

어떤 병증이든 치유 효과가 있지만 특히 간 기능이 안 좋은 사람에게 더 큰 효과가 있는 곳이다. 만약 현재 지병이 있어 치료를 받고 있는 사

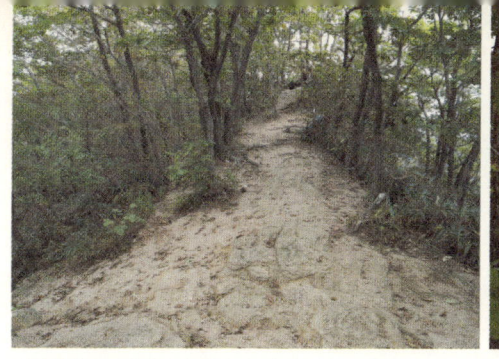
쉬엄쉬엄 자신의 체력에 맞게 걷다보면 저절로 힐링이 된다.

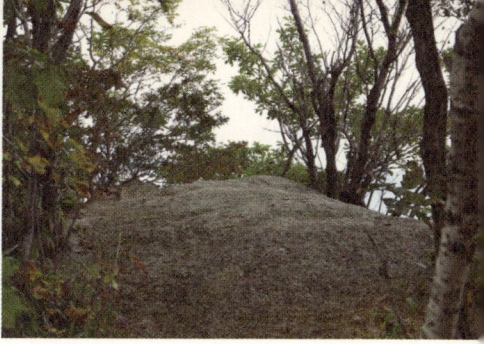
속리산 정기의 일부가 분출되는 공간

람이라면 이곳을 찾아 기운을 받는 것이 좋다. 또 치료 후에 빠른 회복을 도와주는 기운이 있다.

　속리산은 소백산처럼 모든 이들을 보듬어 주고 치유해주는 어머니와 같은 산이다. 험한 곳이 많지만 세심정으로 오르는 길은 특히 기운이 맑고 깨끗하다. 그리고 쉬엄쉬엄 자신의 체력에 맞게 다닐 수 있는 산책길로 병이 있거나 체력이 약한 노약자에게도 권할만한 힐링 코스다.

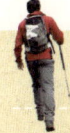

Healing Course

법주사 입구 → 법주사 → 추래암 → 세심정 → 전망 바위와 중사자암 → 사자 바위 → 문수봉 가는 길목 → 하산

- **위치**　　충북 보은군 내속리면, 경북 상주시 화북면(1,058m)
- **길이·시간**　코스 길이 6.4km · 힐링 산행 5시간 30분 소요
- **출발지**　법주사 입구(남부터미널·동서울터미널 속리산행 법주사 입구 종점 하차)

14 능가산

산 전체가 분홍빛 기운으로 덮여 있다

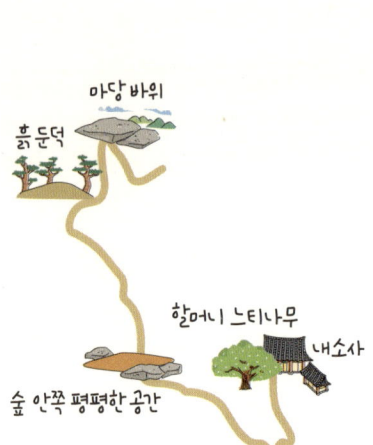

변산은 우리나라에서 해가 가장 늦게 지고 낙조가 매우 아름답기로 유명하다. 천년고찰 내소사와 전나무 숲길이 더욱 깊은 인상을 주는 산이다. 내소사가 있는 변산반도 남쪽의 능가산은 보통의 산과는 사뭇 다르다. 대개 매끈하게 생긴 화강암 산이 대부분인데 이곳은 바위 표면이 어둡고 매우 거칠다. 오래전 화산 활동으로 분출된 화산퇴적물이 쌓여서 생긴 산이기 때문이다.

해발 508미터의 의상봉을 중심으로 대략 400미터 정도의 낮은 봉우

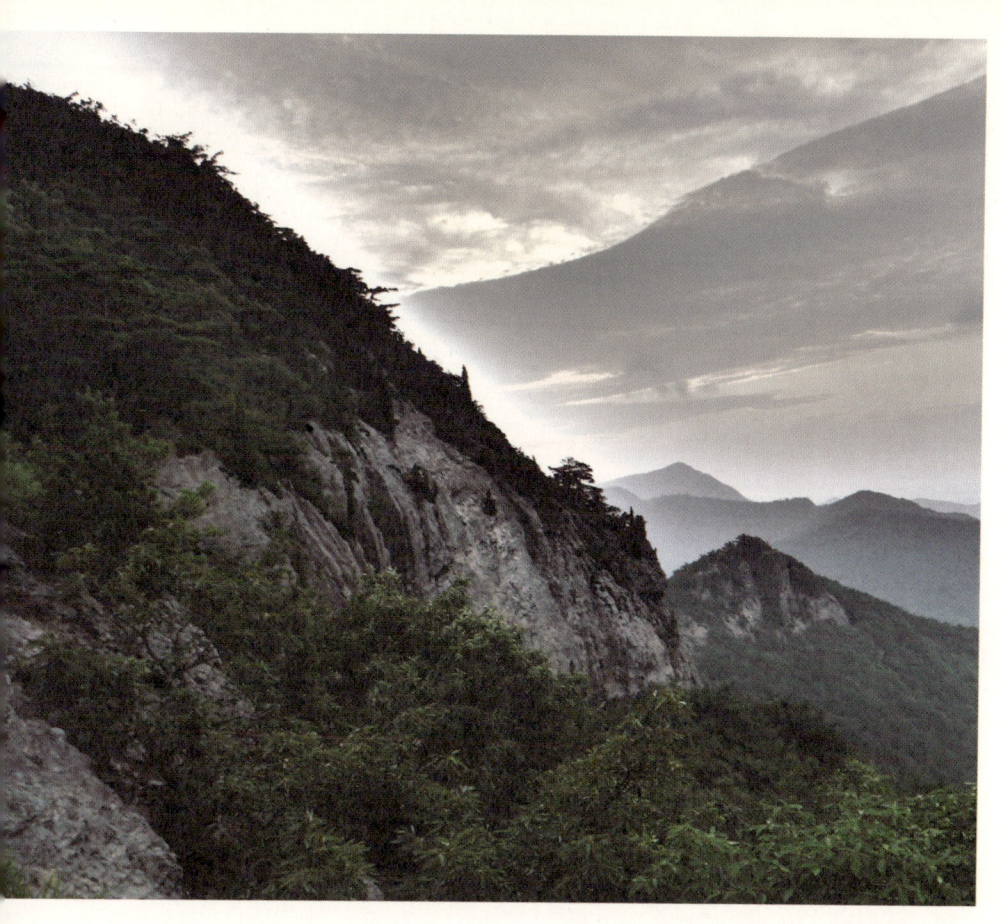

리들로 이루어졌다. 그러나 경주의 남산처럼 실제로 올라보면 아찔할 정도로 높아 보이고 위험한 구간이 많다. 결코 만만하게 봐서는 안 된다. 굳이 정상에 오르지 않고 능선에서만 바라보아도 전망이 좋은 곳이 많다. 골짜기가 마치 심산유곡을 연상케하여 힐링에 아주 적합한 곳이다.

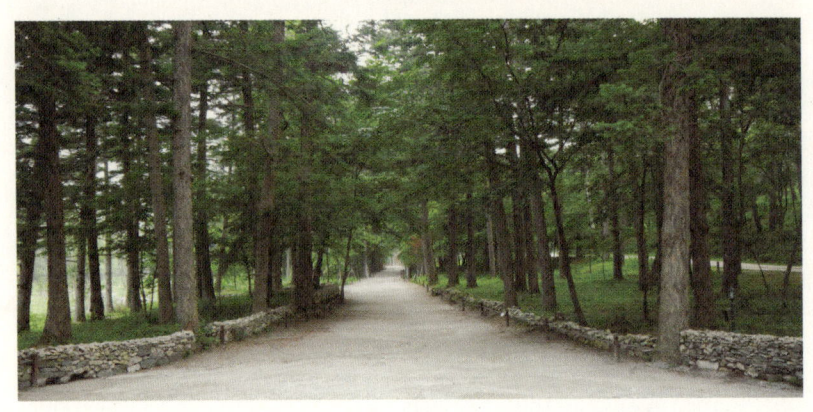

능가산과 내소사의 절묘한 조화

능가산은 웅장하지는 않지만 산세의 조화로움이 일품이다. 내소사를 둘러싸고 있는 산 능선 전체가 엷은 안개층처럼 분홍빛의 기운으로 덮여 있다. 우리나라에서 좀처럼 볼 수 없는 기운을 가지고 있다. 특히 4~5월 땅의 기운이 충만할 때에 능가산의 산세와 내소사의 기운이 서로 조화를 이루어 신비스러운 아름다움을 더한다. 내소사 주변은 능가산 정상에서 내려오는 기운이 몸을 가볍게 해주고 마음에 생기를 주며, 긍정적인 에너지를 갖게 해준다.

내소사 일주문에서 좌우로 줄지어 이어지는 전나무 숲길은 경내에 이르기까지 약 10여 분 동안 계속된다. 수없이 많은 관광객이 와자지껄 부산하게 지나치지만 마치 홀로 걷는 것 같은 착각에 빠질 정도로 매력적인 숲길이다.

우리나라의 사찰은 대부분 산의 명당자리, 산의 정기가 집결되는 장소에 있다. 그리고 사찰 내의 좋은 기운이 흐트러지거나 빠져나가지 않도록 중심이 되는 장소에 돌탑이나 다른 특별한 방법으로 방책을 세워 놓는다. 그러나 능가산의 정기가 모여 있는 내소사는 다른 방책을 쓰지 않았어도 기운이 안정적이고 잘 정돈되어 있다. 산의 정기가 워낙 명랑하고 밝은데다 산에서 내려오는 기운이 안개가 대지를 적시듯 조용히 내려와 머물고 있다. 이러한 위치에 있는 사찰은 명당이 지천인 우리나라에서도 그리 흔치 않을 것이다.

   돌다리를 건너면 전나무 길이 끝나고 단풍나무와 벚꽃나무 길로 바뀐다. 동시에 주변의 기운도 바뀐다. 전나무 구간보다 기운이 더 가볍고 환해져서 시야가 밝아지고 주변의 모든 것이 선명하게 보인다. 도랑을 물줄기가 사찰 주변으로 돌아 흐르게 만들어 담장의 역할을 대신하고 있다. 내소사의 밝고 경쾌한 기운과 조화를 이루어 사찰 내를 더욱 환하게 밝혀주는 것 같다.

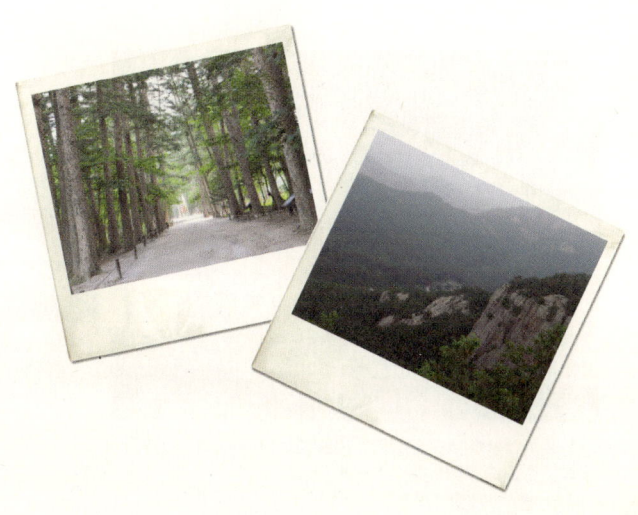

Healing Point 1 / 할머니 느티나무

남녀의 인연을
깊게 맺어준다

천왕문으로 들어와 왼쪽으로 보이는 거대한 나무가 내소사를 지켜주는 터줏대감 할머니 느티나무이다. 강력한 카리스마를 발산하고 있는 신령스러운 천 년 고목이다. 내소사 일주문 앞에도 700년이나 된 느티나무가 있다. 할아버지 나무라 부르는데 정월 대보름이면 마을의 안녕과 번영을 위해 조상신, 수호신에게 당산제를 지낸다. 할머니는 사찰을 수호하고 할아버지는 마을을 수호하는 격이다.

사찰의 안과 밖에 떨어져 있는 느티나무 두 그루가 사악한 기운이 들어와 해를 끼치거나 수행을 방해하지 못하도록 막아주고 지켜준다. 나무 둘레에 쳐놓은 줄 안쪽으로 손을 넣어보면 따뜻한 기운이 밀려 나

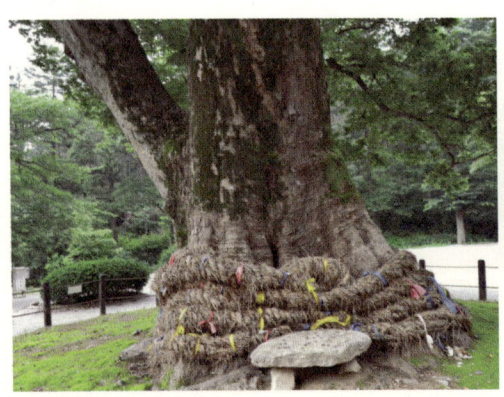

연인이나 부부가 이곳에서 함께 기도를 하면 관계가 개선되고 불화를 없앨 수 있다.

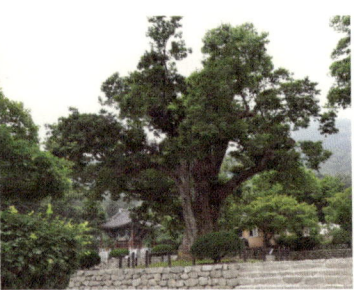

내소사의 터줏대감 할머니 느티나무

온다. 그 기운이 몸으로 들어오는 것을 느낄 수 있다. 리듬을 타듯 일정한 간격으로 진동하는 붉은 빛을 가진 영험한 기운을 가진 나무이다.

이 나무는 남녀의 인연을 깊게 맺어주기도 한다. 연인이나 부부가 이곳에서 함께 기도를 하면 관계가 개선되고 불화를 없앨 수 있다.

Healing Point 2 / 내소사

불안, 초조, 강박증 등 심리적인 병증에 효과

내소사 대웅보전 안은 밀가루와 같이 곱고 부드러운 기운과 밝은 기운으로 가득 차 있다. 마음을 감싸듯 포근하고 편안하게 해주며 환하게 밝혀주는 기운이 있다. 평소에 불안, 초조, 강박증, 화병 등 마음의 조절이 안 되는 심리적 병증이 있는 사람들에게 도움이 되는 장소이다.

특히 전각 안의 밝은 기운이 긍정적인 생각을 하게 하고 의욕을 불러

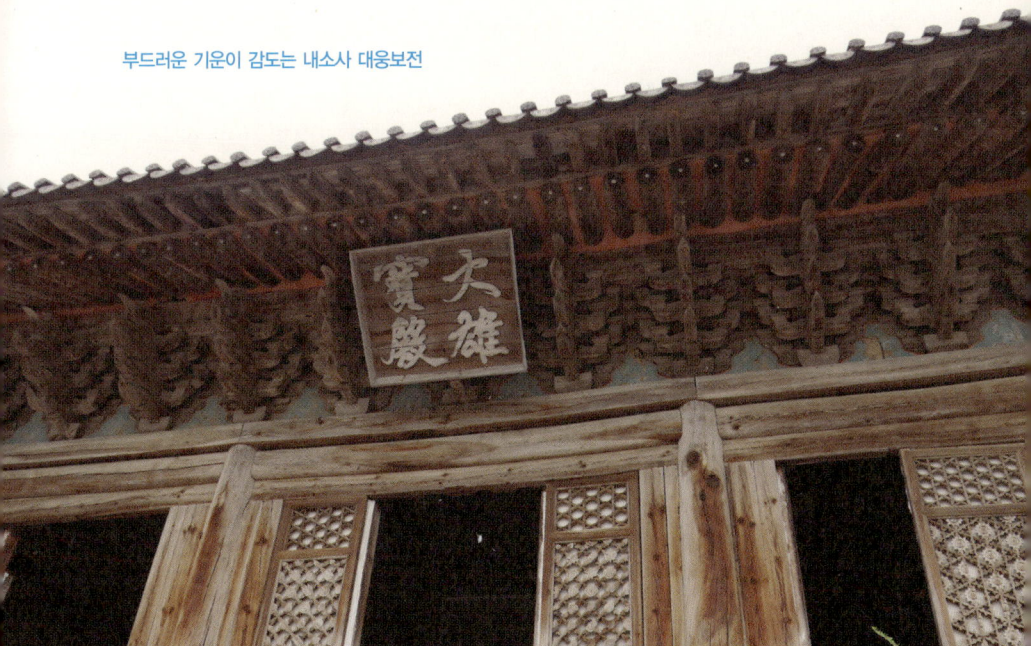

부드러운 기운이 감도는 내소사 대웅보전

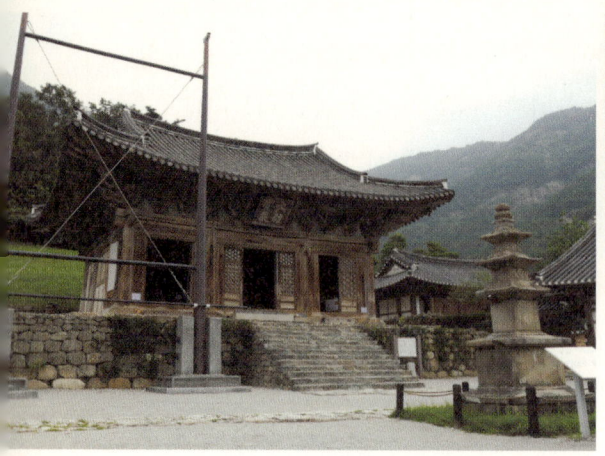

내소사에는 안정적이고 밝은 기운이 가득하다.

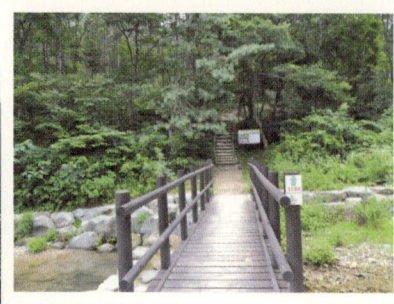

관음봉으로 오르는 아름다운 숲길

일으킨다. 법당 뒷벽에는 백의관음보살좌상이 그려져 있다. 관음보살좌상의 눈을 바라보며 소원을 빌면 이루어진다는 말이 전해진다. 내소사 전체의 기운은 흠잡을 수 없을 정도로 안정적이고 편안하고 밝다.

　내소사에서 능가산 정상인 관음봉으로 오르는 길은 두 가지다. 매표소에서 능선을 따라 세심정으로 오르는 오른쪽 길과 일주문을 지나 관음봉 삼거리 기점을 거쳐 오르는 왼쪽 길이다. 세심정 방향은 조망이 좋으나 기운이 음습하고 탁하다. 관음봉 삼거리로 오르는 길은 비교적 수월하며 기운이 맑고 깨끗하다.

　내소사 입구 안내 표지판 옆 나무다리가 연결된 오르막길이 등산로의 시작점이다. 처음에는 경사진 오르막길이고 부서져 내린 돌들이 많아 미끄러지기 쉬우므로 주의가 필요하다. 그러나 그리 힘하지 않고 오르막 코스가 짧아 몸이 불편한 사람들도 쉬엄쉬엄 오를 만하다.

Healing Point 3 / 숲 안쪽 평평한 공간

몸의 탁한 기운을 정화한다

완만한 계단길 구간을 가다보면 왼쪽으로 바닥이 평평한 공간이 나온다. 누군가 일부러 갖다 놓은 듯 사람이 앉기 좋은 넓적한 돌이 중앙에 놓여 있다. 이곳은 산의 정상에서 내려오는 기운이 천천히 흘러 지나가는 장소이다. 산을 등지고 앉아 정기를 받으면 몸 안의 탁한 기운이 빠져나가 다리에 힘이 차고 몸이 한결 가벼워진다.

다시 20여 분을 천천히 오르다 보면 오르막길의 끝 지점에 '직소폭포 2.9km(내소사 0.7km)'라고 적힌 이정표가 있다. 이곳이 첫 번째 만나는 전망대이다. 풍광이 좋고 바닷바람이 시원하게 불어온다. 정상에서 내려오는 기운이 흐르고 있어 경관을 잠시 즐기면서 쉬기에 적당하다.

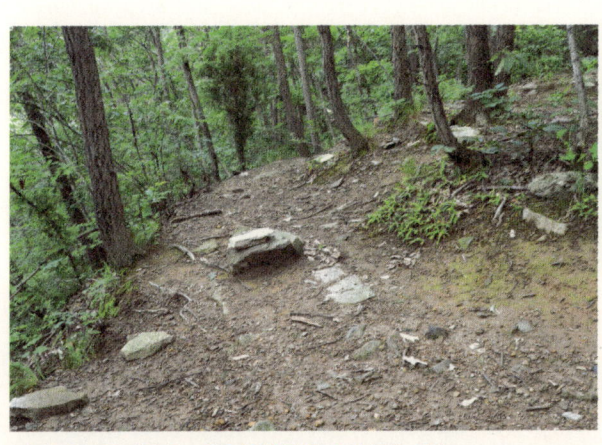
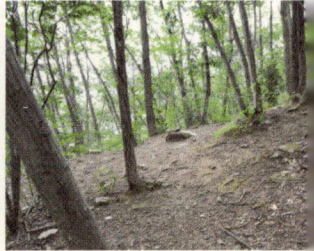

산의 정상에서 내려오는 기운이 천천히 흘러 지나가는 장소

Healing Point 4 / 흙 둔덕

호흡이 불편하고
식은땀을 자주 흘릴 때

첫 전망대에서 능선을 따라 관음봉으로 가다 보면 길이 좁아지면서 흙으로 된 둔덕과 여러 그루의 소나무가 자라는 곳이 있다. 산 정기의 일부가 갈무리된 곳으로 땅에서 올라오는 기운이 엄청나다. 양손 안에 기운이 한 움큼 채워지는 듯하더니 이내 가슴으로 들어와 몸 전체의 기운을 강하게 돌려준다. 폐 기능을 좋아지게 하는 기운이 있는 곳이다.

평소 호흡이 답답하거나 불편하고 기가 허해서 식은땀을 자주 흘리고 이유 없이 한숨이 자주 나오는 사람에게 치유 효과가 있다. 기침이 심하고 가래가 나오고 코가 자주 건조하여 코피가 나는 증상이 있는 사람에게도 힐링이 되는 기운이 있다.

50미터 정도 앞으로 가면 길을 따라 불룩하니 얕게 솟은 바위가 나온다. 천기가 내려오는 장소이다. 내려오는 기운은 미세하지만 아주 좋은 곳이다. 머리에 무언가를 얹은 듯한 묵직한 느낌이 전해진다. 이런 기운은 머리와 심장의 순환을 도와준다. 두뇌나 심혈관 계통이 안 좋다면 잠시 머물며 기운을 받으면 좋다.

다시 관음봉으로 가는 길에 들어서면 급경사의 계단길이 이어진다. 이 구간부터는 더욱 따뜻하고 부드러운 기운이 형성되어 있다. 주위를 살펴보니 오래된 아름드리 소나무들이 눈에 띈다. 그러고 보니 변산에서는 아름드리 소나무를 자주 볼 수 없었다. 고려시대의 문인 이규보는

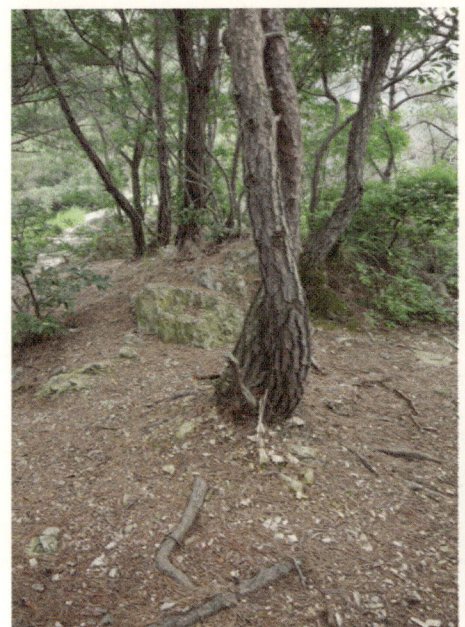
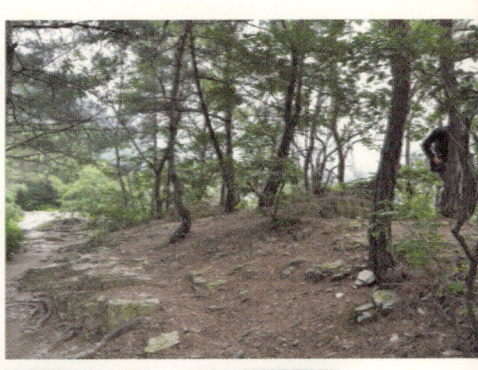

폐 기능을 좋아지게 하는 기운이 있는 곳

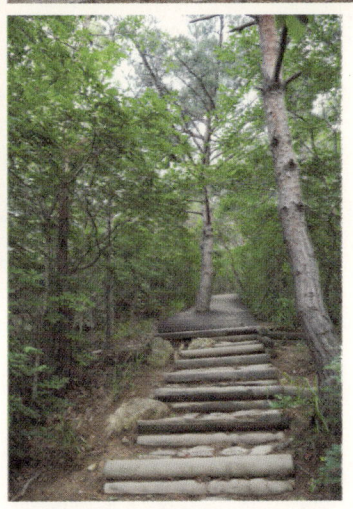

관음봉으로 가는 계단길

'소를 가릴만한 큰 나무와 찌를 듯한 나무가 언제나 다하지 않았다'며 변산의 나무들을 칭송했었다. 안타깝게도 궁궐과 배를 만들 목적으로 마구잡이식 벌목을 하는 바람에 아름드리 나무들이 사라졌을 것이다.

Healing Point 5 / 마당 바위

*오욕을 잊게 하는
명상 포인트*

끝날 듯 이어지는 계단을 계속 오르면 왼쪽으로 바위가 보인다. 이 바위 뒤로 돌아가면 생각지도 못했던 아주 넓은 마당 바위 전망대가 나타난다. 주변의 산과 바다가 파노라마처럼 펼쳐지며 가슴이 뻥 뚫리는 듯 시원하다. 마당 바위에서 그늘진 곳을 찾아 조용히 눈을 감고 명상을 하노라니 시간가는 것을 잊게 된다.

관룡사의 용선대, 팔공산의 갓바위만큼은 못하지만 명상을 하기에 매우 좋은 기운이 있는 곳이다. 바위에서 올라오는 기운이 맑고 깨끗하여 정신을 씻어내고 마음이 비워진다. 순간적으로 모든 오욕을 사라지게 하는 묘한 기운이 있는 곳이다.

특히 한쪽 귀퉁이에 작은 세 그루의 소나무가 있는 곳은 가장 좋은 장소이다. 호젓하게 앉아 소나무로부터 보호를 받으며 명상에 들 수 있다. 소나무와 바위에서 나오는 기운을 온전히 받을 수 있으며 전망 또한 뛰어나다.

기운은 세월을 견디며 흐른다

관음봉의 암봉이 기백 넘치게 솟아 있고 부드러운 산줄기가 내소사라는 천년고찰과 어우러진 능가산은 여러모로 정감이 가는 산이다. 특히 봄이면 전나무 숲에 이어 벚꽃이 흐드러지게 피어 발길을 이끈다. 가

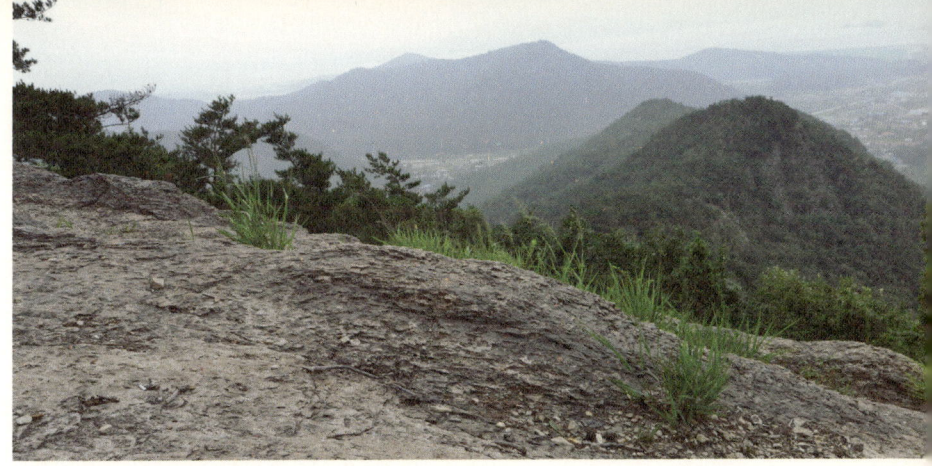

산과 바다가 파노라마처럼 펼쳐지는 마당 바위

을이면 붉은 단풍이 매력을 더한다. 수많은 등산 인파에도 내소사는 고색창연한 옛 모습을 그대로 유지하고 있어 고맙다.

 가람을 가꾸고 손을 보는 일은 단순히 겉모습을 바꾸는 문제만이 아니다. 기운을 제대로 이해하지 못하면 사찰의 전체적인 기운이 바뀌고 심지어 훼손되기도 한다. 언제 가보아도 좋은 기운이 유지되고 있는 내소사에서 조금이나마 위안을 얻고 기분이 한결 가벼워진다.

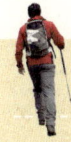

Healing Course

내소사 입구 → 할머니 느티나무 → 내소사 → 평평한 공간 → 흙 둔덕 → 마당 바위 → 하산

- **위치**   전북 부안군 변산면(508m)
- **길이·시간**   코스 길이 2km · 힐링 산행 4시간 30분 소요
- **출발지**   내소사 입구(강남고속버스터미널 부안 하차, 내소사행 버스 종점 하차)

천태산

마음을 다스리는 최고의 산

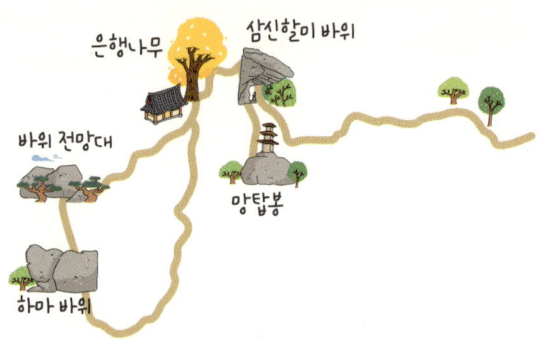

　천태산은 해발 720미터로 그리 높은 산은 아니지만 충북의 설악으로 불릴 정도로 기암절벽과 송림이 멋지게 조화를 이루고 산세가 빼어난 아름다운 산이다. 계곡을 따라 맑은 물이 청아한 소리를 내며 힘차게 흐른다. 산 아래에서 올려다볼 때는 그리 높아 보이지 않지만 위로 올라갈수록 오금을 저리게 하는 아찔한 절벽과 양산팔경의 비경을 한눈에 볼 수 있는 감동이 있다. 산꼭대기 바위에 하늘 밑 첫 동네, 신선들이 산다는 천태동천天台洞天이란 글이 새겨져 있는 이유가 거기에 있다.

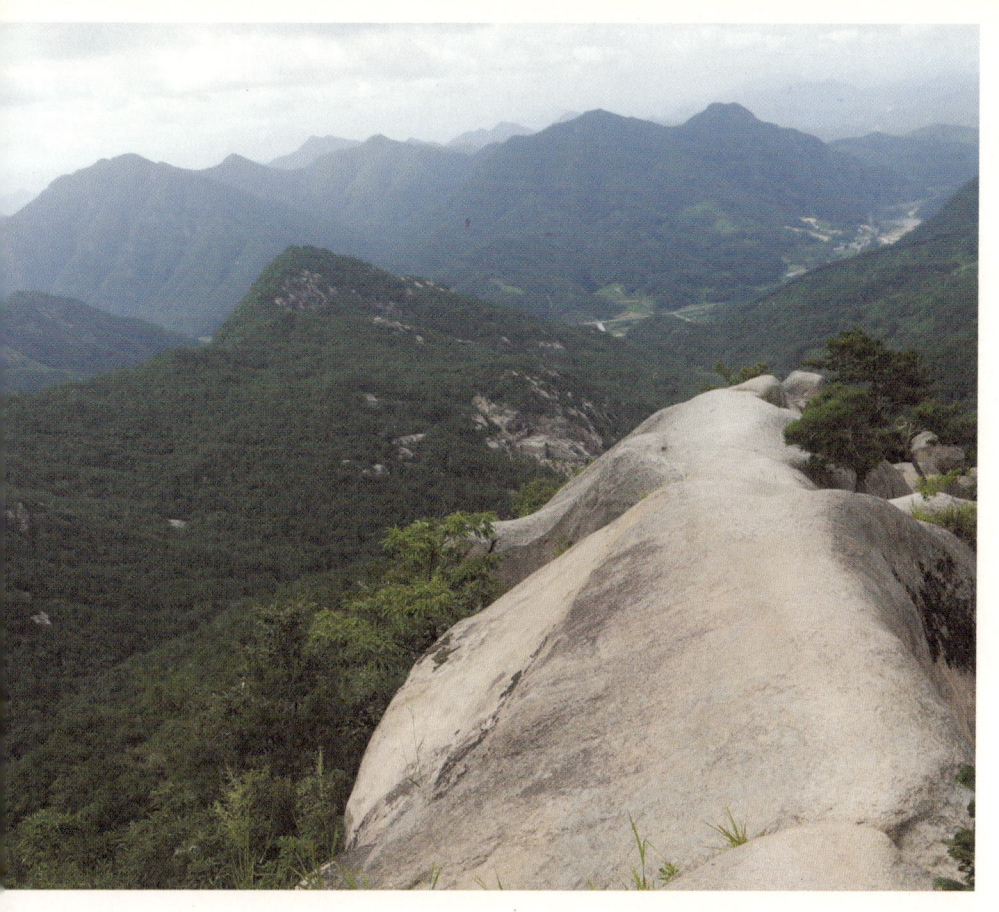

기암절벽과 송림이 멋드러진 산

천태산은 화강암으로 된 바위산이지만 강한 기운을 가지고 있지 않다. 고요하고 평안한 기운이 그득하여 찾는 이들의 마음을 안정시키고 즐거운 기분이 들게 한다. 정신 집중이 잘되게 해주는 기운이 있어 심란한 마음을 다스리고 잡생각을 떨쳐버리고 싶을 때 찾으면 좋은 산이다. 은은한 향기가 널리 퍼지고 그 내음이 오래도록 남아 있는 것같은 고요하고 평안한 기운이 영묘한 힘을 발하고 있다.

천태산 깊숙히 중심부에 자리 잡은 영국사는 그런 기운을 모두 갈무리하고 있는 사찰이다. 신라 후기에 창건된 천년고찰로 고려에 이르기까지 국태민안國泰民安을 기원하는 사찰로 존속되어 왔다. 고려 때 노국공주가 현재의 영국사인 국청사에 머물면서 백일기도를 한 후 나라의 평안을 찾았다는 이야기는 유명하다. 불안한 기운을 잠재우고 평안하게 하는 천태산의 영묘한 기운과 무관하지 않은 것 같다.

천태산을 오르는 길은 네 개의 코스가 있다. 그중에서 몸과 마음을 치유하는 힐링 산행으로는 원각국사길이라 불리는 영국사 남쪽에서 출발하여 남고개길로 내려오는 길이 좋다. 능선을 따라 내려오는 길이라 하산도 편하고 경관도 빼어나며 특히 기운의 흐름이 완만해서 더없이 좋은 길이다.

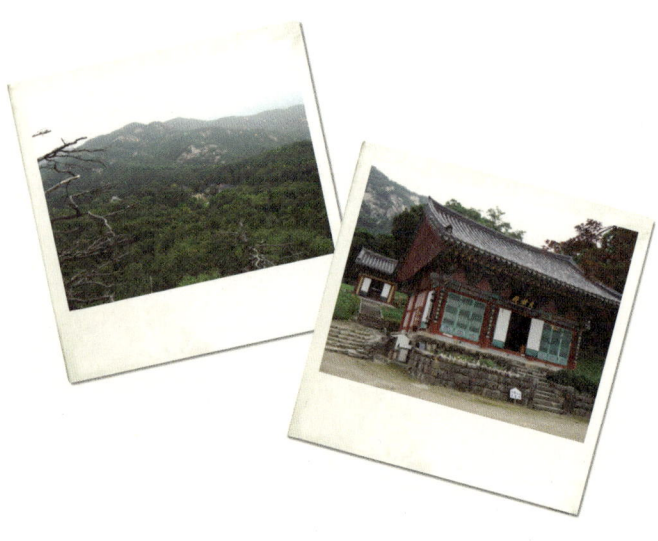

Healing Point 1 / 삼신할미 바위

자식을 점지해주는 신비한 바위

주차장에서 20분 정도 오르면 두 갈래의 길이 나온다. 오른쪽의 주등산로로 5분 정도 올라가면 삼단폭포가 있고 삼신할미 바위가 나타난다.

삼신할미 바위까지는 음의 기운이 가득하여 차고 음습하다. 양기가 왕성한 여름에 피서하기에는 적당한 장소이지만 서늘한 계절에는 강한 음의 기운으로 우울해지고 즐거움보다는 짜증이 생길 수 있다. 다행히 삼신할미 바위부터는 기운이 점차 좋아진다.

삼신할미 바위는 바위가 가로로 층층이 쌓여 있어 쭈글쭈글한 주름을 연상시킨다. 영락없는 할머니의 얼굴이다. 자연 돌우물이 수없이 파여 있고 오랫동안 많은 사람들이 치성을 들인 흔적이 여기저기서 보인

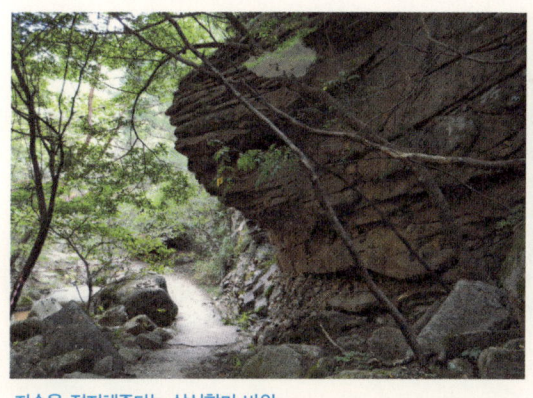

자손을 점지해준다는 삼신할미 바위

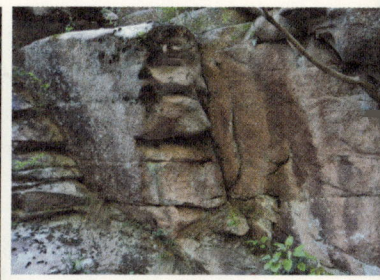

할머니의 쭈글쭈글한 주름을 연상시킨다.

다. 층층이 쌓인 바위틈에 작은 돌을 던져 떨어지지 않으면 삼신할미가 자식을 점지해 준다는 소문 때문일 것이다. 수북이 쌓여 있는 돌탑의 돌 외에 작은 돌 하나도 찾기가 쉽지 않을 정도다. 아주 옛날부터 이곳에서 기도한 후 자식을 갖게 되었다는 사람들이 많았고 지금까지도 그 덕에 자식을 가졌다는 사람들이 많다고 한다.

삼신할미 바위는 붉은 빛의 기운을 발산하며 밝게 빛난다. 기운을 받으면 발바닥부터 강하게 아랫배와 신장으로 채워지며 허리와 등줄기를 타고 뒷목까지 이른다. 보통 사람들이 이렇게까지 섬세하게 느끼기는 어렵지만 기운을 느끼려고 집중하면 더운 열기가 다리를 타고 올라오는 것과 약간의 떨림 현상 정도는 어렵지 않게 경험할 수 있다.

삼신할미 바위에서 나오는 기운은 장기 중 신장과 방광에 반응을 일으켜 생식기의 기능을 자극하고 촉진하는 묘한 힘이 있다. 그 기운 탓에 자식을 점지해준다는 신기한 바위로 알려지지 않았나 싶다.

Healing Point 2 / 망탑봉

성 기능이 급격히 떨어졌을 때

영국사 매표소에서 약 5분 정도 계곡을 건너가면 탑이 있는 곳에 주변 경관이 내려다보이는 전망 좋은 바위가 있다. 제법 큰 소나무가 여기저기 바위틈 사이에서 자라 그늘을 만들어주고 있는 풍광이 신비롭다. 부드러운 수水의 기운이 머리를 맑게 해주고 신장의 기능을 높여준다.

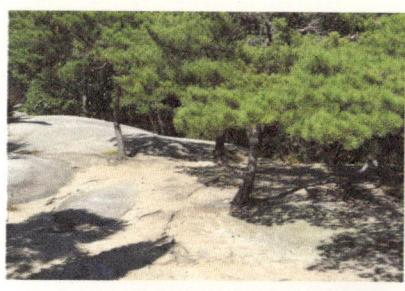
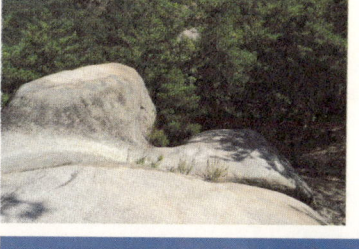
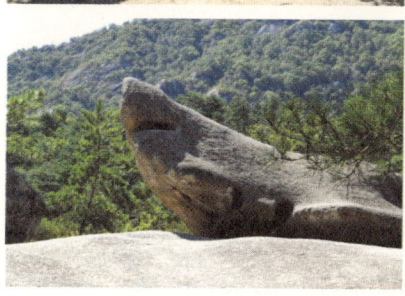

▲▼ 특히 거북 모양 바위의 머리 부분의 기운이 가장 좋다.

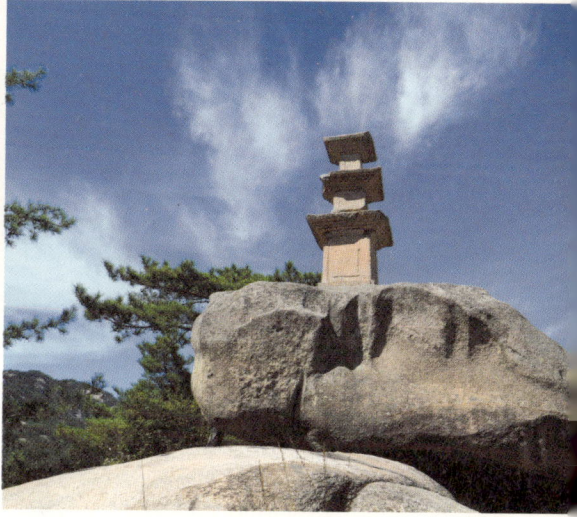

▲▼ 신비로운 풍광의 망탑봉

　정신이 산만하고 어수선하며 집중력이 떨어졌을 때 이곳을 찾아 기운을 받으면 도움이 된다. 특히 신장 기능이 안 좋아 잘 붓거나 소변이 자주 마렵고 잔뇨감이 있는 사람뿐만 아니라 성 기능이 급격히 저하되었을 때 효험이 있다. 참고로 기운이 가장 좋은 곳은 탑 아래의 거북 모양 바위 중에서도 머리 부분이다. 그 다음은 여러 그루의 소나무로 둥글게 둘러싸여 그늘이 만들어진 곳이 좋다.

Healing Point 3 / 은행나무

*소 울음 소리를 낸다는
영험한 신목*

    삼신할미 바위에서 영국사 가는 길로 10여 분을 오르면 갑자기 눈앞이 환해지며 거대한 은행나무 한 그루가 눈에 꽉 차게 들어온다. 높이 31미터가 넘는 수령 1,300년의 고목이다. 용문사 은행나무와 거의 비슷한 세월을 보낸 나무다. 가지가 사방으로 퍼졌는데 서쪽으로 뻗은 가지 중 하나는 땅에 닿아 뿌리를 내렸다. 여기에서 다시 한 그루의 나무가 굵게 자라고 있다. 그리고 떨어진 은행이 싹을 틔워 울타리처럼 자라고 있어 마치 할머니와 자손 삼대가 사이좋게 모여 사는 것 같다.

    천연기념물 223호인 이 은행나무는 임진왜란, 박정희 대통령 서거, 대구 지하철 참사 등 나라에 큰 우환이 있을 때마다 소 울음소리를 냈다는 영험한 신목이다. 은행나무 앞에는 저마다 소원을 적어 매달아 놓은 색색의 종이들이 끝없이 이어져 있다. 이 나무는 특히 인연을 맺어주는 특별한 기운이 있는 것으로도 유명하다.

고목에 소원을 비는 이유

    알 수 없는 힘은 영기가 서린 나무 자체에도 깃들어 있지만 사람들이 신념을 지니게 되면 마음의 에너지가 보태져 그 힘은 몇 배 몇십 배 증폭되는 효과가 있다. 그러니 이 은행나무 앞에서 소원을 빌면 점집을 찾아다니고 부적을 지니는 것보다 나을지도 모른다. 오래된 나무는 강한

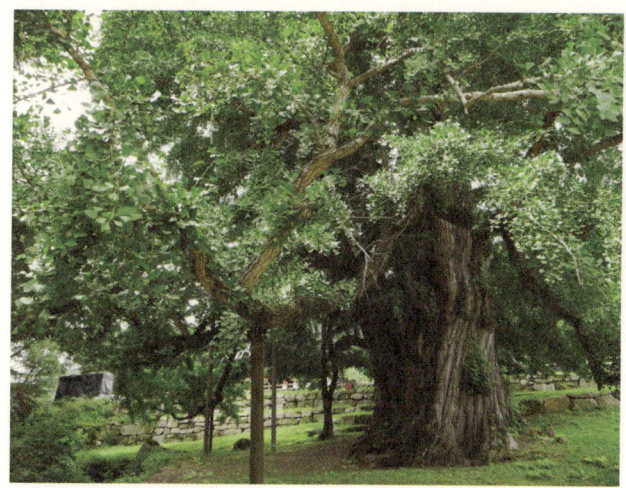
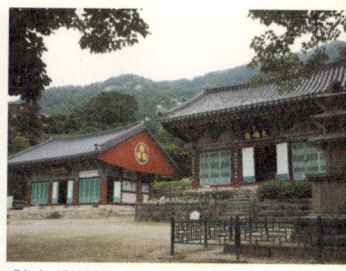

천년고찰 영국사

인연을 맺어주기로도 유명한 신목

기운을 사방으로 밀듯이 내뿜는 것이 보통인데 이 은행나무에서는 고요하고 편안한 기운이 느껴진다. 천태산의 기운을 닮아서 그런 것이 아닌가 싶다.

은행나무에서 왼쪽에 있는 계단을 오르면 주차장이 있고 그 위로 영국사가 나타난다. 천 년을 지나온 고찰이라고 믿기지 않을 만큼 소박하고 평범해 보이는 사찰이다. 정상에서 내려온 기운이 영국사 주변을 떠나지 않게 능선이 양팔로 둥글게 감싸듯 보호하고 있다. 영국사는 천태산의 정기가 모여 있는 곳이라 대웅전을 비롯하여 모든 전각의 기운이 고르게 좋다.

영국사에서 나오면 두 갈래 길이 나온다. 오른쪽 길이 원각국사비를 지나는 길이다. 원각국사비가 있는 곳은 천태산의 정기가 내려와 갈무리되고 있어서 기운이 매우 편안하고 조용하다. 비각의 주변에는 수령이 오래된 소나무들이 원각국사비를 수호하듯 둘러싸고 있다. 소나무들

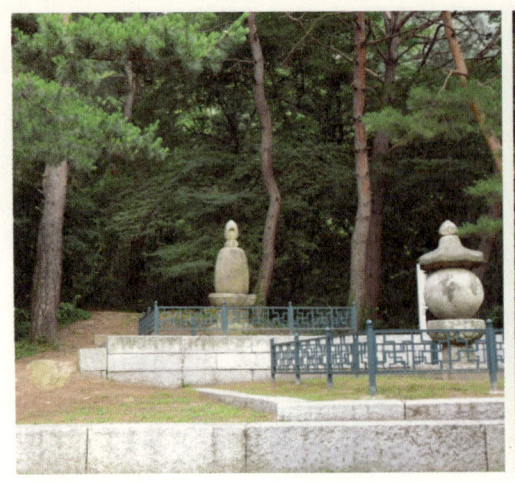
천태산의 정기가 모여 있는 원각국사비

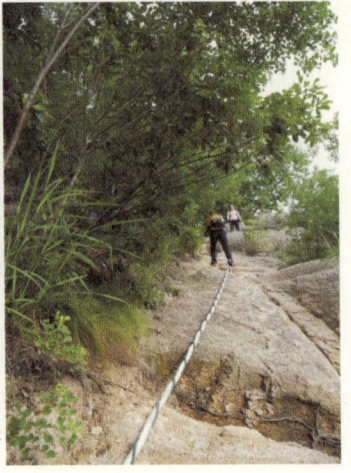
밧줄을 잡고 오르는 바위 코스

이 내뿜는 기운이 맑고 힘이 있어 잠시 머무르면 산행의 발걸음이 훨씬 가벼워질 것이다.

 길은 가파른 암릉이 계속된다. 몸이 많이 불편한 사람에게 권하고 싶지 않지만 밧줄을 잡고 오르는 바위산의 맛을 즐기고 싶은 이들에게는 전율을 느끼게 하는 환상적인 코스이다.

Healing Point 4 / 바위 전망대

하체가 시리고 몸이 잘 부을 때

 능선 끝 지점에 이르면 이정표 뒤로 거칠게 올라와 있는 바위 전망대가 있다. 키 작은 소나무들이 그늘을 만들어주고 있어 잠시 앉아 풍광을

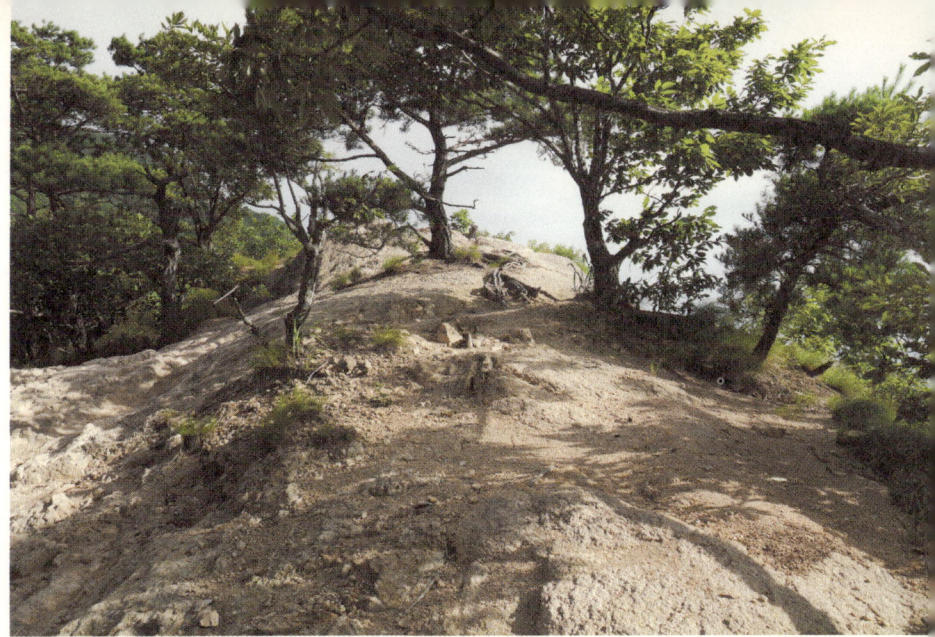

신장에 힘을 주는 기운이 있는 곳

감상하며 쉬기도 좋고 명상을 하기에도 적당하다.

바위로부터 은은하게 올라오는 온화한 기운이 아랫배로 들어와 신장의 기능을 활성화시키는 치유 기운이 있는 곳이다. 몸이 잘 붓고, 허리가 시리고 아랫배가 찬 사람, 몸이 더웠다 찼다를 반복하는 등 신장과 방광 기능이 나빠 그와 관련된 증상이 있는 사람에게 치유 효과가 있는 곳이다.

영국사로 하산하는 코스는 산의 기운이 능선을 따라 천천히 내려오고 있어 안정적이다. 길목마다 재미있는 형상을 한 괴목들이 있어 심심치 않고 곳곳에 전망이 훌륭한 곳이 많다. 쓰러진 나무가 멋진 벤치 역할도 하여 잠시 쉬어가기 좋고 짧은 오솔길을 지나면 다시 암벽 길이 나오는 등 변화무쌍하여 산행길이 짧은 것이 아쉬울 정도다.

Healing Point 5 / 하마 바위

마음의 평온을 찾게 하는 명상 포인트

하마 바위는 마치 거대한 하마가 남쪽을 바라보고 엎드려 있는 듯한 신기한 바위이다. 발아래에는 깎아지른 절벽과 울창한 숲이 물결처럼 펼쳐져 있다. 사방으로 탁 트인 절경이 발길을 멈추게 하고 탄성을 지르게 한다.

바위 아래에서 올라오는 기운이 차분하여 마음을 가라앉게 하고 평온을 찾게 해준다. 기운이 맑고 환하여 잡념이 사라지게 하고 사욕을 떨치게 한다. 이런 곳에서 명상을 하면 마음이 한결 가벼워짐을 느낄 수 있고 깊은 명상 상태(모든 생각이 멈추고 주변의 모든 것들이 정지되고 아무

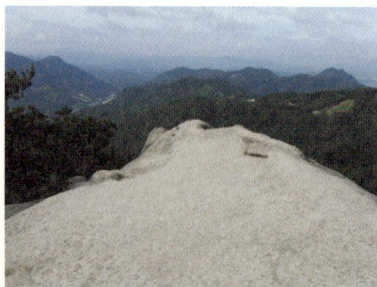

천태산 최고의 명상 포인트

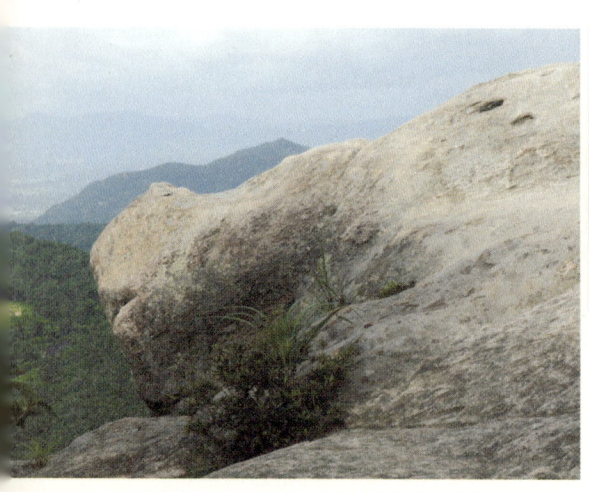

깎아지른 절벽과 울창한 숲이 펼쳐져 있는 하마 바위

것도 들리지 않는)를 체험할 수 있다. 천태산 최고의 명상 포인트라 할 수 있다.

천태산은 그림 같은 풍광과 기운이 좋은 곳이 참으로 많다. 마음을 평안하게 하는 기운은 여느 산에서 볼 수 없는 특별함이다. 하는 일이 잘 안 풀리고 마음이 심란할 때 오르면 엉킨 실타래를 푸는 실마리를 찾을 수 있고 몸도 치유할 수 있는 든든한 산이 바로 천태산이다.

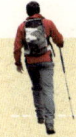

Healing Course

영국사 입구 → 삼신할미 바위 → 망탑봉 → 은행나무 → 바위 전망대 → 하마 바위 → 하산

- **위치**   충북 영동군 양산면, 충남 금산군 제원면(720m)
- **길이·시간**   코스 길이 5.5km · 힐링 산행 4시간 30분 소요
- **출발지**   영국사 입구(동서울터미널 영동 하차, 명덕리행 버스 누교리 하차)

16 지리산 왕산

세상을 다스릴 큰 인물이 나온다!

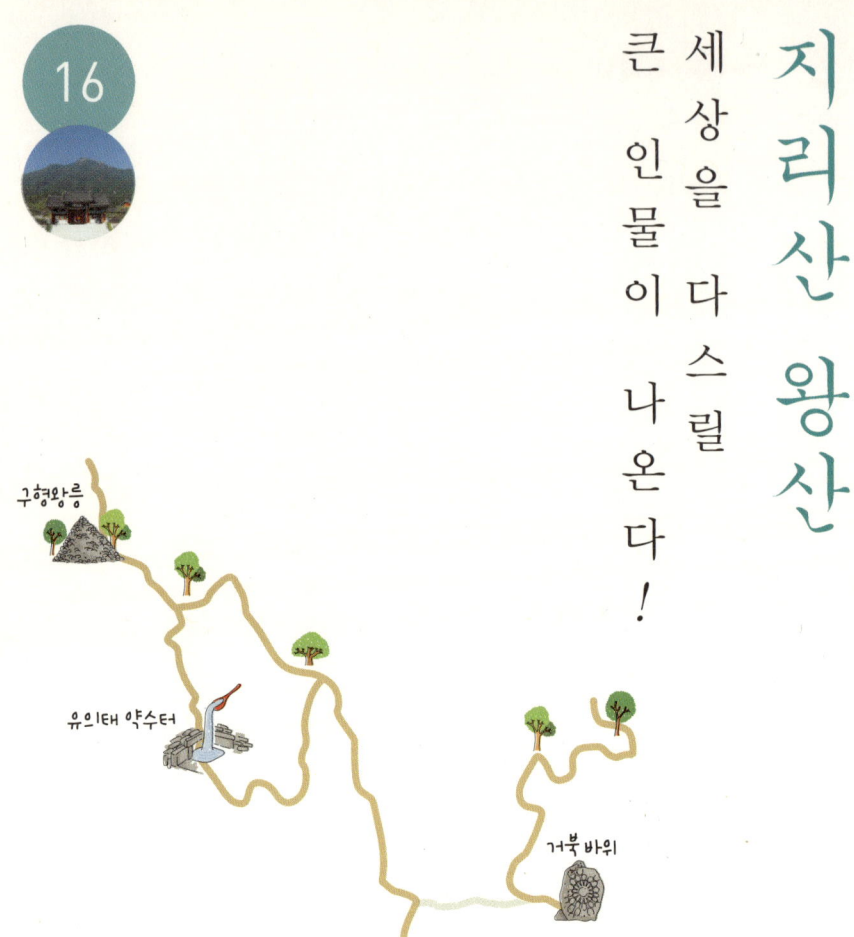

일제 강점기 일본인들은 우리나라의 정기를 끊기 위해 명산을 찾아다니며 명혈을 찾아 그곳에 쇠말뚝을 박았다. 산의 정기를 받아 일본에 대항할 큰 인물이 나오는 것을 막기 위해서다. 이러한 일은 이미 임진왜란 때도 있었다. 일본 뿐이 아니다. 명나라 장수인 이여송은 우리나라의 풍수를 보고 장차 자신의 나라를 위협할 만한 대단한 인물이 나올 것이라 하여 산의 혈맥을 끊기 위해 바위를 자르고 물줄기를 막아 물을 마르게 하고 쇠말뚝을 박았다. 훼손된 산의 정기를 회복하기 위해 김영삼 정

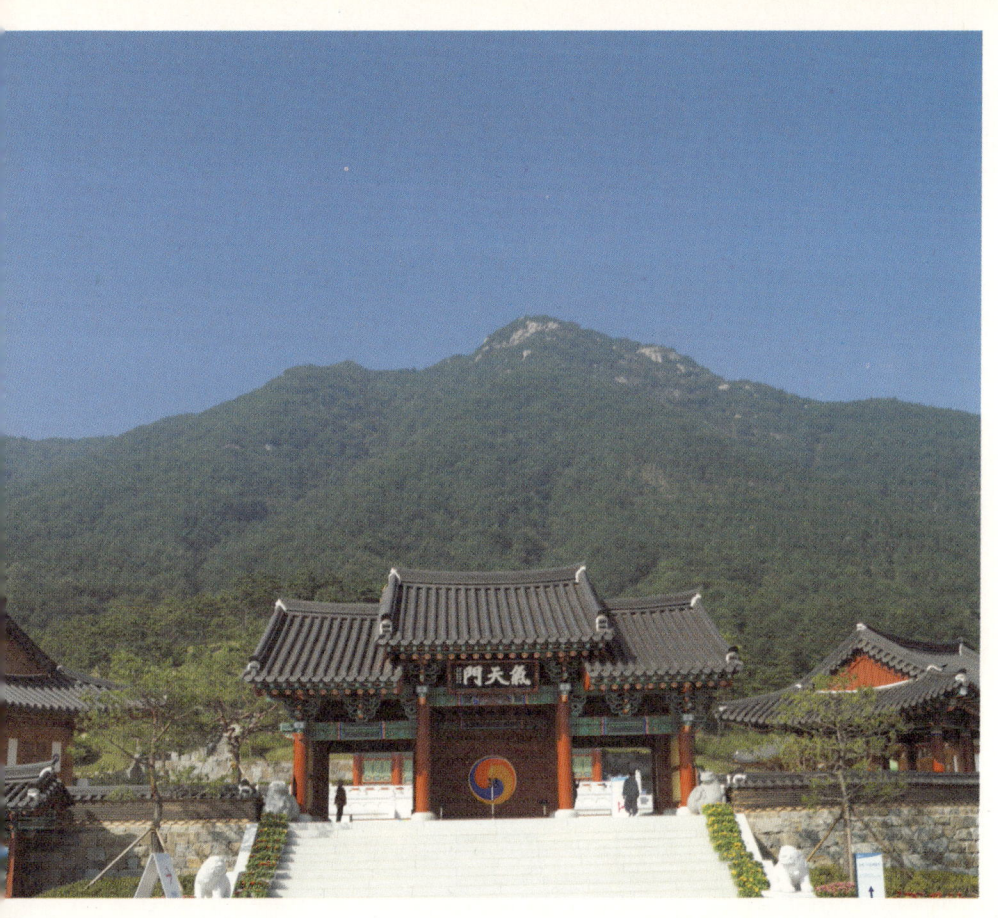

부 때 공식적으로 산의 혈맥에 박은 쇠말뚝을 제거하는 운동을 벌이기도 했다.

그런데 전국의 주요 명산을 찾아 중요 혈맥에 쇠말뚝을 박았던 일본인들이 유일하게 지리산에는 쇠말뚝을 박지 못하였다고 한다. 한민족의 영산으로 정신적인 지주 역할을 하는 산인데도 말이다. 우리나라의 삼신산(금강산의 봉래산, 지리산의 방장산, 한라산의 영주산) 중의 하나인 지리산을 『지지地誌』에서는 태을선인太乙仙人이 사는 곳이며, 여러 신선이 모이는 곳이라 하였다.

전해지는 이야기에 의하면 일본인들이 모든 산의 혈맥 자리에 쇠말뚝을 박고 마지막으로 지리산에 와 혈맥을 찾으려 하니 지리산 산신이 신통력을 부렸다고 한다. 때로는 안개를 내려 한 치 앞을 볼 수 없게 하였고, 때로는 비바람을 몰고 와서 한 걸음도 산에 오르지 못하게 했다는 것이다. 그래서 아직도 산의 정기가 온전히 남아 있는 산은 지리산밖에 없으며 앞으로 세상을 다스릴 큰 인물은 지리산의 정기를 받아 태어난다고 한다. 사실이든 지어낸 것이든 이런 이야기가 나오게 된 배경은 아마도 지리산이 다른 산에 비해 기운이 현란하고 알 수 없는 영묘함이 깃들어 있기 때문일 것이다.

청명함이 가득한 산청의 왕산

한참 전이지만 진주에서 1년 여 동안 강의를 할 때 지리산을 자주 올랐다. 그때 처음 느낀 것이지만 지리산은 정말 특이한 산이다. 보통 산마다 제각각의 독특한 기운이 형성되어 있어 장소마다 차이는 있지만 기본 패턴은 크게 다르지 않다. 그러나 지리산은 다르다. 좋은 기운도 시간에 따라 다르게 변화한다. 또 계곡을 돌 때마다 바뀌어 안정적이다 싶으면 어느새 불안한 기운이 되어 버리기 일쑤이다. 정말 예측할 수 없는 것이 마치 요술을 부리는 산 같다.

산이 웅장한데다 계곡이 얽히듯 뒤섞여 있고 골이 너무 깊어서인지 다른 산에 비해 시시각각으로 기운의 변화가 심하다. 기운을 가늠하기가 어렵고 까다로운 산이다. 그래서 지리산은 매력적이다. 변화무쌍한 만큼 다채로운 기운을 느낄 수 있는 곳이 바로 지리산이다.

좋은 기운도 많지만 불안정하게 변화하는 곳도 많아서 비교적 안정적인 코스를 택했다. 지리산 끝자락에 왕산이라는 산이 있다. 산청에 있는 산으로 기운이 평온하고 청명함이 가득한 곳이다. 산청은 물이 맑고 깨끗하기로 이름이 나 있다. 이러한 좋은 기운이 있는 산청의 왕산에는 세 가지의 신비로운 기운을 체험할 수 있는 곳이 있다.

구형왕릉이라는 가야국 왕릉, 유의태 약수, 동의보감촌 안의 신비한 거북 바위이다. 기를 느끼는 감각이 남보다 뛰어나지 않더라도 긍정적인 마음으로 집중하여 느껴본다면 쉽게 감지할 수 있을 정도로 기운이 강하고 특이하게 작용하는 곳이다.

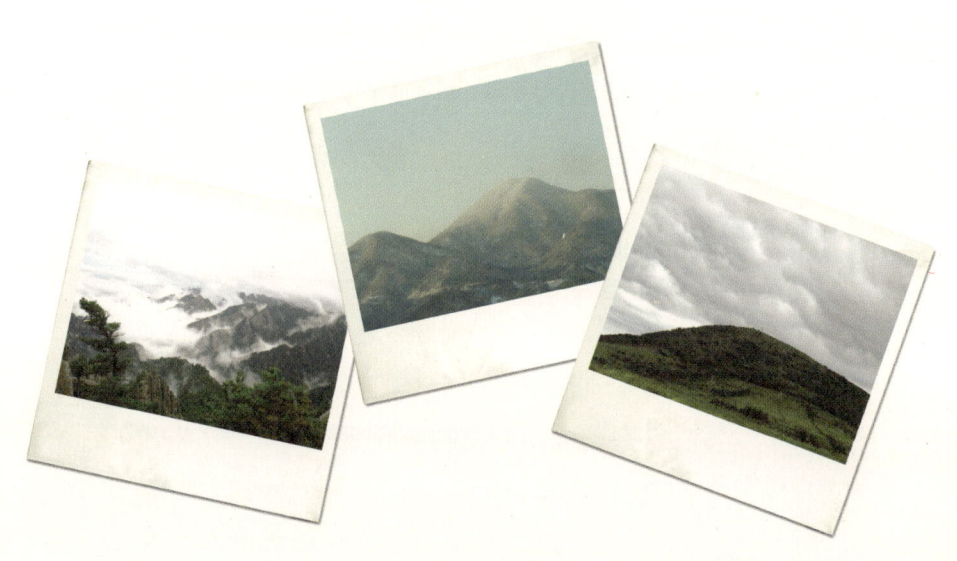

Healing Point 1 / 구형왕릉

*머리가 맑아지고
눈이 시원해진다*

왕산은 지리산의 동북쪽 능선을 따라 길게 뻗어 있는 끝자락에 있다. 작지만 산이 수려하고 아름다운데다 능선을 따라 오르는 길의 조망이 훌륭하다. 구형왕릉은 산청 시내에서 차로 5분 거리에 있다. 왕릉 앞까지 길이 잘 정비되어 있고 넓은 주차장이 있어 가족과 함께 가볍게 다녀갈 수 있는 곳이다.

진주로 수련 지도를 나갔을 당시 구형왕릉에 가본 적이 있었다. 오래된 가야국의 왕릉이 있다는 말을 듣고 부랴부랴 간 곳이었다. 지금은 주변 정리가 잘 되어 있어 깨끗하지만 그때만 해도 여기저기 공사를 하느라 입구부터 어수선하여 괜히 왔구나 싶었다. 그러나 왕릉 앞에 이르자 왕릉 주변으로 환한 기운이 가득한 것이 예사롭지 않았다. '우리나라에 이런 무덤이 있었구나' 하는 놀라움과 함께 투정을 부린 것이 민망하였다.

피라미드를 닮은 신비한 왕릉

구형왕릉은 피라미드식 왕릉이다. 이집트의 피라미드를 작게 축소해 놓은 것 같다. 언덕을 기대어 비스듬하게 만든 석묘로 상층 중앙에 작은 구멍이 뚫려 있다. 관리인의 말에 의하면 정확히 보름이 되면 그 작은 구멍 사이로 달빛이 든다고 한다.

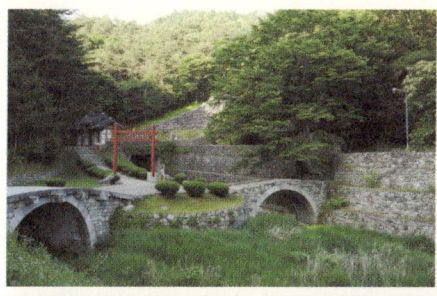
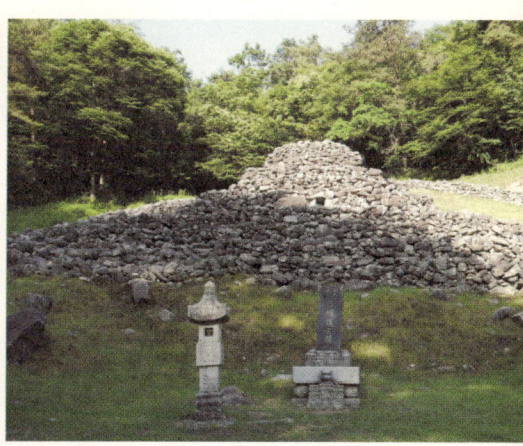

천기가 내려오는 피라미드식 왕릉인 구형왕릉

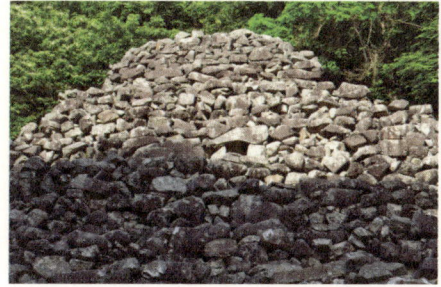

▲ 구형왕릉 올라가는 길
▼ 정확히 보름이 되면 작은 구멍 사이로 달빛이 든다.

    구형왕릉의 정수리 부분과 천기가 연결되어 있다. 왕릉의 꼭지점을 중심으로 기운이 일직선을 그리며 하늘과 이어져 있는 듯 내려오는 기운이 특별한 곳이다. 왕릉에서 100여 미터 떨어져 있는 돌다리 초입에 서서 대각선 방향으로 왕릉의 꼭지 부분을 가만히 응시하면 천기를 육안으로 볼 수 있다. 처음에는 주변에 유리막이나 가는 섬유줄과 같은 것이 어른거리듯 보이다 하늘로 길게 솟구쳐 오르는 기운을 볼 수 있다.

    천기가 내려오는 것을 육안으로 볼 때는 위로 올라가는 것처럼 보이지만 몸으로 느낄 때는 그 반대이다. 마치 자동차 바퀴가 빠르게 돌 때 반대 방향으로 도는 것처럼 보이는 것과 같은 현상이다. 실제로 몸으로

지리산 **273**

는 위에서 아래로 내리누르는 듯한 기분을 느끼게 된다.

처음 구형왕릉을 방문했을 때의 일이다. 나무 그늘에 앉아 물끄러미 왕릉을 바라보고 있었다. 주변에 산새들이 많았으나 돌무더기로 경계를 두른 왕릉 안으로는 좀처럼 들어가지 않는 것이었다. 마치 새들이 왕릉에 대한 예를 갖추는 듯 우회해서 날아가는 것이었다. 혹시나 하는 생각에 무덤 위를 여기저기 살펴보았다. 놀랍게도 새들의 배설물이 그 어느 곳에서도 눈에 띄지 않았다. 위에서 내려오는 묵직한 천기를 느낀 새들이 우회하거나 피했을 것이다. 미세한 공기의 흐름과 저항을 감지하며 날아가는 새들에게 상당한 부담으로 작용했기 때문일 것이다.

예전에는 돌담 안으로 들어가지 못하게 하여 눈치를 보며 안으로 들어가 기운이 내려오는 것을 느끼고 얼른 나오곤 했다. 그러나 지금은 자유롭게 드나들 수 있도록 개방을 해놓아 바로 앞까지 가서 편안하게 체험을 할 수 있다.

왕릉에 가까이 가면 갈수록 기운이 더 강하게 내려오는 것을 느낄 수 있기 때문에 최대한 가까이 접근하는 것이 좋다. 잠시 기운을 받으면 처음엔 약간 머리가 묵직하고 어지러운 듯하지만 곧 머리가 맑아지고 눈이 시원해지는 체험을 할 수 있다.

이곳은 땅에서 올라오는 기운에 비해 위에서 내려오는 기운이 훨씬 강하여 기운의 편중이 심한 곳이다. 천기의 성향이 어떤 느낌인지 체험하고 바로 나오는 것이 좋다.

Healing Point 2 / 유의태 약수터

*위와 장이 안 좋은
사람에게 효과*

    산청은 물이 맑고 깨끗하며 맛이 달고 부드러운 약수가 많은 곳이다. 그중에서도 유의태 약수는 맛과 효능이 좋아 산청을 대표하는 물로 손꼽힌다. 약수의 기준으로 삼기에 충분하다.

    구형왕릉에서 유의태 약수터로 가는 길은 두 가지다. 구형왕릉 바로 옆으로 난 좁은 등산로, 그리고 입구로 나와 잘 포장된 임도로 가는 길이다. 좁은 등산로에는 날벌레가 많아 귀찮고 기운이 무겁고 탁한 음기가 많은 곳이 군데군데 있어 그다지 좋은 길은 아니다. 이 길은 숲길임에도 쉬 지치게 한다. 예민한 사람은 두통이나 호흡 곤란 등을 겪을 수도 있다. 재미없고 지루한 길이지만 기운이 안정적인 임도를 따라가는

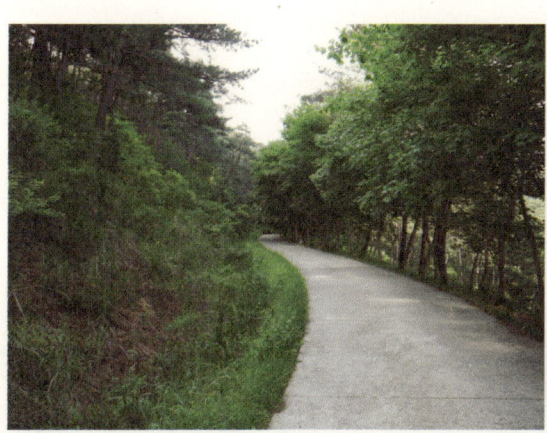 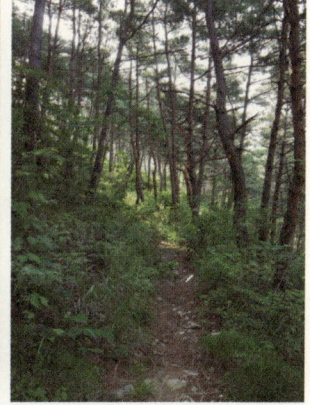

유의태 약수터로 가는 두 가지 길. 좁은 등산로는 기운이 좋지 않아 임도로 가는 편이 좋다.

지리산 **275**

길을 권한다.

임도를 따라 약 20여 분을 가다 보면 좌측에 유의태 약수터로 가는 이정표가 나온다. 여기서 약 5분쯤 계단을 따라 올라가면 작은 정자를 지나 약수터가 보인다. 딱 보기에도 일반 약수터와는 사뭇 다르다. 우리가 평소에 보아왔던 약수터는 졸졸 나오는 물을 받아놓은 것이 대부분이나 이곳은 물의 양이 무척 많다. 심한 가뭄에도 나오는 물의 양이 일정하다고 한다. 물이 어찌나 맑은지 구슬이 안에 들어가 있는 듯 반짝거리며 맛도 설탕을 타 놓은 듯 달다.

명품 약수의 조건

약수의 기본 맛은 부드럽고 달다. 미세하게 미끈거리며 끈적거림이 있는 물은 마실 때 부드러운 맛을 느끼게 된다. 물의 점성이 높을 때 느낄 수 있는 맛이다. 그래서 물은 목 넘김이 부드럽게 느껴지는 것이 좋다. 물속에 다양한 미네랄이 많이 함유되어 있을 때 단맛을 느끼게 된다. 이런 맛이 깊을수록 좋은 물이라 할 수 있다. 이런 두 가지의 맛을 가지고 있으며 치유의 효험이 있는 물이라야 좋은 약수로 꼽힌다.

과학적으로 설명하기 어렵지만 모든 물질에는 기운이 있다. 사람마다 다른 특성이 있고 나무마다 다른 성질을 가지고 있듯이 물도 이와 다르지 않다. 그래서 동의보감에도 용도와 쓰임새에 따라 정화수, 한천수, 매우수 등 물의 종류를 33가지로 나누어 병증에 따라 적절히 활용하였다. 어떤 물인가에 따라 기운이 다르고 작용 또한 다르게 나타난다는 것을 보여준 예라 할 수 있다.

약수에는 보이지 않는 치유의 에너지가 있다. 약수를 마시면 단지

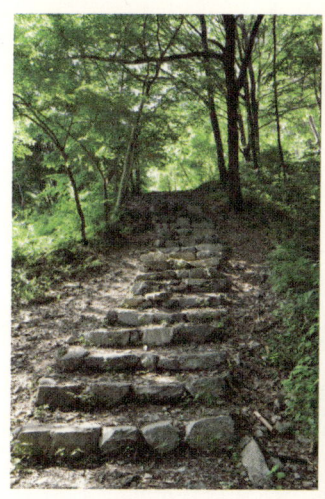
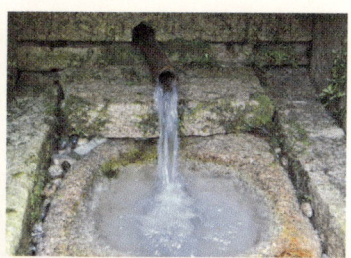

계단을 오르면 작은 정자를 지나 약수터가 나온다.

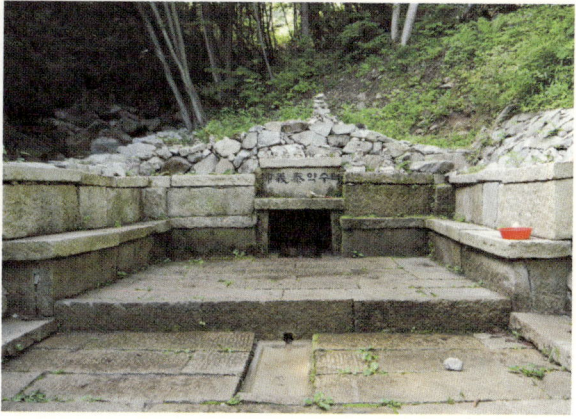

위와 장이 안 좋은 사람에게 효과가 있다.

수분만 보충해주는 것이 아니라 몸에 흐르는 기운에 자극을 주고 치유력을 높여주는 특별한 반응을 일으키는 것이다. 그래서 과거 유명한 약수로 임금이나 왕족, 기타 고위 관직에 있는 사람들이 효험을 보았다는 이야기가 전해온다. 이는 결코 지어낸 이야기가 아닐 것이다.

약수는 일반 식수와 비교하면 맛도 차이가 있지만 몸으로 들어올 때에도 반응이 다르다. 약수는 위에만 머무는 것이 아니라 물이 가지고 있는 치유 기운의 성질에 따라 아랫배까지 기운이 내려가기도 하고(신장, 간장), 가슴으로 퍼지거나(폐, 심장), 복부 전체로 기운이 도는(비위) 등 다양하게 나타난다.

유의태 약수는 기운이 복부 전체로 작용하게 하는 힘이 있어 위장이나 장이 안 좋은 사람에게 효험이 있는 물이라 할 수 있다.

Healing Point 3 / 거북 바위

*불임치료에 효과,
출세의 기운*

거북 바위는 2015년에 개관을 앞둔 동의보감촌 안에 있다. 유의태 약수터에서 망경대 방향으로 올라 망 바위에서 하산하면 동의보감촌으로 갈 수 있고, 왕릉으로 내려와 차로 이동해도 된다. 왕릉에서 왕산 정상으로 오르는 길은 능선과 계곡이 수려하고 중간에 전망대에서 바라보는 풍광이 좋아서 추천할만한 산행 코스이다.

동의보감촌은 그 규모가 160만㎡(30만 평)가 넘는데도 주변의 산세와 조화를 이루어서인지 위압감을 주기보다는 한 폭의 거대한 그림을 보는 듯한 느낌이다. 산청 주변은 평온하며 청명한 기운이 가득한 곳이다. 작은 마을임에도 장차관급 인물이 많이 배출되었을 정도로 좋은 기운을 가진 명당 중의 명당이다. 그러나 동의보감촌 내의 기운은 산청 주변 특유의 평온하며 청명한 기운과는 또 다른 독특한 기운이 새롭게 형성되어 있다. 마치 팔공산 동화사의 기운처럼 말이다.

언뜻 보면 어머니의 품 같은 부드럽고 고요한 기운을 가진 것처럼 보이지만 자세히 관찰해보면 그와 다르게 생동감 넘치는 기운의 변화가 느껴진다. 예전에는 맑은 기운 가운데 아늑하고 평온했다면 지금은 맑

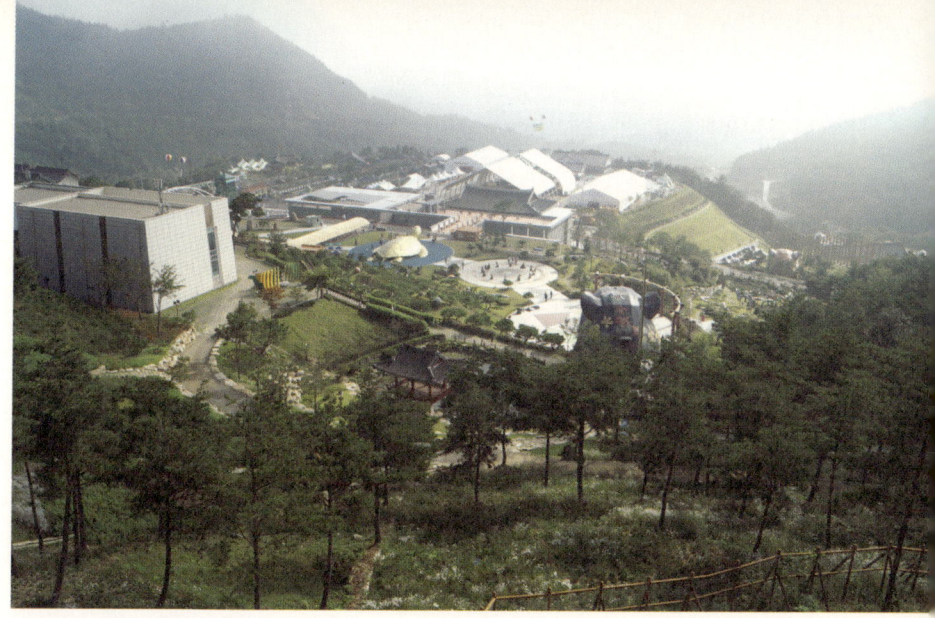
2015년 개관을 앞둔 동의보감촌

은 기운은 그대로이나 들떠 있으며 활달한 에너지, 생동하는 기운으로 바뀌고 있다. 이 기운은 봄의 생기처럼 힘이 있으며 시간이 갈수록 그 에너지는 점차 강해질 것이다. 이러한 기운은 사람을 끌어들이는 묘한 힘이 있으니 아마도 앞으로 동의보감촌을 찾는 사람이 많아질 것이다.

기 체험 사례가 신비로움을 더한다

동의보감촌의 기 체험 장소는 산 중턱에 있는 한방기체험장에 있다. 기 수련과 명상을 통해 몸과 마음을 치유하는 공간으로 말 그대로 '힐링 1번지'이다. 한방기체험장 안의 등황전(생명의 기운이 운집되어 있다는 의미) 뒤편에는 귀감석이라는 바위가 있다. 거대한 거북 모양의 바위는 무게가 무려 140톤에 달하고 족히 3미터가 넘어 보이는 크기로 위압감을 느끼게 한다.

왕산에 있던 바위를 이곳으로 옮겨 놓았다고 하는데 발견 당시 전자체의 글자와 문양들이 가득 새겨져 있었다고 한다. 들리는 말에 의하면 바위에는 신통한 기운이 있어서 건강, 장수, 부귀영화, 다산, 승진 등 소원을 이루게 해주고 액운도 막아준다고 한다. 그 때문인지 이 바위의 기운을 받아 관운이 열리고 기도의 효험을 보았다는 이야기들이 입소문을 타면서 전국에서 기를 체험하고 소원을 빌기 위해 많은 사람들이 찾는다고 한다.

거북 바위의 기운은 힘이 있고 파동이 있다. 이런 기운은 몸과 마음에 즉각적으로 반응하는 특징을 가지고 있어 기운을 체험하기에 아주 좋다. 한방기체험장 해설자는 거북 바위에 이마와 양손을 대고 3분 정도 있게 하거나 오링 테스트를 통해 실제 기의 작용이 있음을 보여준다.

거북 바위의 기운을 자세히 느껴보면 제일 먼저 울림 같은 파동을 체험할 수 있다. 이것은 기운에 힘이 있고 영묘함이 있을 때 나타나는 느낌이다. 특별한 기도처에서 느낄 수 있는 기운으로 신목神木, 신암神岩 등에서도 나타난다. 이러한 기운은 무의식을 각성시키고 힘과 정신에너지를 증폭시켜 좋은 운을 만드는 신비한 힘이 있다. 그래서 막혔던 일이 순조롭게 풀리는 등 알 수 없는 일들이 일어나기도 한다.

실제로 한국관광공사 사장은 2009년 방문 당시 거북 바위에서 기 체험을 한 후 온몸으로 에너지가 흐르는 것 같다는 말로 체험 소감을 전했다. 더욱이 기를 받고 난 다음 날 청와대로부터 한국관광공사 사장으로 임명되었고, 지난해 이곳을 재차 방문하여 1,000만 외국관광객 돌파를 거북 바위 앞에서 기원하였는데 올해 그 소원이 이루어졌다고

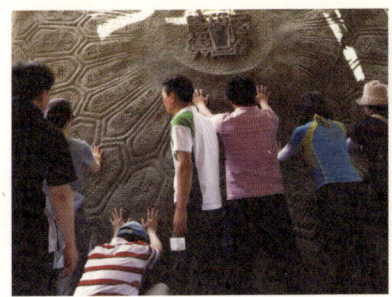

거북 바위에서 기도를 하고 소원성취한
많은 사례가 있다.

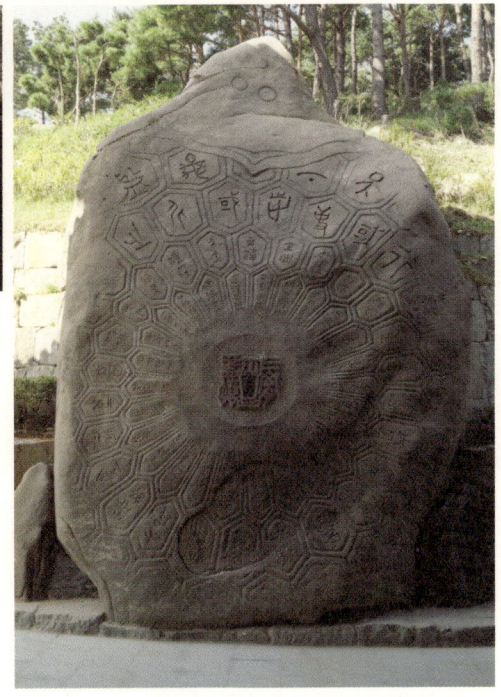

왕산에 있던 바위를 옮겨 놓았다.

한다. 또 산청 군수는 거북 바위의 기를 받아 엑스포 유치에 성공했다고 한다.

그밖에도 이곳에서 기 체험 후 아이를 갖게 되고, 몸이 건강해졌다는 사람도 있고, 청와대 대변인으로 임명되고, 사무관에서 서기관으로 승진했다는 사례가 있다. 심지어는 진주의 검도부 학생들은 대회에 나가기 전에 이곳을 꼭 들러 기를 받는다고 한다. 학생들이 대회에 나가 우승하고 싶어 기도를 드리는 목적도 있겠지만 거북 바위처럼 좋은 기운이 있는 곳에서는 마음을 평안하게 하는 힘이 있어 그럴 것이다. 시합 전의 불안하고 초조한 마음이 이곳에서 진정되고 편안해지기 때문이다.

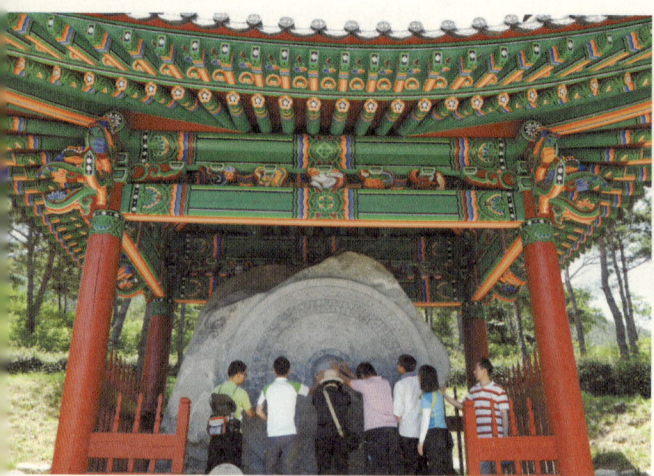
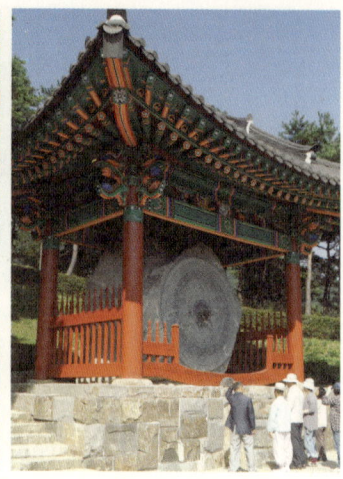

하늘의 기운을 모아준다는 거대한 석경

    이렇듯 거북 바위의 기운을 받고 효험을 보았다는 많은 사람이 있다는 것은 분명 어떤 특별한 기운이 존재한다는 것을 말해준다. 그래서 다양한 계층의 수많은 사람들이 소원을 빌러 오는 것이 아닌가 싶다. 기체험 후에 아이가 생겼다는 이들도 많고 승진을 하고 몸이 건강해진 사람들도 많다 하니 기회가 되면 소원도 빌고 특별한 기운도 느껴볼 겸 찾아본다면 새롭고 흥미로운 체험이 될 것이다.

    더욱이 인연을 맺어준다는 천태산의 은행나무, 내소사의 느티나무, 학림사의 소나무 등과 비슷한 기운을 가지고 있어 아직까지 사랑하는 사람이 없다면 이곳에서 기운을 받고 기도를 하면 좋은 인연이 생기게 될 것이다.

    땅의 기운을 받는다는 거북 바위 뒤로 오르면 봉황이 새겨져 있는 석경石鏡이라는 거대한 돌 거울이 있다. 하늘의 기운을 모아준다는 바위로 무게가 60톤이라 하니 크기도 어마어마하다. 기운을 느껴보려면 석경 주변보다는 아래의 기 체험 공간 안에 있는 바위에서 느끼는 것이 더 나을 듯하다. 거북 바위와 같은 기운을 가지고 있어 이곳에서 소원을 빌며 기도를 하여도 효험을 볼 수 있다.

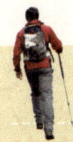

Healing Course

구형왕릉 → 유의태 약수터 → 동의보감촌 거북 바위

- **위치** 　　경남 산청군 금서면(923m)
- **길이·시간** 　코스 길이 6km · 힐링 산행 4시간 소요
- **출발지** 　구형왕릉(남부터미널 산청 하차, 구형왕릉행 버스 이용 하차)

에필로그
병 고치러 산으로 가자!

　몇 년 전까지만 해도 웰빙이라는 단어가 유행했으나 요즘은 힐링이라는 단어가 대세다. 웰빙이 육체적인 건강을 강조했다면 힐링은 육체와 정신의 건강을 뜻한다. 육체의 건강뿐만 아니라 정신의 건강을 중요시하는 현대인의 세태를 반영하는 것이다.
　건강한 육체에 건강한 정신이 깃들고 건강한 정신을 가져야 건강한 육체를 유지할 수 있는 간단한 이치를 이제야 실천하고 있는 것이다.
　힐링이라는 개념이 최근에 급격히 전파된 것처럼 보이지만 실제는 아주 오래전부터 우리 선조들의 삶 속에 있었다. 한 예로 토속 신앙을 들 수 있다. 원인 모를 병에 걸려 치료 방법이 없었을 때 산 속의 어느 절에 들어가 열심히 기도해 병이 나았다는 이야기를 흔히 들어봤을 것이다. 이때 절이라는 곳이 대표적인 힐링 장소라고 할 수 있다. 몸과 마음을 모두 치유하는 곳이기 때문이다.

기도만으로 병이 낫지는 않는다

　그렇다면 과연 기도만으로 병이 나았다고 할 수 있을까? '플라시보 효과'라는 것이 있다. 효과가 없는 것을 효과가 있도록 믿게 하면 사람의 심리적 작용으로 실제 효과가 일어난다. 하지만 이것은 한계 내에서의 효과이지 사람의 목숨이 오고 가는 위태로운 병상의 환자가 플라시보 효과만으로 병이 나았다고는 볼 수 없다.

　쉽게 말해 펄펄 끓는 물을 두고 아무리 마음속으로 차가운 물이라고 생각해도 손을 넣는 즉시 화상을 입게 된다. 그러나 45도 정도는 뜨거운 물이지만 차다고 생각하고 손을 넣는다면 어느 정도는 참을 수 있다. 즉 어느 한계를 벗어난 상태에서는 사람의 마음만 가지고는 작용이 일어나지 않는다.

　병상의 환자가 절에 들어가 열심히 기도하는 것으로 나았다고 한다면 거기엔 분명히 어떤 특별한 작용이 있었을 것이다. 그 답은 바로 약사전에 있다.

약사전이란 약사불을 모시는 전각이다. 약사불은 모든 병든 사람을 구제하겠다는 서원을 세우고 실천하는 부처이다. 사람들은 약사불의 힘으로 병을 고치기 위해 기도했다. 그랬더니 실제로 많은 사람들의 병이 치료되었고 소문이 나서 더 많은 사람들이 모이게 되었다.

그런데 이런 좋은 약사전이 사찰마다 있는 것은 아니다. 어느 사찰에는 약사전이 있고 어느 사찰에는 없다. 이렇게 영험한 능력을 갖춘 약사전을 많이 지으면 좋을 텐데 왜 짓지 않았을까?

사찰을 지을 때는 기본 사찰의 배치방법이 있다. 시대와 종단에 따라 조금씩 차이가 있지만 사찰 전각의 기본 배치법이 있다고 한다. 하지만 약사전만은 그런 사찰의 배치 방법을 따르지 않는다고 한다. 대웅전을 중심으로 약사전을 어디에 지을지는 정해져 있지 않은 것이다. 따라서 사찰마다 약사전의 위치는 제각각이다.

수락산 흥국사의 약사전 만월보전은 대웅전 오른쪽 상부에 있고, 속리산 법주사의 약사전은 팔상전과 대웅보전 사이에 있다. 창녕 관룡사의 약사전은 대웅전 왼쪽 아래에 위치한다. 더욱 특이한 배치는 1,200년 전 원효대사가 창건하였다는 수락산 학림사이다.

사찰로부터 100미터 정도 아래에 따로 전각을 세워 약사전을 건립해 놓았다. 또한 팔공산 갓바위 밑에는 약사암이 따로 있고, 금오산에는 정상에 약사암이 있다.

왜 이곳들에 약사라는 이름을 붙였을까? 그것은 바로 치유 작용이 일어나기 때문이다. 치유 작용이 일어나는 특별한 기운이 모여 있기에 약사전이나 약사암이 되는 것이다.

산 곳곳에서 치유 기운이 나온다

결국 약사전은 치유 기운이 나오는 좋은 장소에 지어야 했던 것이다. 따라서 약사전을 모든 사찰에 지을 수 없었고 약사전의 위치 또한 절의 배치 방법에 따를 수 없었다.

결론적으로 좋은 치유 기운이 있는 곳에 지어진 약사전에서 강한 신념으로 기도했기에 병이 나을 수 있었다. 단순히 강한 신념으로 기도한다고 병이 낫는 것은 아니라는 얘기다. 좋은 기운이라는 환경 속에서 강한 신념 또한 필요한 것이다.

다시 말해 사찰마다 약사전이 많지 않다는 것은 그만큼 치유 기운이 모이는 장소가 한정되어 있다는 것을 의미한다. 그러나 시야를 크게 보면 산마다 독특한 위치에 약사암이 있다는 것은 산에 치유 기운이 나오는 장소가 절 밖에도 많다는 것을 의미한다. 실제로 약사전, 약사암 같은 특별한 기운이 모이는 장소 이외에도 같은 작용이 일어나는 장소들이 산 곳곳에 있다. 즉 산속에는 몸과 마음이 치유되는 힐링 장소가 많이 있다는 말이다. 그러나 우리가 그것을 제대로 느끼지 못하기에 힐링 장소인 줄 모르고 지나치고 있었을 뿐이다.

산의 기운은 성향이나 지역적 특성에 따라 다소 차이는 있지만 실제로 건강과 치유에 도움이 되는 곳은 수없이 많다. 단순히 산의 기운을 받아 좋은 것이 아니라 몸과 마음이 치유되는 진정한 힐링이 될 수 있는 좋은 기운이 있는 곳을 말한다. 산 곳곳에 이런 좋은 힐링 장소가 있다는 것을 알고 산행을 한다면 건강은 물론 산행의 또 다른 재미도 맛볼 수 있을 것이다. 지금까지 책에서 소개한 힐링 장소들은 바로 이러한 장소들이다.

힐링 산행 시에 꼭 기억해야 할 것

힐링이란 나의 몸과 마음이 치유되는 것이다. 어떤 장소에 갔는데 몸이 편안해지고 힘이 붙고 마음이 평온해진다면 그곳이 바로 힐링 장소이다. 기를 잘 모른다 할지라도 편안하게 느껴지면 좋은 기가 흐르는 곳이고 불편하게 느껴지면 좋지 않은 기가 흐르는 곳이라 여기면 된다.

누구나 산에서 쉽게 치유 기운을 느낄 수는 없다. 자기에게 맞는 곳은 더 잘 느낄 수 있고 맞지 않을 때에는 못 느끼고 그냥 지나치기가 쉽다. 분명한 것은 병이 있어서 예민하게 반응하는 사람들은 기운을 더 잘 느낀다는 것이다.

책을 통해 찾아간 힐링 장소에서 처음에는 기운을 잘 느낄 수 있었지만 그 다음에는 똑같이 느끼지지 않을 수도 있다. 그날 자신의 상태에 따라 느낌이나 반응이 다를 수 있는 것이다. 그렇다고 그곳의 기운이 작용하지 않은 것이 아니므로 쉽게 포기하지 않기를 바란다. 여러 번 찾아가서 시간을 들여 기운을 받는다면 분명 병을 고치는 효과를 볼 것이다.

기운의 작용이 즉각적으로 나타나 몸이 좋아지기도 하지만 잠시 시간을 두고 나타나기도 한다. 기운을 받고 내 몸이 스스로 정화하고 치유 작용을 일으키는 데에는 시간이 필요하기 때문이다. 마지막으로 산의 기운은 사람마다 가진 몸 상태에 맞게 작용한다는 점을 기억하고 힐링 산행을 떠나라고 당부하고 싶다.

산이 가진 특별한 치유력을 믿고 정성스런 마음으로 원하는 기운을 얻어 건강을 지키길 바란다.

전나무숲 *건강편지*를
매일 아침, e-mail로 만나세요!

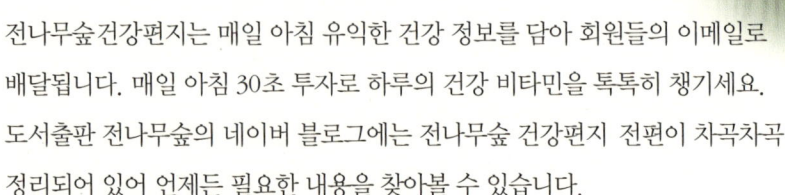

전나무숲건강편지는 매일 아침 유익한 건강 정보를 담아 회원들의 이메일로 배달됩니다. 매일 아침 30초 투자로 하루의 건강 비타민을 톡톡히 챙기세요. 도서출판 전나무숲의 네이버 블로그에는 전나무숲 건강편지 전편이 차곡차곡 정리되어 있어 언제든 필요한 내용을 찾아볼 수 있습니다.

http://blog.naver.com/firforest

 '전나무숲 건강편지'를 메일로 받는 방법 forest@firforest.co.kr로 이름과 이메일 주소를 보내 주세요. 다음날부터 매일 아침 건강편지가 배달됩니다.

유익한 건강 정보,
이젠 쉽고 재미있게 읽으세요!

도서출판 전나무숲의 티스토리에서는 스토리텔링 방식으로 건강 정보를 제공합니다. 누구나 쉽고 재미있게 읽을 수 있도록 구성해, 읽다 보면 자연스럽게 소중한 건강 정보를 얻을 수 있습니다.

http://firforest.tistory.com

스마트폰으로 전나무숲을 만나는 방법

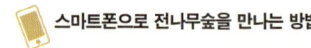
www.firforest.co.kr / e-mail_forest@firforest.co.kr

네이버 블로그

다음 티스토리

나는 병 고치러 산에 간다

초판 1쇄 발행 | 2014년 4월 5일
초판 2쇄 발행 | 2014년 4월 15일

지 은 이 | 윤한홍
펴 낸 이 | 강효림

편　　집 | 손인호
디 자 인 | 채지연
영　　업 | 김용우
일 러 스 트 | 엠케이, 이가혜
사　　진 | 김주훈, 이승연, 이덕훈

종　　이 | 화인페이퍼
인　　쇄 | 한영문화사

펴 낸 곳 | 도서출판 전나무숲 檜林
출판등록 | 1994년 7월 15일 · 제10-1008호
주　　소 | 121-230 서울시 마포구 방울내로 75(망원동 435-15) 2층
전　　화 | 02-322-7128
팩　　스 | 02-325-0944
홈페이지 | www.firforest.co.kr
이 메 일 | forest@firforest.co.kr

ISBN | 978-89-97484-28-7 (13510)

※ 값은 뒷표지에 있습니다.
※ 이 책에 실린 글과 사진의 무단 전재와 무단 복제를 금합니다.
※ 잘못된 책은 구입하신 서점에서 바꿔드립니다.

한국기치유연구회
'큰산 숲속 치유' 수련원

1. 기 치유 수련 과정

■■ 기본 과정
기 치유 능력을 개발하는 수련 과정으로 주 1회(150분)씩 8주간 진행

수련 내용 : 총 3단계로 구분하여 수련 지도
- **1단계** : 기 치유를 배우는 초급 과정으로 명상 기초 이론과 기 치유 능력을 개발하기 위한 명상법을 배우며 기 보는 방법, 기를 느끼는 수련 등을 통해 기 치유에 꼭 필요한 기초 능력 습득에 중점을 두고 지도
- **2단계** : 기를 강화시키는 특수 기 수련법과 환자의 탁한 기운을 처리하는 방법, 치유 기를 보충하는 방법 등을 익힘
- **3단계** : 마지막 실습 과정으로 기 치유 방법을 익히고 회원 간에 실습을 하며 다양한 증상 및 수십 가지의 병증에 대한 치유 방법 등을 지도

■■ 전문 과정
기 치유 지도자, 전문가를 위한 수련 과정으로 주 1회(150분)씩 24주간 진행

수련 내용 : 전문 기 치유사, 지도자가 되고자 하는 분들의 수련 프로그램. 음양 특수 명상법을 통해 치유 능력을 배가시키고 기감으로 병증을 파악하는 수감진법을 익히고, 다양한 만성적 병증이나 난치병 등을 치유할 수 있는 비법을 지도

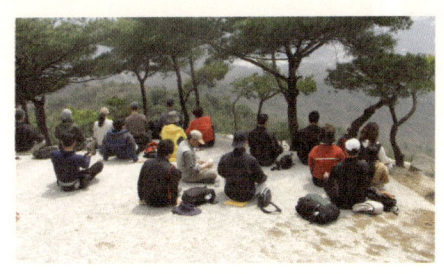

2. 숲속 치유 수련 과정

■■ 대자연의 기운을 활용하는 수련 과정으로 주 1회(90분) 수련 지도

수련 내용 : 다양한 기 수련법을 습득하여 기운을 스스로 운영할 수 있도록 수련 지도를 하며, 대자연의 기운을 활용하는 방법을 익히고 명산과 둘레길을 찾아다니며 다양한 기운을 파악하고, 기운이 좋은 힐링 장소를 찾아 자신의 몸과 마음이 건강해질 수 있도록 관리하는 데 목적을 둔 수련 과정

* 숲속 치유 수련 과정은 2014년 5월 초에 개강 예정

자세한 교육 시간 및 일정(야외 수련 일정 포함)은 한국치유연구회 홈페이지와 카페, 블로그를 통해 공지되며, 예약 시 개별통보해 드립니다.

한국 기치유 연구회
Energy Healing Center

수련원 장소 : 서울시 송파구 잠실동 올림피아빌딩 503호
상담 전화 : 02-3482-5032
이 메 일 : ricco0719@hanmail.net
홈페이지 : www.gihealing.com
카 페 : http://cafe.daum.net/Gichiu (기치유와 명상)
블 로 그 : http://blog.naver.com/ricco0719 (큰산숲속치유)

내 몸 건강을 위한 현명한 선택!

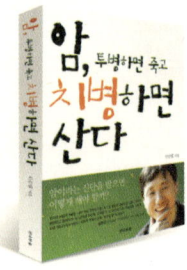

암, 투병하면 죽고 치병하면 산다
다양한 의학적 체험과 시행착오를 거쳐 탄생한 올바른 '암 치병의 로드맵'

저자는 암 진단을 받고 의사의 권유로 수술과 방사선 치료까지 마쳤으나 폐로 전이되고 결국 말기암 선고를 받았다. 그후 산골 마을에서 요양하면서 자기 몸을 실험실 삼아 다양한 치료법들을 접해보고, 올바른 치료의 길을 모색해왔다. 이 과정에서 깨달은 암 극복의 올바른 시각과 방법, 암 치병을 위한 실천 과제를 담았다.

신갈렙 지음 | 332쪽 | 값 15,000원

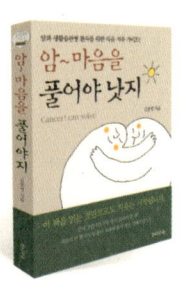

암~ 마음을 풀어야 낫지
암과 생활습관병 환자를 위한 마음 치유 가이드!

암 발생의 가장 큰 원인 중의 하나는 바로 스트레스다. 따라서 스트레스로 고통받는 마음을 풀어야 꼬인 유전자가 풀리고 서서히 건강한 세포가 살아나기 마련이다. 저자는 암을 치료하는 데 있어서 심리치료와 영성치료의 중요성을 강조하고 전반적인 심신의학의 치료법은 물론이고 명상을 통해 마음을 치료하는 법도 제시하고 있다.

김종성 지음 | 288쪽 | 값 13,000원

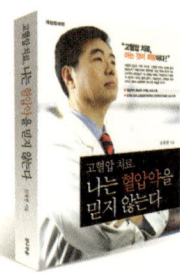

고혈압 치료, 나는 혈압약을 믿지 않는다 (개정판)
반드시 짚고 넘어가야 할 '혈압약 & 고혈압 치료'에 관한 최소한의 진실

고혈압 박사 선재광의 '혈압약 & 고혈압 치료의 진실'을 알리는 책. 혈압약의 종류와 작용 원리, 부작용을 상세히 설명했으며, 혈압약을 끊고 한의학 치료로 고혈압을 극복한 사례들이 다수 수록되어 있다. 이 책을 통해 혈압약의 위험성을 확실히 알고 고혈압 치료 '혈압약이면 모든 게 해결된다'는 맹신에서 벗어날 수 있다.

선재광 지음 | 352쪽 | 값 17,000원

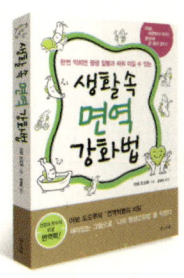

한번 익히면 평생 질병과 싸워 이길 수 있는 생활 속 면역 강화법
약에 의존하지 마라! 병원에 갈 필요가 없다!

세계적인 면역학자 아보 도오루의 면역학 이론을 쉽게 풀어쓴 책. 어려운 의학 용어와 복잡한 원리를 일러스트로 쉽고 재미있게 설명하며 생활 속에서 누구나 실천할 수 있는 면역력 강화법을 제시한다. 특히 '면역력을 높이는 10가지 방법'은 그간 아보 도오루가 제창해온 면역학 이론에서 '핵심 중의 핵심'이라는 평가를 받고 있다.

아보 도오루 지음 | 윤혜림 옮김 | 236쪽 | 값 13,000원

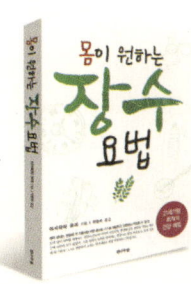

몸이 원하는 장수요법
21세기형 최적의 건강 해법을 전파하는 '이시하라 유미'의 통합의학적 건강서

스스로 진단하여 병을 고치는 자연치유력을 높이는 건강법은 물론 타고난 수명을 다 누리며 살 수 있는 현명한 생활방식을 제안한 건강서. 평소 알고 있던 건강상식 중에서 잘못된 상식을 바로잡아주고, 병과 혈액의 관계를 설명하면서 고혈압·당뇨·암을 잊고 사는 생활 속 자연치유력 강화법을 식사법, 근육 단련법, 마음건강법, 질병별 처방으로 나누어 소개한다.

이시하라 유미 지음 | 박현미 옮김 | 260쪽 | 13,000원

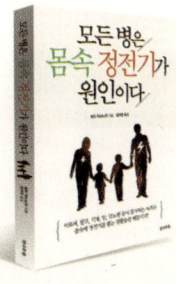

모든 병은 몸속 정전기가 원인이다
체내 정전기와 건강의 관계를 밝힌 최초의 책!

아토피피부염, 탈모, 치매, 암, 당뇨병, 만성 근육통 등이 증가하는 이유는 몸속에 정전기를 쌓는 생활습관 때문이다! 이 책에서는 체내 정전기의 발생 메커니즘과 몸에 끼치는 악영향을 비롯해 체내 정전기를 몸속에서 제거하는 생활습관을 소개한다. 더불어 몸속에 쌓인 정전기를 빼서 병이 호전된 사례도 함께 보여준다.

호리 야스노리 지음 | 김서연 옮김 | 248쪽 | 13,000원

내 몸 건강을 위한 현명한 선택!

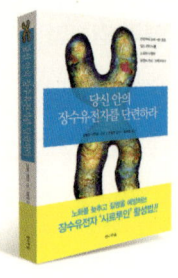

당신 안의 장수유전자를 단련하라
건강하게 오래 사는 비결, 바로 당신 안에 있다!

생명공학과 의학의 첨단기술이 밝혀낸 장수유전자 '시르투인'의 실체와 저열량식·운동과의 관계를 설명. 노화 현상이 무엇이고, 항노화 의학의 본질은 무엇인지, 최근의 항노화 연구의 경향은 어떠하고, 인류의 역사와 과학이 증명한 장수유전자 활성법은 무엇인지를 흥미진진하게 설명한다

쓰보타 가즈오 지음 | 오창규 감수 | 윤혜림 옮김 | 240쪽 | 값 13,000원

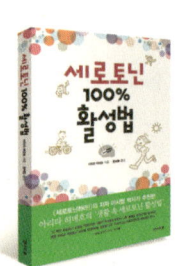

세로토닌 100% 활성법
세로토닌 전도사 이시형 박사가 추천한 '생활 속 세로토닌 활성법'

세로토닌 연구의 세계적 권위자 아리타 히데오 박사의 세로토닌 뇌 활성법. 세로토닌이 무엇이고 어떤 경로로 우리에게 영향을 미치는지, 세로토닌을 활성화하는 방법은 무엇인지를 구체적으로 다루어 신체활동이 부족한 직장인과 학생, 우울감을 겪는 주부, 밤에 활동하는 사람 등 자신의 라이프스타일에 맞게 활용할 수 있다.

아리타 히데오 지음 | 윤혜림 옮김 | 212쪽 | 값 12,000원

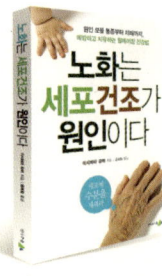

노화는 세포건조가 원인이다
원인 모를 통증부터 치매까지, 예방하고 치유하는 웰에이징 건강법

나이가 들면서 느끼는 몸 안팎의 불쾌 증상과 노화 현상은 '세포가 건조하기 때문'이다. 고혈압, 하체 비만, 노안, 요통, 피부 트러블, 우울증, 치매 같은 노화 증상과 질병들이 어떻게 세포의 건조에서 비롯되는지를 설명하고, 세포의 건조를 부추기는 생활습관을 바로잡아 노화를 늦추고 질병을 치유할 수 있는 다양한 방법들을 제시한다.

이시하라 유미 지음 | 윤혜림 옮김 | 220쪽 | 값 13,000원